# 人工培養された脳は「誰」なのか

超先端バイオ技術が変える新生命

フィリップ・ボール
桐谷知未 訳

HOW TO GROW A HUMAN

Adventures in Who We Are and How We Are Made

by Philip Ball

原書房

# 人工培養された脳は「誰」なのか

## 超先端バイオ技術が変える新生命

# 謝　辞

「本書を完成させることができたのは、ひとえに誰々のおかげで……」という文言は、お決まりの誇張に思われるかもしれないが、本作についてはそうではない。自分ひとりでは腕の断片から脳のオルガノイドを育てられなかったのは確かだし、ユニヴァーシティ・カレッジ・ロンドンのセライナ・レイに初めて会うまでは、そんなことが可能だとすら知らなかった。セライナとクリストファー・ラヴジョイは温かく迎えてくれたうえに、大きな支えとなって、驚異的な過程についての知識や技能を惜しみなく共有してくれた。わたしを旅へ出発させてくれたふたりに、心から感謝する。

〝皿のなかの脳〟プロジェクトの原動力となってくれたのは、アーティストのチャーリー・マーフィーで、その行動力と想像力が、チームを最後まで引っぱってくれた。チャーリー自身は主にこの経験を、すばらしく繊細で美しいガラス作品として結実させ、見る人を感動させている。よごれ仕事（もちろん、実際には臨床的な処置なので清潔だが）を引き受けて生検を行ってくれたロス・パターソンにもお礼を言いたい。

ほかにも、「ひとえに誰々のおかげで……」にふさわしい人たちがいる。二〇一六〜一八年にかけて、ロンドンのウェルカム・コレクションの中核施設での専門医学実習、〈クリエイテッド・アウト・オブ・マインド〉に関わることができたのは、とてもうれしく光栄なことだった。その野心的なプロジェクトを、たいへんな才能と忍耐力、先見の明、優れたユーモアを持って率いたのは、UCLのセブ・クラッチだ。認知症に対する見かたを変え、病とともに生きる人々の生活とケアを向上させるために働くチームの一員として、わたしを迎え入れてくれたことに心から感謝している。チームとともに働くのはとても楽しかった。メンバーは、キャロライン・エヴァンズ、ケイリー・ノーラン、エミリー・ブラザーフッド、ジャネット・ジャングハウス、ハリエット・マーティン、ジュリアン・ウェスト、ポール・カミック、ファーガス・ウォルシュ、ニック・フォックス、ジル・ウィンドル、スザンナ・ハワード、チャーリー・ハリソン、ハンナ・ザイリグ、ミリー・ファン・デル・バイル・ウィリアムズ、トニー・ウッズ、ブライディー・ロリンズ、そして、ああ、困った、たぶんほかにも挙げるべき人や、残念ながら一度も会えなかった人を忘れているだろう。どうかお許し願いたい。

本書の準備中、そしてそれを伝える数本の記事の執筆中には、たくさんの専門家に助言をいただいた。ときには、彼らの知識や見識がどんなふうに生かされるのか、教えてくれた人自身にもわからないこともあった(当時のわたしにもわからなかったので)。親切にも原稿の一部を見ることに応じ、間違いを直してくれた人もいた。また、リサーチのための重要な資料を提供してくれた人もいた。名前を挙げておこう。クリスティン・ボールドウィン、バズ・ボーム、マーティン・バーチャル、アリ・ブリヴァンルー、ダン・デイヴィス、セーラ・フランクリン、ハンク・グリーリー、ロナルド・グリーン、アロン・クライン、クリストフ・コッホ、マデリン・ランカスター、ジェニファー・ルイス、アリソン・マードック、ヴェルナー・ノイハウザー、ブリジット・ナーリック、キャシー・ニアカン、アンドリュー・レイノルズ、アダム・ラザフォード、斎藤通紀、アニル・セス、マータ・シャーバジ、ディーパック・スリヴァスタヴァ、アジーム・スラーニ、ジョゼフ・ヴァカンティ。改めて、彼らはわたしに、多忙な科学者やライターたちがほとんど常に、どれほど寛大であるかを思い出させてくれた。

イギリスとアメリカの編集者たちは、一貫して賢明な助言をしてくれた。ヘイゼル・エリクソン、マイルズ・アーチボルト、カレン・メリカンガス・ダーリングにお礼を申し上げる。カレンは、思慮に富んだ役立つ書評をいくつか手に入れてくれた。その匿名の著者たちにもお礼を言いたい。そして、エージェントのクレア・アレグザンダーの支えと励ましと信念がなければ、今ごろ自分がどうなっていたかわからない。おそらく違う業種の仕事を見つけていただろう。

率直に言って、わたしたちは少し気味の悪い時代を生きている。本書で説明した研究や構想は、わたしたちに警戒心と不安を抱かせる何かを生み出すかもしれない。しかし、それらは同時に、物事をよくしようとする多くの人の決意と、探究を続けるなかでの彼らの独創性を物語っているようにわたしには思える。とにかく、友人と家族の支えと優しさと愛を受け取ることほど、元気にさせてくれるものはほかにない。それを手にした幸運に、感謝している。

フィリップ・ボール

二〇一八年、ロンドンにて

# 目次

# プロローグ

本書は、協力を依頼されたある驚くべき実験、自分の一部が形を変えていくという実験がきっかけとなって生まれた。

執筆の過程で、細胞生物学や生殖医学、発生学や医学、哲学や倫理学を専門とする科学者たちと話すうちに、とりわけこういう分野の科学が、どれほど〝物語〟に支配されているかに気づいた。

といっても、〝人間の物語〟、一般読者の関心を引こうとばかりしているような、人々についてのお話のことではない。科学にどんな意味があるのかが、物語を通して認識されているということだ。新たな発見や進歩があれば、それに対して社会が押しつける物語がある。たいていは、古いものの焼き直しにすぎない。生物学――特に発生生物学、細胞生物学、生殖生物学――では、そういう物語は、神話やSF、ファンタジー小説から生まれやすく、不安をあおる内容であることも多い。たとえば、『フランケンシュタイン』『すばらしい新世界』『モロー博士の島』といった小説だ。さらに言えば、科学者自身が創造し、再利用している物語もある。そういう事例が生物学の分野でよく見られるのは、生物学が本質的に生成の科学であり、歴史が重視され、目標や目的について語らざるをえない気にさせるからだろう。有機体、細胞、そして遺伝子が何を〝望んでいる〟のか、進化が何を〝めざして〟

いるのかについて。

　本書の狙いのなかで重要な部分を占めるのが、こういう物語を明らかにし、詳しく調べることだ。物語は、決して悪いものではない。それどころか必要不可欠で、光明をもたらしてくれることもある。物語は、人間が世界を理解する方法、因果関係や物事の背景にある理由を探り出そうとする本能に、うまくはまるからだ。ただ、そこには危険性もある。物語を、物事のありかたを説明したものと取り違えてしまう危険性だ。

　枠にはめ込む生物学の物語の典型的な一例に、リチャード・ドーキンスの利己的な遺伝子という概念がある。もちろん、これはただの比喩だが、遺伝子になんらかの行為主体性や意図があるかのように思わせるという非難が起こり、ドーキンスは釈明しなければならなかった。困ったことに、比喩がここまで広く知られるようになると、〝物事とはこんなものだ〟という単純な説明として理解（そしてときには紹介）され始める。人間ひとりひとりを遺伝子のための〝生存機械〟だと言うとき、ドーキンスは人間とは何かを定義しているのではなく、利己的な遺伝子という物語のなかで、人が何を求められているのかを説明している。この物語は、進化の観点から見た遺伝子の機能のしかたという特定の側面を伝えるのに役立つ。この物語が気に入らない、あるいは役に立たないと思うなら、受け入れる必要はない。そこに〝現実的〟なものは何もないのだから。ドーキンス自身もそう言っている。著書『利己的な遺伝子』のなかで、厳密には『ちょっぴり利己的な多めの染色体と、かなり利己的な少なめの染色体』と題するべきだと認めているのだ（もしそう題していたら、あの本はそんなに売れなかっただろうという予測は正しかった）。ずっとあとで、『協力的な遺伝子』というタイトルをつけることも可能だったとさえ認めている。もちろん、その場合は違う物語になっただろうし、遺伝子の働きかたの異なる面を解説するのに使われたはずだ。

ドーキンスがここで暗に認めているように、生物学は、ひとつの物語になぞらえるにはあまりにも複雑でややこしい。だからこそ、人は生物学について話すためのさまざまな物語を必要とする。それは、頼りにできる何か、鬱蒼《うっそう》とした藪《やぶ》で道を見つけるなんらかの方法を与えてくれる。たいてい、物語は複数ある。

けれど、自分たちが物語を利用していることを忘れずにいるだけでは足りない。物語が理解のための中立的な媒体ではないことも、心に留めておくべきだ。なんらかの医学的進歩を『すばらしい新世界』の物語の枠にはめ込むとき、人は単に「ねえ、それってちょっと、オルダス・ハクスリーの本に出てくる、人を育てる孵化場《ふか》みたいだね！」と言っているだけではなく、「……だからそれがどこへ向かうのか疑うべきだし、むしろ恐れるべきだ」とも言っている。『利己的な遺伝子』にも、同じことが当てはまる。この物語の根底にある意味は、ダーウィン的進化が非情であるということだ。それは食うか食われるかの世界、徹底的な生存競争をつくり出す。ドーキンスは、だからといって人間が利己的に生まれついたことにはならないと説明する。さらに、どのようにして〝利己的な遺伝子〟から利他行動が生まれるのかを示している。けれども、やはり言外に含まれているのは、自然には熾烈な争いがあるということで、ドーキンスはだからこそ、もともとの性質を乗り越える努力をして、互いを思いやるべきだと忠告する。しかし肝心なのは、〝利己性〟を引き合いに出さなくてもダーウィン的進化と遺伝子について話せるし、その場合、物語は様変わりして見えるということだ。そこでは、あらゆる行動様式は、利己的な遺伝子の戦略から生まれる突発的でおそらく直感とは相容れない結果ではなく、単に生物学の複雑さのさまざまな側面として現れるだろう。協力もあれば、最も残忍な掠奪の戦略もあり、戦争と平和、愛と冷酷さもある。生物学自体が押しつけたわけではない物語のなかで、こういうひとつひとつの言葉が等しい重要さで扱われる。

だからわたしは、常に物語に警戒し、「なぜこの物語で、ほかの物語ではないのだろう?」という問いを発していこうと思う。がんや免疫について話そうと、細胞シグナリングや組織工学について話そうと、科学は最初からひとつの物語のなかでまとめられていく。つまり、人は行為主体性を理由にし、何を含めて何を含めないかを選択し、特定の目的をほかより優先して提示する。科学者同士が話すときでさえ、さまざまな概念を頭に入れる手がかりを与えるために、どこかの時点で比喩や物語を使う必要がある。そうしなければ、あまりにもつかみどころがなく、あまりにも込み入っていて理解できない。そこにある唯一の危険性は、〝利己的な遺伝子〟をめぐる状況のように、自分が単に客観的な真実を物語っていると思い込んでいないかどうかだ。

あなたも、わたしがこれから展開する物語に警戒したほうがいいかもしれない。わたしもほかの人たちと同じく、物語る傾向とその必要性、枠にはめる手段を無意識に使う癖と無縁ではいられないからだ。それについては、きびしく指摘してほしい。できるだけいやな顔をしないと約束しよう。

同じ理由から、ひとつの科学思想が生まれた歴史的背景について多少なりとも知ることが、常に重要だとわたしは考える。たとえば、本書で見ていくように、細胞説はもともと政治的な側面を持つと見なされていたし、組織培養は社会政策によって推進された。なかには、こう言う科学者もいるかもしれない。「ああ、だけどそれは昔のことで、今ではそういう障壁を取り払って、明白な事実だけを扱っているよ」しかし、妊性と不妊性を研究する科学者はめったにそうは言わないし、断じて言うべきではないとわたしは思う。自分たちが発見するものはなんでも、子づくりや性交やジェンダーへの姿勢という複雑な社会的遺産を通して見られ、意味を変えられてしまうことを、彼らはよくわかっている。遺伝学者は、この分野から生まれた優生学に関わる過去の影に苦労させられている。そこには、ああいう研究がかつて多くの国で〝不適格者〟の強制不妊手術につながり、ナチスに利用されたという厳然たる事実以上のものがある。今日でも、人種、階級、知能、障害など、火がつきやすい問題について遺伝学を持ち出せば、困惑と議論を招くことになる。つまり、文化と過去と現在が、どんな科学的疑問が出され、どんな規範がつくられ、どんな物語が語られるかを決めるかもしれないということだ。

経験から、こう言う読者がいることはわかっている。「そんなことはどうでもいいから、ただの科学を見せてよ！」もしあなたがそのような読者なら、わたしは謙虚にこう答えよう。〝ただの科学〟をお見せすることはできない。そこにはすでに物語が付随しているのだから。この分野——わたしが思わず息をのみ、当惑し、ときには心を乱される分野——には、〝ただの科学〟は存在しない。

〝ヒトはどうやってつくられるの？〟と尋ねるとき、〝ただの科学〟について質問することはとうていできない。だからこそ、この質問は、飛びきりおもしろいのだ。

# 序章

# 皿のなかで育つわたしの脳

二〇一七年の夏、わたしの腕から採取された小さな断片が、ミニチュアの原始的な脳につくり替えられた。この奇妙な経験を理解しようと試みた結果、本書が生まれた。

その七月のある暑い日、わたしがユニヴァーシティ《U》・カレッジ《C》・ロンドン《L》の神経学研究所のベッドに横たわっているあいだに、神経科学者のロス・パターソンは、手術用につくられた小型版リンゴの芯抜きナイフみたいなもので、わたしの肩のあたりから小さな塊をえぐり出した。心からほっとしたことに、少量の局所麻酔のおかげで痛みはなく、あまり出血もしなかった。

試験管のなかで培養液に浸かったわたしの体の一部を種《たね》として、八カ月後には小さな脳に似たものができる。

わたし自身の〝ミニ脳〟で、レンズマメくらいのニューロンの塊だった。それは接続し合って密なネットワークをつくり、本物のニューロンと同じく互いに信号を送り合うことができた。思考していた、と言うつもりはない。おそらくその信号は、でたらめな火花、一貫性のない雑音にすぎず、何も意味してはいないのだろう。しかし、ミニ脳のなかで起こっていることをどう考えるべきか、本当のところは誰にもわからない。胎児の形成期の脳が同じマメくらいの大きさになったとき、そこで何が

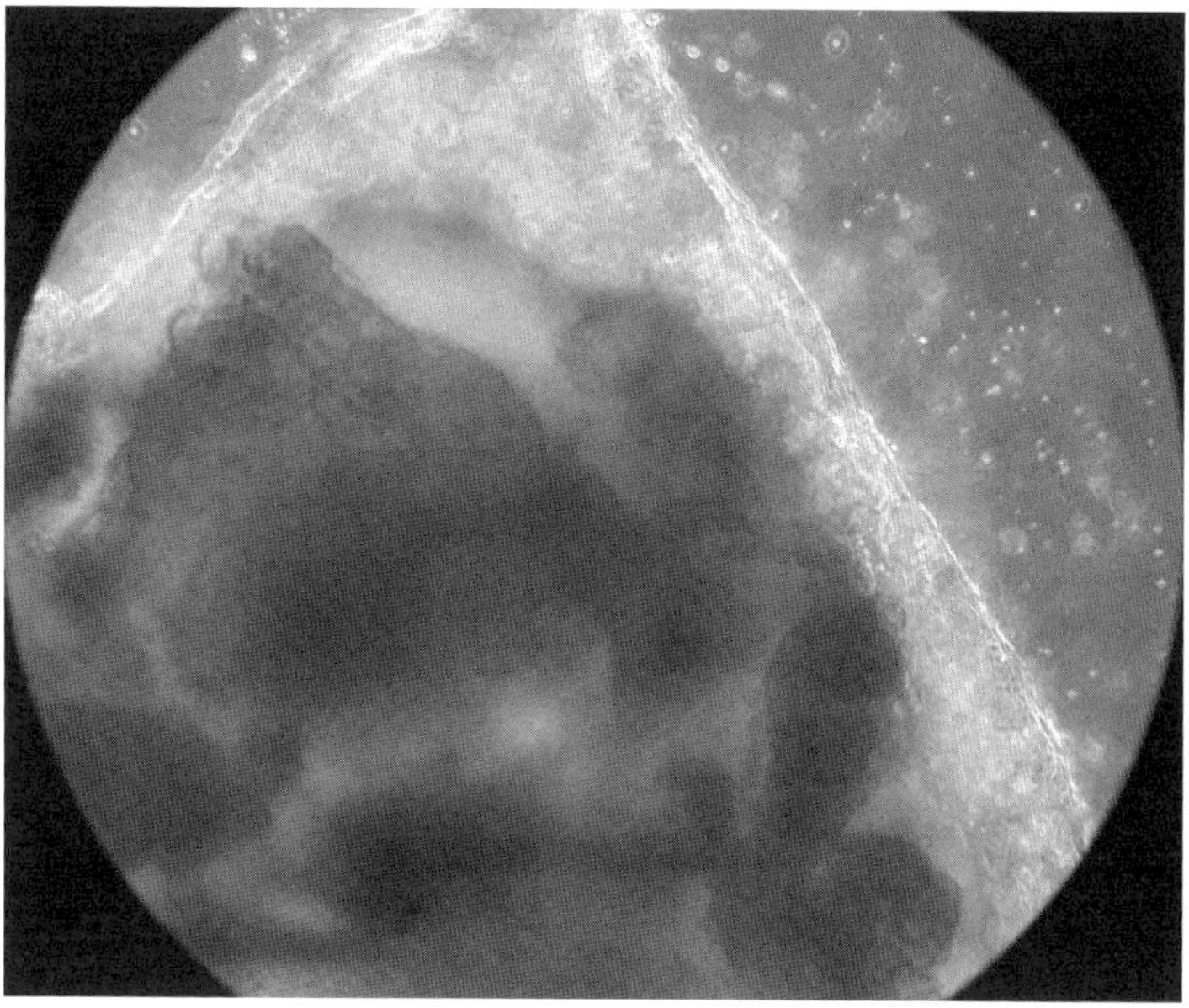
顕微鏡で見たわたしのミニ脳

起こっているのかわからないのと同じように。
　腕の断片から新しい組織を培養することの過程は、ヒトをつくる方法ではない。しかし、いずれそれを行うための基礎になる可能性はある。
　現時点で、ヒトをつくることを名案だと考える人の動機はよくわからない。しかし問題は、いずれヒトが、オルダス・ハクスリーの『すばらしい新世界』の市民のように、どこかのディストピア的な人間工場の水槽に入った細胞の塊から培養されるようになることではない。問題は、そういう未来像がもはや絶対に不可能ではなくなったことだ。それだけでも、ヒトとはなんなのかについての認識を見直す理由になるだろう。町の八キロ先の研究所にある培養器で自分の一部からミニ脳を育てていると、なぜその見直しが今すぐに必要なのかを、腹の底から実感させられるのだ。

説明しよう。

ＵＣＬの神経科学者、セライナ・レイとクリストファー・ラヴジョイが、わたしのミニ脳を培養し、育て、管理した。それがふたりの仕事だ。ふたりは、脳がどのように発達するのか、特に、なぜいくつかの遺伝子突然変異がその過程を誤らせ、アルツハイマー病のような神経変性疾患の発症を招くのかを解明しようとしている。多くの人が向き合うことになるこういう病気——イギリスでは現在百万人近くがなんらかの認知症を抱えて生きていると考えられる——は、ひとつには加齢の結果だが、遺伝的な原因が存在することもある。いくつかの遺伝子突然変異によって、さまざまな認知症に高い確率でかかりやすくなり、なかには三十代の人まで罹患する遺伝性の若年性認知症もある。わたしの〝皿のなかの脳〟が育てられたのは、〈クリエイテッド・アウト・オブ・マインド〉と呼ばれる大規模で野心的なプロジェクトの一環だった。認知症に対する一般大衆の認識を変え、病気を抱えて生きる人々に向けた芸術を基礎にしたケアの新たな評価ツールを開発することを目的に、二〇一六〜一八年にウェルカム・トラストに資金提供を受けたプロジェクトだ。

セライナとクリスの願いは、そういう遺伝子突然変異を持つ人の組織から培養されたミニ脳の遺伝子の活動を調べることによって、原因についての理解を深め、最終的には治療につながる糸口を見つけることだ。神経変性疾患であるハンチントン病の遺伝的要因を研究する科学者たちは、ある特定の遺伝子がその病気に関わっていて、〝誤った折り畳み構造〟になりやすいタンパク質をつくるその遺伝子の働きを遮断する薬を使えば、有害な影響が抑えられることをすでに発見している。脳の組織の損傷と破壊を引き起こしているのは、その誤った折り畳み構造だ。アルツハイマー病の原因と考えられる脳内の誤った折り畳み構造のタンパク質の塊を、予防あるいは除去できるワクチンを研究している科学者もいる。

知っているかぎりでは、わたしは若年性アルツハイマー病にかかりやすい遺伝子を持っていない。しかし、アーティストのチャーリー・マーフィーが企画した〝皿のなかの脳〟プロジェクトの狙いは、参加者の反応を通してこのような研究を探索し、解釈することだった。そう、わたしの反応が、本書という形にまとまったわけだ。

〝ミニ脳〟という言葉が何を意味するのかを、はっきりさせておかなくてはならないだろう。その言葉を受けつけない研究者もいるし、彼らの言い分もわかる。細胞培養で育てられたヒトのニューロンは、たとえ初期の胎児の脳に似た形を取っても、本物の脳にはなれない。しかし、これらの神経細胞は確かに、自らの遺伝的プログラムの命令に従って、本物の脳が示す特徴の一部をつくり始める。そして成熟した脳に見られる多様な細胞型のいくつか――ニューロンだけではない――に特殊化される。しかも、大脳皮質に見られるはっきりしたニューロンの層や、組織のひだやしわなど、脳の解剖学的構造をいくらか獲得する。たとえるなら、幼児が描いた人の絵のようなものだ。あまり似てはいないが、何を描こうとしているのかはわかる。もっとうまく描ける可能性も見て取れるだろう。こういう研究室で培養された細胞構造をもっと中立的に表す言葉が、〝オルガノイド〟だ。細胞は、サイズを縮小して体の器官を雑に表現したような何かを組み立てる。肝臓や腎臓、網膜、腸、さらには脳に似たオルガノイドを育てることは可能だ——体の外、皿のなかだけで。これが、医学や基礎生物学、哲学、そしてわたしたちの自己認識にとって何を意味するのかを、わたしは問いたい。

自分のミニ脳についてどう感じるべきかを教えてくれるルールブックはない。もちろん、あれが快適に過ごしているかを心配して眠れなくなることはなかったし、わたしの皮膚からつくられた組織の塊は、個体と呼べる様相を呈してはいなかった。しかし、肉体の[1]源からの導きがないなかで、懸命に役割を果たそうとしているあの細胞たちに、奇妙な愛着を感じた。不思議な親しみがあり、最初に腕からえぐり取られて試験管に入れられた小さな塊には存在しなかった可能性が感じられた。生存しているただの細胞ではなかった。それは、わたしの断片からこぼれ出た、あふれんばかりに増殖する栄光に包まれた命だった。

たとえ細胞や単純な有機体が、意思とは無関係に環境からの信号に反応する自動装置に似ているとしても（ヒトにもこれが当てはまると言う者もいる）、生物学全体に、意図や目的、望みや必要性をゆだねずにいるのはむずかしい。それが自然のありかただからだ。

とはいえ、ペトリ皿のなかで自分の仕事をしている細胞を見ると、生命とは営みのなかに存在しているのだとわかる。その過程では、変化だけが唯一の不変なものだ。指示を植え込まれた変化、進化に導かれ、ほとんど目的と見分けがつかなくなった軌道にいくぶん強制的に乗せられた変化。やがて死が、腐敗とエントロピー崩壊の動かしようのない滑落へ導くまで変化は続く。〝生命〟には、合意された科学的定義がないのだが、こういう動的な面、あらかじめ決められたパターンと歴史的な偶然

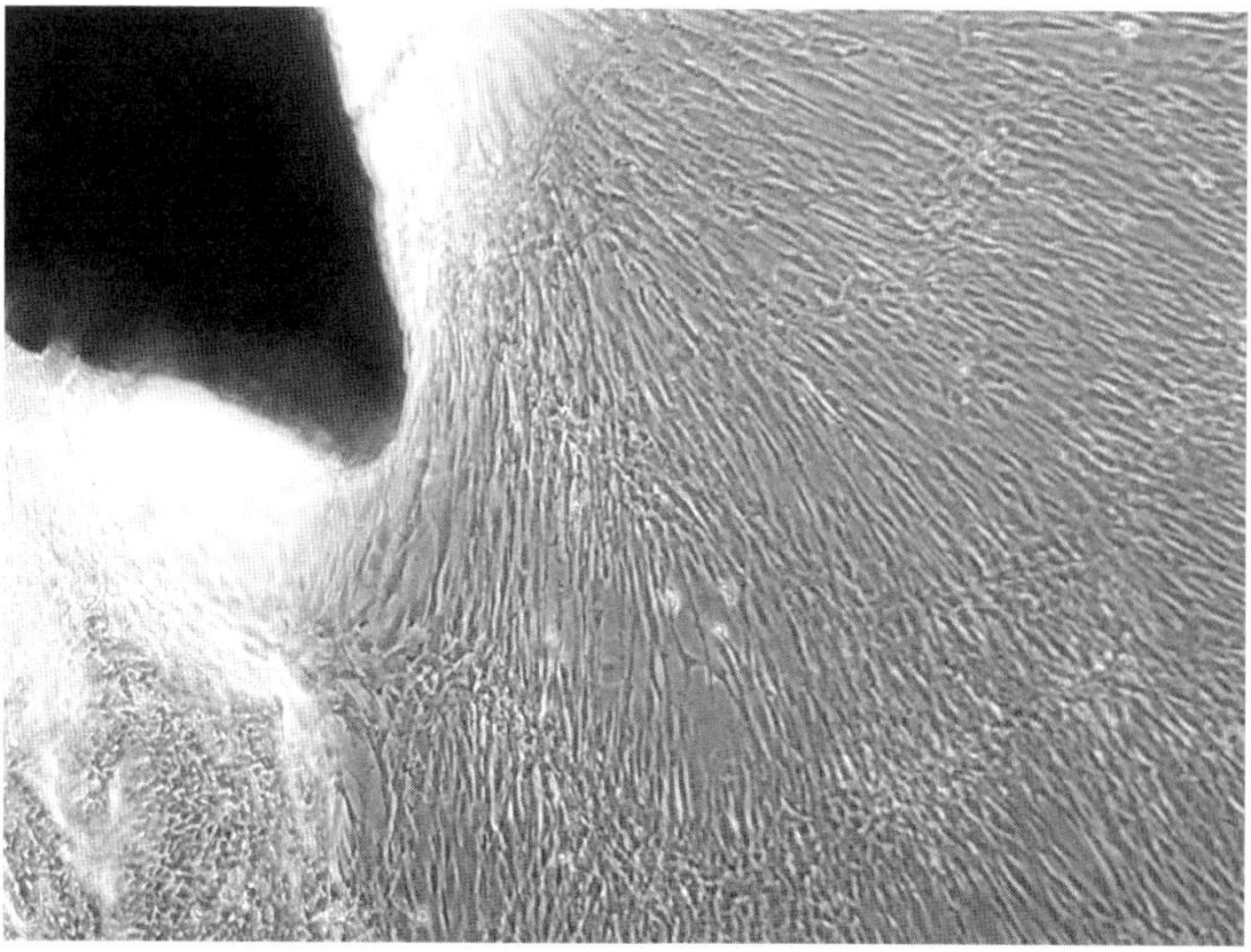

わたしの腕から採取された皮膚組織の断片から、ペトリ皿のなかで（生体外で）皮膚細胞（線維芽細胞）が育っている

性のこういう相互作用をきちんと認めなければ、（もし定義が可能だとしても）そこにほとんど意味はないだろう。切り取られたわたしの細胞にはそれ自体の命が宿っている、と口にすれば陳腐に聞こえるが、オルガノイドをめぐる科学については、最新の驚くべき事実がある。生命がつかさどる命令に影響を与える知識と力を、人が持っているということだ。

本当に説明が必要なのは、わたしのミニ脳がわたしの腕の一部、要するに皮膚細胞から育てられたことだ。なんだか可能なことには思えない。十年ほど前には、ほとんどの生物学者もそう考えていた。この見解を変えた数々の発見は、細胞生物学を一変させ、器官や組織の再生をめぐるありとあらゆる医学的な可能性を高めただけでなく、発生学、発達と妊娠に関わる基礎研究に新たな道を切り開いた。それらの発見と応用が、本書の根幹となっている。

しかし、こういう細胞形質転換技術が、ときには大衆紙に大げさな表現で称えられてきたとはいえ、より幅広い哲学的な、超自然的ですらあるかもしれない将来への影響が、きちんと認められてきたのかどうかはよくわからない。この技術について、こんな意味深長なフレーズがある。

ヒトのあらゆる部分は、ほかのどの部分にでも変えられる可能性を秘めている――全身を含めて。

ひとことつけ加えておくと、これはまだ科学が証明していないことだ。いくつか細かい但し書きをつけなくてはならないし、全身をつくるための条件を満たすには、さらに多くの材料が必要になるかもしれない。それでも、思っていたよりヒトは変形させやすいのだ。そう気づいたことで、過去一世紀のあいだにさまざまな医学的進歩と発見があった。人々は、どうとらえればいいかわからない新発見を従来のやりかたで解釈した。つまり、恐怖とファンタジーと小説にはめ込んだのだ。

たとえば、わたしの〝皿のなかの脳〟は、『フランケンシュタイン』の場面を想起させるだろう。そして、メアリー・シェリーの物語を工業化と大衆文化の時代に合わせた形でよみがえらせた『すばらしい新世界』も挙げておこう。このふたつの小説は今日でも人気で、不安をあおり啞然とさせる生物医学的な進歩に対し、使いやすい文化的な比較対象になっている。しかし、細胞形質転換とオルガノイドの成長について本気で議論されてきた可能性のいくつかを見ると、別のスペキュレイティブ・フィクションも思い浮かぶ。たとえば、次のようなものだ。

・たぶんヒトの脳をブタの体内で育てることも可能だろう。これがひどく恐ろしく思える理由のひとつは、リンゼイ・アンダーソンの一九七三年の映画『オー！ ラッキーマン』のある場面を初めて見たときのことを今でも鮮明に憶えているからだ。どんな場面かというと……いや、まだ見ていない人がいるかもしれないので、ネタばらしはやめておこう。

・人体のそれぞれの器官をなんらかの容器のなかで（生体外で）別々に成長させてから、手術でひとりの人間――あるいは人間に近いもの、いわばパーソノイドを組み立てることができるかもしれない。それはまさに、カレル・チャペックの一九二〇年の戯曲『ロボット（R.U.R.）』で、初のロボットがつくられた工程なのだ。

・哲学者、倫理学者、神経科学者は今や、水槽のなかで完全に成長したヒトの脳をつくることが何を意味するのか、議論せざるをえなくなっている。その脳に意識はあるのか？ 自立した内的な〝現実〟を経験するのか？ 哲学者たちがオタク的な喜びをこめてポップカルチャーから選んだ比較対象は、もちろんウォシャウスキー兄弟（現在は姉妹）の映画『マトリックス』シリーズだ。

はっきりさせておくと、近い将来にこういうことが実現すると予想している研究者はいないし、実現させようとする納得のいく理由もない。これについてはのちほど詳しく見ていくが、ここでのわたしの意図は、おとり商法に乗り出して、衝撃的でぞっとするほどグロテスクな恐怖の物語を語ることではない。問題なのは、あまりにも不穏で気味の悪い目に浮かぶような可能性に向き合わされると、人はそれを自分の思考の枠にはめるために物語を必要とするらしいことだ。それ自体が、つぶさな検討に値する。物語は、どんな理由で生まれ、どんなふうに形づくられるのか？

おそらく、それらを支えているのは、一見奇妙に思えるかもしれない思考だ。わたしたちは自分の肉体を居心地よく感じていない。

しかし、きっとあなたは言うだろう。わたしたちは自分の肉体のなかに住んでいるんでしょう？あなたが言ってもいないことを言ったことにしているのは、聞き覚えのある台詞《せりふ》だからだ。口に出してもおかしなことには思えない。けれども、そういう言い回しは人と肉体を一体化するどころか、引き離す役目を果たす。わたしたちは肉体のなかに住んでいる？　家に住む人のように？　だとしたら、〝わたしたち〟とはなんなのか？　デカルト派の古い二元論だ。心と体の分離、あるいはかつて言われたような、魂と体の分離。

けれど確かに、わたしたちは自分の肉体を居心地よく感じていない！　その日常的な機能、その異常な生成物、においや体液に、どれほどたじろがされていることか。肉体の老朽化を恐怖のまなざしで眺め、どれほど懸命に改造を試みていることか。そして群れを成して『ヘル・レイザー』『ソウ』などの映画や、もっと洗練されたボディー・ホラーであるデヴィッド・クローネンバーグの初期作品を観ている。解剖学者グンター・フォン・ハーゲンスは、プラスチックで加工した死体で、怖いものに惹かれる心を巧みに探究して出世した。マーク・クイン（自分の血液や生まれたばかりの息子の胎盤を使って彫刻をつくった人）からマリーナ・アブラモヴィッチまで、さまざまなアーティストが、ヒトという原料との関わりかたをわたしたちに教えるため、たいていは勇敢で苦痛を伴う、胸が悪くなるような試みをしてきた。

人間の存在の肉体的な側面に対して相反する感情を抱くことには、さまざまな理由がある。その感情は、昔も今も、あらゆる文化で繰り返し表現されてきた。ピアスやタトゥー、遺体衛生保全《エンバーミング》や埋葬の儀式、複雑なタブーや規範に従った手術の制限。しかし、細胞組織の培養と形質転換という新たな科学によって、わたしたちはおそらく、肉体との関係に対する最も根本的な難問に立ち向かうことになる。そして、極限までばらばらになった姿を見せられるだろう。細胞レベルにまで縮小された人間を。

そんな考えはあっさり退けられていた時代もあった。確かに、細胞はヒトの構成要素だが、それを言うならタンパク質や原子やクォークも同じことだ。細胞物質の塊が取り出されたからといって、何も起こらない。それはもはや〝わたしたち〟ではなく、切り離されて死に、じきに微生物とエントロピーによって腐敗して消える運命の、一片のごみなのだから。

しかし自分の皮膚を培養し、脳のオルガノイドを自ら形成していくニューロンを育てていると、そんな概念がいかに時代遅れかがはっきりする。顕微鏡で見て、それが単なる保存の技術ではないことに気づけば、なおさらはっきりわかる。その規模の生命は多様で繁栄していて、なんらかの計画を持っている。

生命？　誰の生命だろう？

正確には、わたしのではない——では、いったい誰の？　あの細胞たちには自律性がある——が、わたしの腕のなかや、本物の脳のなかにある細胞（〝本物の〟と注釈をつけなくてはならないことに今も戸惑いを感じる）や、体内を流れる血液や鼓動する心臓は、わたしの生命といえるのだろうか？こうしてわたしは徐々に、避けられない真実を受け入れるようになる。わたしは細胞の群体《コロニー》だ。細胞の協力によって生かされ、細胞のコミュニケーションによって自己認識と独自性の感覚を与えられている。

それこそが、自分の肉体を根本的に気味悪く感じさせる理由だ。肉体はたったひとつの細胞からコロニーとして成長し、わたしたちはこのあふれ返る沼地にどこで（あるいはいつ）〝わたし〟というラベルが貼られるのかよくわからないでいる。

新たな細胞工学によって、もうこの事実を無視できなくなってきた。平常心を保てるふりをする気はないが、不安に思う気持ちを素直に認めることで、不思議な解放感が得られるように思う。

# 第1章 命のかけら
## ——細胞の過去と現在

「すべては卵から《エックス・オヴォ・オムニア》」

十七世紀のイギリスの医師で、ジェームズ一世の侍医も務めたウィリアム・ハーヴィーは、著書『動物の発生に関する研究』（一六五一年）の口絵でそう言ってのけた。それは、あらゆる生き物は卵から生まれるという確信（にすぎないもの）を表現していた。

真実とはいえない。バクテリアや真菌など、たくさんの生物はそれとは違う始まりかたをする。しかし、ヒトは卵から生まれる（少なくとも、今のところはそうだ。だが、これからもそれが当たり前だとは、もはや思わない）。

〝卵〟は、ヒトの生殖に関わる粒子を表すには奇妙な言葉であり、実際ハーヴィーは、それが何を意味するかについては少しあいまいにしていた。厳密に言えば、卵は受精した細胞、つまり精子からの男性の遺伝子と卵子からの女性の遺伝子が結合した**接合子**を入れる容器にすぎない。しかし、ハーヴィーの発想がどれほど大胆だったかを見落としてはいけない。当時は誰も（ハーヴィー自身も含めて）ヒトの卵子を見たことがなく、人間が鳥や両生類と似た過程で始まるのかもしれないという概念は突飛に聞こえたはずだ。

ハーヴィーの洞察が真実であることは、生物学が細胞という概念、基礎的な〝生物学の原子〟を手に入れたあとで、ようやく確かめられた。これはハーヴィーと同国の、ほぼ同時代に生まれたロバート・フックのおかげとされることが多い。一六六〇年代から七〇年代に新たに発明された顕微鏡を、最も有意義に活用した人物だ。フックは、コルクを薄く切ったものが小さなたくさんの部屋からできていることに気づき、それを〝細胞（cell）〟と名づけた。修道院の小部屋を意味しているとよく言われるが（ラテン語のcellaは小部屋という意味）、そうではなく、フックはハチの巣の小部屋を引き合いに出していた。その連想も、おそらく修道院との類似から来ているのだろうが。

しかし、フックがあらゆる生物の細胞の基礎的な概念を確立したという一般的な説は、間違っている。確かにフックは細胞を見た――が、コルクの組織とヒトの肉体に何か共通点があるとは思いもしなかった。それどころかフックは、コルクの細胞はコルクガシの木の周囲に液体を運ぶ通路にすぎないと考えていた。ここでの細胞は、植物の組織の単なる不活発な隙間で、生命の分子機構に満たされた存在という現代の概念とはまったく異なる。

それより刺激的だったのは、オランダの織物商人アントニ・ファン・レーウェンフックが一六七三年に示した、顕微鏡でしか見えない生物が存在するという観察結果だ。レーウェンフックは、雨水のなかにたくさんいる〝微小動物〟を発見した。ほとんどは、今では原生生物と呼ばれる単細胞生物で、たいていのバクテリアより大きい。飲み水がそういう生き物であふれていると気づいたら、どれほど動揺するかは想像できるだろう。とはいえ、バクテリアやその他の目に見えない小さな生物がそこらじゅう、食べ物や空気や自分の皮膚や腸にまでいると気づき始めたときほどではないだろうが。

レーウェンフックは、精液のなかの微小動物を発見したとき、その認識につながる貢献をした。精液は、ロンドン王立協会の事務総長ヘンリー・オルデンバーグが、このオランダ人から雨水についての情報を受け取ったあと、彼に研究を勧めた物質のひとつだった。レーウェンフックはイヌ、ウサギ、ヒト（自分を含む）の精液を観察し、オタマジャクシのような何かが「ウナギが水のなかで泳ぐとき

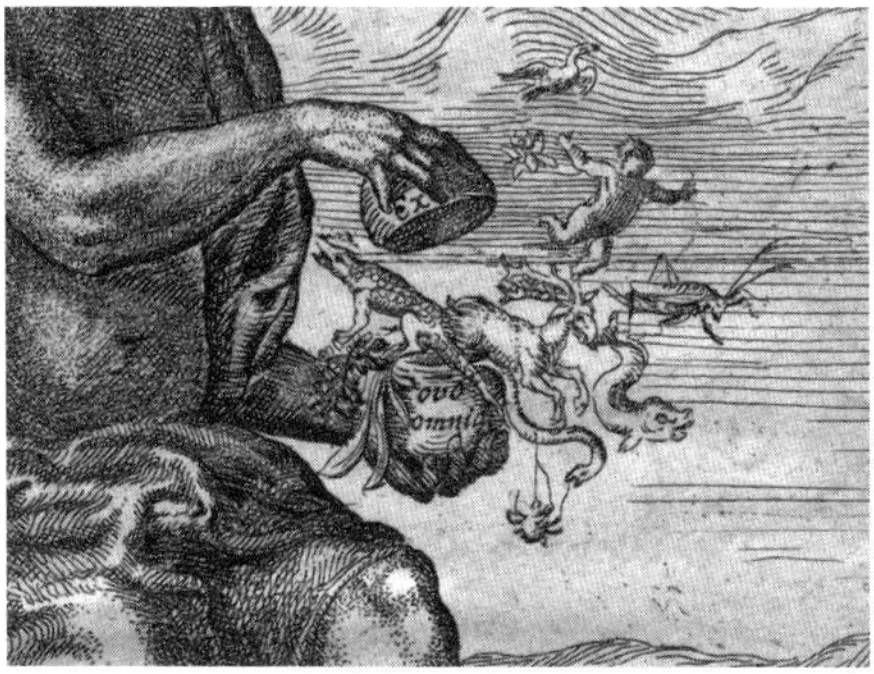

“動物の発生”に関する1651年の著書の口絵に書かれたウィリアム・ハーヴィーのモットー「すべては卵から」

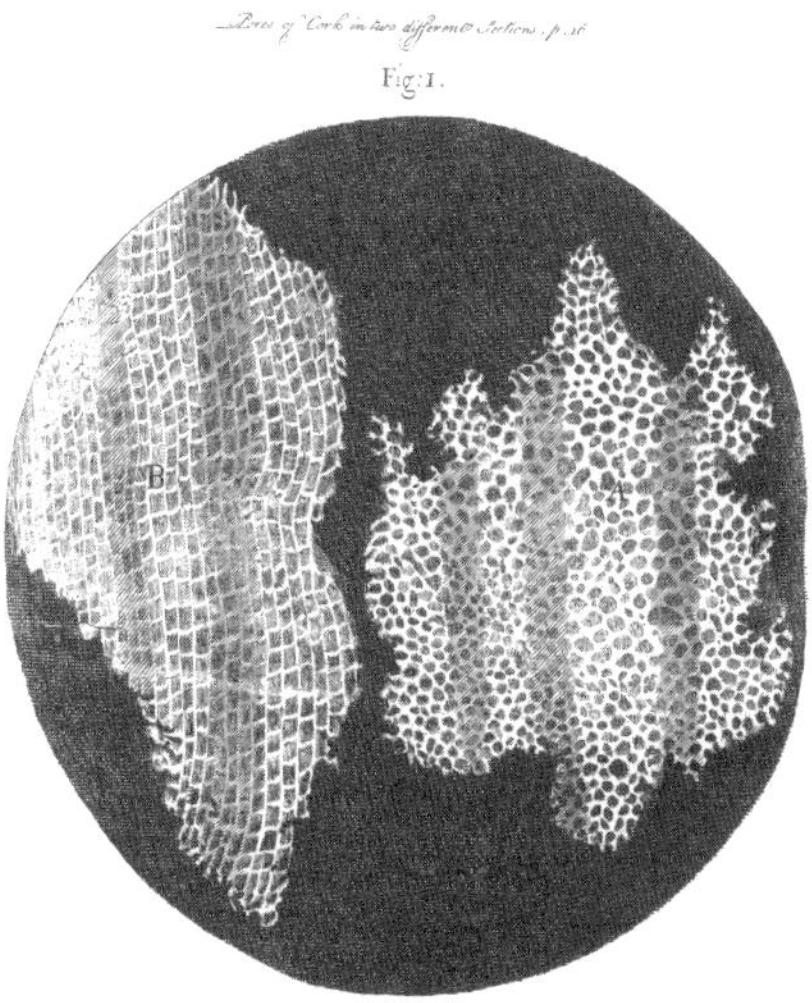


ロバート・フックが顕微鏡で見て描いたコルクの細胞のスケッチ

のように、しっぽをヘビのように動かして前進していた」と述べた。寄生虫なのか？　あるいはもしかすると、これ自体が生殖に関わる種《たね》なのか？　そのとおりだった。精液にこれが存在しない男性、たとえば幼い少年や老人には生殖能力がなかったからだ。

　ここで、明らかに〝ヒトの〟ものなのだが〝ヒトに似て〟はいないものに対して、人間の見慣れた特徴を押しつけたくなる、よくありがちな傾向を見てみよう。微小な寄生体の専門家で顕微鏡マニアだったフランスの医師ニコラス・アンドリ・デ・ブワルガールは、一七〇一年、〝精液の虫〟が、頭としっぽを備えた胎児の形成期の形をしている可能性があると主張した。一六九四年、オランダの顕微鏡学者ニコラース・ハルトゼーカーは、今では有名なこの、精虫の頭部に詰め込まれた巨大な頭を持つ小さな胎児のヒューマノイドを描いた。観察可能と考えたものを正確に写したと言われることもあるが、そうではなく、なかにあると想像したものを比喩的に描写した絵だ。

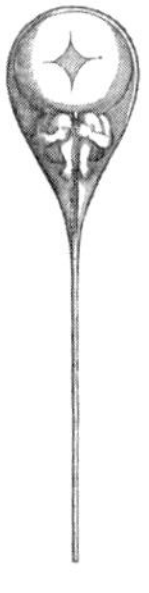

ニコラース・ハルトゼーカーが想像した精虫のなかの“小人《ホムンクルス》”

　これは、ヒト発生のいわゆる前成説の最もあからさまな表現のひとつだろう。その説によれば、人体は受胎の瞬間から完全に形づくられていて、大きさが増すだけだった。幼児から大人への成長を、最小規模に縮めた外挿法だ。この絵によれば、ハーヴィーが仮定した女性の卵子は当時も、アリストテレスの認識と同じく、女性が生殖において基本的に受身的な役割しか持たないという偏見に満ちた見かたでとらえられていた。男が供給する小人《ホムンクルス》の受け皿にすぎないと考えられていたのだ。

ただしそれは、人体が最初は構造化されていない卵から発達するという、ハーヴィーが心に描いていた見解とは異なっていた。ハーヴィーはアリストテレスと同じく、精液が発生の過程を引き起こすと考えた。アリストテレスはそれを、女性のなかに体液を凝固させるようなものと想像していた。単にあらかじめ形成されたホムンクルスから拡大するのではなく、こういう方法で胚が育つという考えは、**後成説**と呼ばれた。胚形成をめぐるふたつの考えかたは長いあいだ対立し、ようやく十八世紀から十九世紀初めにかけて、顕微鏡を使った研究、とりわけ比較的入手しやすい鶏卵内のひよこの発育に関する調査が、前成説に終止符を打った。胚は、徐々にさまざまな機能を発達させる。発生学者にとって、今もって答えの出ない疑問は、この組織の構造化がなぜ、どうやって起こるのかだ。

初期の顕微鏡学者たちの観察からは、当時、生命が基本的に細胞から成っているという見解は生まれなかった。細胞が生物の一般成分であるという考えが提唱されたのは、十九世紀初めになってからだった。ドイツの動物学者テオドール・シュワンが、その説を打ち出した。「生物の基本部分には、発生に関わるひとつの普遍的原則がある」シュワンは一八三九年に書いた。「そしてその原則は、細胞形成のなかにある」

シュワンは、生理学者ヨハネス・ミュラーの指導のもとベルリンで研究しながら、こういう考えを発展させた。ミュラーの研究所にいた同僚のひとりがマティアス・ヤーコプ・シュライデンで、シュワンは彼との共同研究で細胞説を確立した。シュライデンのおもな興味は、植物にあった。植物の場合は、顕微鏡下で、細胞のパッチワークからつくられた組織があり、細胞壁がはっきりした物理的境界を形成していることが比較的たやすく見て取れた。この構造は、動物の組織（特に毛と歯）では必ずしも明白ではなかったが、シュワンとシュライデンは、細胞説があらゆる生物についての統一見解を差し出してくれると確信していた。

　シュライデンは、細胞が生物のなかで自発的に生まれると考えた。十九世紀初めにはまだ多くの科学者たちが受け入れていた、生物の〝自然発生〟という概念の名残だ。しかし、ミュラーのもうひとりの門下生、ロベルト・レーマクがその説の誤りを立証し、細胞が分裂によって増殖することを示した。その発見は、さらにもうひとりのミュラーの弟子、ルドルフ・フィルヒョウによって――発見者の明示なしで――世に広まった。現在では、彼の功績とする傾向が強い。あらゆる細胞は別の細胞から生じると、フィルヒョウは結論づけた。本人がハーヴィー風に表現したところによれば、「あらゆる細胞は細胞から《オムニス・ケルラ・エー・ケルラ》」。新たな細胞は既存の細胞の分裂によってつくられ、連続的な分割のせいでそれぞれの小部屋がどんどん小さくならないように、続く分裂の合間に成長する。あらゆる病気は細胞自体の変化として現れる、とフィルヒョウは唱えた。

　フィルヒョウは、十九世紀にしか――そしておそらく当時のドイツにしか生まれえないような人物だった。教養《ビルドゥング》という概念、ゲーテやアレクサンダー・フォン・フンボルトのような博識家の出現を奨励する知性の養成が盛んだったころだ。フィルヒョウは、ベルリンで医学に取り組む前に、神学を研究した。一流の病理学者および医師として身を立てる一方、政治活動家、作家にもなり、一八四八年の反乱にも関わった。当時は何ひとつ単純ではなかったことを証明するかのように、傑出した生物学者であり宗教的不可知論者でもあったこの人物は、チャールズ・ダーウィンの進化論に激しく反論もした。だが門下生のエルンスト・ヘッケルは、ドイツで真っ先に進化論を擁護した人物だ。

このように、フィルヒョウはいろいろなことに手を出した。しかし本人から見れば、すべては同じものの別の側面にすぎなかった。科学に対する政治、イデオロギー、哲学の影響は、振り返って見れば常に明らかであり、十九世紀の生理学ほどそれがはっきりしていた分野はほかになかった。シュワンにとっては、「それぞれの細胞は、一定の限度内で、〝個体〟であり、独立した〝統一体〟」だ。この考えは、啓蒙思想の個の称揚から生まれた。細胞は、生理学者エルンスト・フォン・ブリュッケが一八六一年に〝基本生物〟と表現したように、生きた存在だった。つまり、高等生物は、数え切れないほどたくさんの自律性のある微小生物が協力している共同体のようなものだった。それは、人民の集団行動から成る国民国家という一般概念に似た形をしていた。一方、植物と動物に共通の構造的基礎があることを示唆する、あらゆる生命が細胞から成るというシュワンの確信は、普遍的な解釈を求めるドイツロマン主義の哲学的伝統への共感が動機になっていた。

フィルヒョウにとっては、細胞の集合体としての組織や有機体への信念は、単なる比喩ではなかった。それは、政治と社会に適用される原理を、小さな規模で表現したものだった。健全な社会とは、ひとりひとりの命が他者に依存していて、中央集権的な管理が必要ない社会だと信じていた。「細胞……そう、それは実質的に個人であり、じつのところ忙しく活動的な個人なのだ」一八八五年に、フィルヒョウは書いた。「人間が大きな規模でやっていることを、細胞は小さな規模でおそらくそれ以上にやっている」

当時はフィルヒョウにとって人生そのものが、いかにプロイセンの政治家、オットー・フォン・ビスマルクの中道的政策が無益で誤っているかを示していた。ビスマルクはそのころ、ドイツ諸邦の統一に向けて邁進《まいしん》していた。フィルヒョウはことあるごとにビスマルクの政策をこき下ろし、軍国主義的な傾向を非難して、あのドイツ人貴族を怒らせ、ついには決闘を申し込まれた。生理学者は肩をすくめて無視し、ビスマルクの好戦的なこけおどしを、過ぎ去った時代の貴族政治のポーズであるかのように見せた。

〝ばい菌〟を悪の侵入微生物とする発想は、体を協力的な細胞の共同体とする発想と対になっていた。細菌説が並行して盛んになったのは、細胞説に政治的な意味があることを間違いなく踏まえていた。十九世紀にルイ・パスツールとロベルト・コッホが、バクテリアのような微生物が病原体（〝ばい菌〟）になりうることを示すと、子どもたちは何世代にもわたってそれを恐れるように教えられた。細菌はどこにでもいる、不倶戴天の敵だ。一九五九年に出版された微生物学に関する一般向けの本のタイトルにあるように、それは〝人間対細菌〟の戦いだった。なにしろ、一八五四年には、桿菌《かんきん》がコレラの原因だと特定された。パスツールとコッホは、バクテリアが炭疽、結核、チフス、狂犬病の元凶であることを突き止めた。こういう細菌は邪悪な死の手先であり、石炭酸石鹼による徹底的な洗浄で撲滅すべきものだった。そしてもちろん、一八四〇年代には、ドイツ系ハンガリー人の医師センメルヴェイス・イグナーツが消毒の習慣を取り入れ、当初は不当に嘲笑されたものの（手術前に手を洗ったからって何が変わるんだ！　と）、その後イギリスの医師ジョゼフ・リスターが無数の命を救った。

病気に対するこの新たな見かたには、底深い社会政治的な含意があった。病気を引き起こす

〝瘴気《しょうき》〟――悪い空気の塊のようなもの――という古い概念は、病気を特定の場所に関連づけていた。しかし、病気が人と人のあいだでうつる接触感染と結びつけられるようになると、責任と非難という異なる概念が確立された。細菌説の政治的および人種的な道徳観は、一八八五年にフランスのある作家が書いた文章にはっきり表れている。そこには、病気とは「外からやってきて、スーダン人の大群のように生物にもぐり込み、侵略と征服のためにそれを破壊する」ものとある。それは帝国主義と植民地主義の言葉であり、病気はしばしば、国境の向こうからやってきて文明を脅かす、危険なほど異国風の何かとして描写された。接触感染説を支持する人たちは政治的に保守の傾向が強く、リベラルな人のほうが疑り深かった。

つまり最初から、細胞でできている人体の性質には、世界と、そこでの人間の位置に関わる特定の道徳的、政治的、哲学的な視点が必ずついてくることがわかっていた。

わたしたちは、特別なふたつの細胞の結合によって生まれる。生物学上の両親のいわゆる配偶子、精子と卵子だ。たぶん、この事実を小学校で習うせいで――ヒトの生殖については抽象的な想像図になるよう配慮され、そこから生まれる混沌とした豊かで奇妙な策略や遊びの要素はたいていないものとして扱われるので――誰も改めて驚きはしない。しかし、ヒトがほとんどないに等しい微小なもの、可能性をプログラムされた、ピンで刺すような受精から始まることは、にわかには信じがたい驚異だ。よく考えてみると、ほとんどありえないようなこの〝生命の営み〟を子どもたちが造作なく学ぶだろうと決め込むのは、少しばかげている。子どもたちがその魔法を落ち着いて受け入れる無限の能力を持つからこそ、大人はそこからうまく逃げられる。

そして、それは学年が上がっていくあいだずっと続く。細胞は存在する。知る必要があるのはそれだけだ。小学生は、細胞内のさまざまな部分に名前があることを学ぶ。ミトコンドリア、液胞、小胞体、ゴルジ体といった奇妙な名前をつけられた細かい部分だ。こういうものが、腕や脚、心臓や脳とどんな関係があるのか？　ひとつだけ確かなことがある。細胞はホムンクルスとはまったく違う。だとしたら、体はどこから出てきたのか？

細胞と体が共通して持っているのは、**機構**だ。でたらめな構造ではなく、そこには計画がある。しかし、生物学で乱発されている計画という言葉は危険を伴う。計画には、どうしても将来の見通しと目的という意味が含まれてしまう。生物学者がよくやるように、生物の〝ボディープラン〟について語るとすれば、どこかに——もちろん細胞のなかだ——その設計図があるという考えに基礎を置くことになる。しかしここで、ただの類推ではなくゆるい類似として、たとえば雪片には計画、つまり設計図があるかどうか考えてみてほしい。生物と雪片には、決定的な違いがある。なぜ雪片が遺伝で次から次へと進化するのではなく、寒くて湿った冬の空から新しくつくられるのかは、その違いによって説明できる。[2] しかし、このふたつを比較することには理由がある。体の機構は雪片と同じく、成長を制御する一連の特別な規則を具体化したものだからだ。

フィルヒョウとその同時代の研究者たちは、すでに細胞がただの分泌液に満たされた嚢《のう》ではないことに気づき始めていた。一八三一年、スコットランドの植物学者ロバート・ブラウンは、植物の細胞には高密度な内側の区画があると報告し、それを核と名づけた。[3] フィルヒョウの時代までには、細胞内には少なくとも三つの区画があると考えられていた。まわりを囲う膜、核、そしてスイスの生理学者アルベルト・フォン・ケリカーが細胞質（cytoplasm）と名づけた内部の分泌液だ（cytoあるいはcyteは細胞を意味する。本書にはこの接頭辞や接尾辞がこれからたくさん出てくる）。

ケリカーは、初めて染色の技術を使って顕微鏡で細胞を研究した人たちのひとりだった。細胞成分に吸収される染料で処理して、細かい構造を見やすくするのだ。組織学の分野、つまり組織とその細胞の構造研究の草分けといえるだろう。ケリカーは、特に筋細胞に興味を持っていて、それが一種類ではないことを示した。種類のひとつに、染色すると横縞模様（横紋）が見えるものがあり、その横紋筋の細胞にはたくさんの小さな微粒子が含まれていることにも気づいた。のちにそれは、動物細胞のもうひとつの成分であることが確認され、一八九八年にミトコンドリアと名づけられた。同じころ、細胞内部の他の基礎構造が発見された。海綿状の不規則に折り畳まれた膜構造を持つ小胞体、そしてイタリアの生物学者カミッロ・ゴルジにちなんで名づけられたゴルジ体。細胞内部のゼリー状の媒介物——原形質と呼ばれた——は、基本的に粒状なのか、網状（膜のネットワークでできている）なのか、それとも糸状（線維構造で満たされている）なのかについて活発な議論が起こった。これらの選択肢のすべてが観察されたが、実際には、いつどこで細胞を見るかによって変わる。

こういう内部構造を見て、動物学者エドマンド・ビーチャー・ウィルソンは、〝細胞《セル》〟という言葉がつくられたことに遺憾の意を表した。実体とはかけ離れた名称だ、とウィルソンは言った——「生きた細胞がなんであれ、その言葉が示唆するような、固い壁に囲まれた虚ろな部屋ではない」細胞が本当に、想定されているような基本単位なのかと疑う者もいた。とりわけ、細胞膜が顕微鏡下で必ずしも見えないのがその理由だった。もしかすると、原形質内の組織化された内容物が、本物の生命の材料ではないか？　一九三一年、動物学者のジェームズ・グレイはこう警告した。「細胞が自然な、あるいは正当な生命と機能の基本単位だとするいかなる暗黙の前提も、慎重に避けるようにすべきだ[4]」

どちらにしても、細胞にはとてもたくさんのものが入っていた。なんのためだろう？

細胞の主要な化学成分とは何か、その一部も明らかになってきた。生命の過程に興味を持つ化学者たちは――十九世紀末までには、その主題は**生化学**として知られていた――特有の多様な代謝反応を引き起こす酵素という化学物質が細胞に含まれていることを突き止めた。たとえば、いくつか

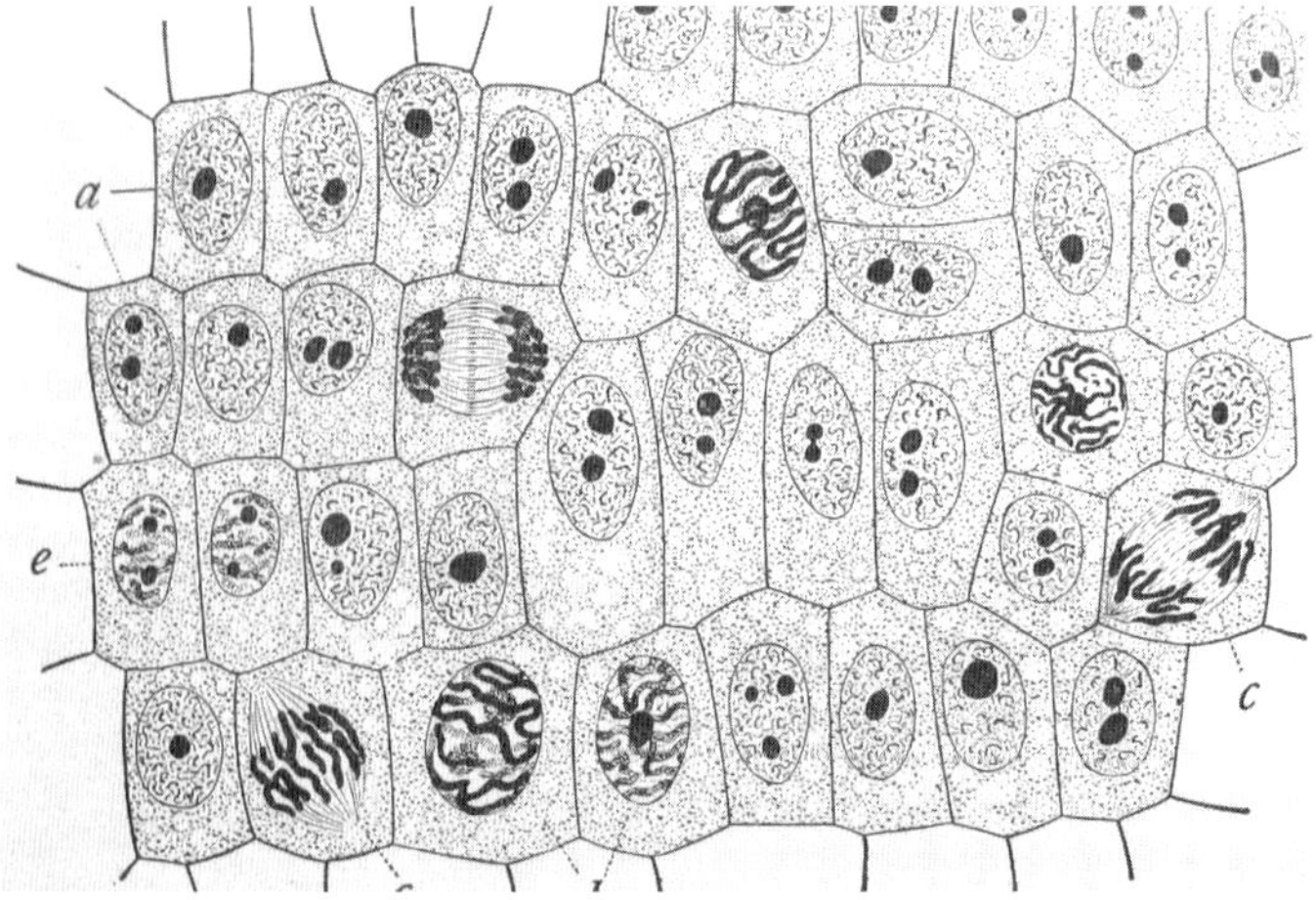


1900年に動物学者エドマンド・ビーチャー・ウィルソンが描いたタマネギの細胞のイメージ図。異なる細胞の異なるときに見られる内部構造の一部が示されている。そのいくつかに描かれたひとつの高密度な点が、核だ。ときどきこれが、糸や複数の点に分解されるように見えた。たぶん細胞分裂の過程にあったのだろう。そのなかで何が起こっていたのか？

の酵素は、酵母が糖を発酵させてアルコールをつくれるようにする。一八九七年、ドイツの化学者エドゥアルト・ブフナーは、発酵を生じさせるのに無傷細胞が必要ないことを示した。酵母細胞から抽出した〝液〟で、自然に発酵を起こすことができたのだ。おそらく、そのなかに重要な酵素が無傷で残っていたからだろう。

　こういう分子成分は、町の労働者たちのように、組織され、一カ所に集められ、行動と運動の時間と場所を調整されなくてはならなかった。細胞内の化学反応は、適切な順番に、正しい場所で起こる必要がある。物事は細胞内のどこでも同じというわけにはいかない。こうして、人体を細胞の共同体になぞらえる〝社会的な〟見かたが、単一の細胞にも適用された。細胞は、協力する酵素やその他の分子がひしめく工場のようなものだった。その隠された機構のおかげで、細胞は自らを維持存続し、環境から物質とエネルギーを取り込み、それらを利用して生存に不可欠な代謝反応を実行できる。

　二十世紀初頭には、細胞の活動を左右する基礎構造や機構はおおむね、当時の顕微鏡の解像力ではとらえられなかった。しかし、すべての細胞が同じ組成と構造を持つわけではないことは、はっきりしていた。バクテリアや原生生物の場合、内部構造はほとんどないに等しい。原核生物と呼ばれる微生物の一種に属し、たいていは円形か、細長いソーセージ形をしている。生物学上の分類に使われる言葉はいつも少しばかり不遜だが、バクテリアの細胞が構造的にやや〝単純〟だと言っても、その価値を貶《おとし》めることにはならないだろう。バクテリアには核がない。つまり、〝原核生物（prokaryotes）〟という名称は、核以前（pre-nucleus）を意味する（これも不遜な表現だ――まるでバクテリアにはまだ細胞核を持つだけの知恵がないが、いつか目覚めてそのことに気づく、と言っているようではないか。じつのところ、バクテリアは真核生物より古くから存在してきた。バクテリアと他の原核生物は、地球の生態系の大半を支配しており、繁栄するために〝もっと賢くなる〟必要はまったくない)。

ヒト細胞は、他の動物、植物、真菌、酵母などの細胞と同じく、真核細胞と呼ばれる。単純に、細胞に核があるという意味の言葉だ。真核生物は、ヒトのように多細胞の場合もあれば、酵母のように単細胞の場合もある。後者は〝下等〟真核生物の例だ。もちろんこれも不遜な表現だが、細胞内機構の程度が、エンドウマメやショウジョウバエやクジラなどの高等真核生物ほどはっきりしていないことを意味する。

今のところ、原核生物はわきに置いておこう。ありがたいことに、生存の過程を区分するものとして参考になるという以外に、ヒト細胞の複雑な構造がどうなっているのかを詳しく見る必要もない。膜に包まれた細胞の基礎構造を総称して細胞小器官と呼ぶ。やや大ざっぱに言えば、そのひとつひとつが特定の仕事をしていると考えられる。ミトコンドリアは、真核細胞がエネルギーを生み出す領域であり、小分子が貯蔵した化学エネルギーを、酵素による変換で放出する仕組みになっている。ゴルジ体は、細胞の郵便局のように機能し、タンパク質のプロセシングを行って必要な場所へ送り出している。核は、染色体が保存されている場所だ。染色体とは、遺伝子を暗号化《コード》する物質で、細胞が分裂するときや生物が生殖するときに受け継がれていく。染色体については、このあとすぐに、もっと詳しく取り上げる必要がある。個性を持つ人間としてあなたを定義している重要な部分であり、あなたを成長させ、日々支えている命の過程を指揮するのに、なくてはならないものだからだ。

**ヒト細胞の図**

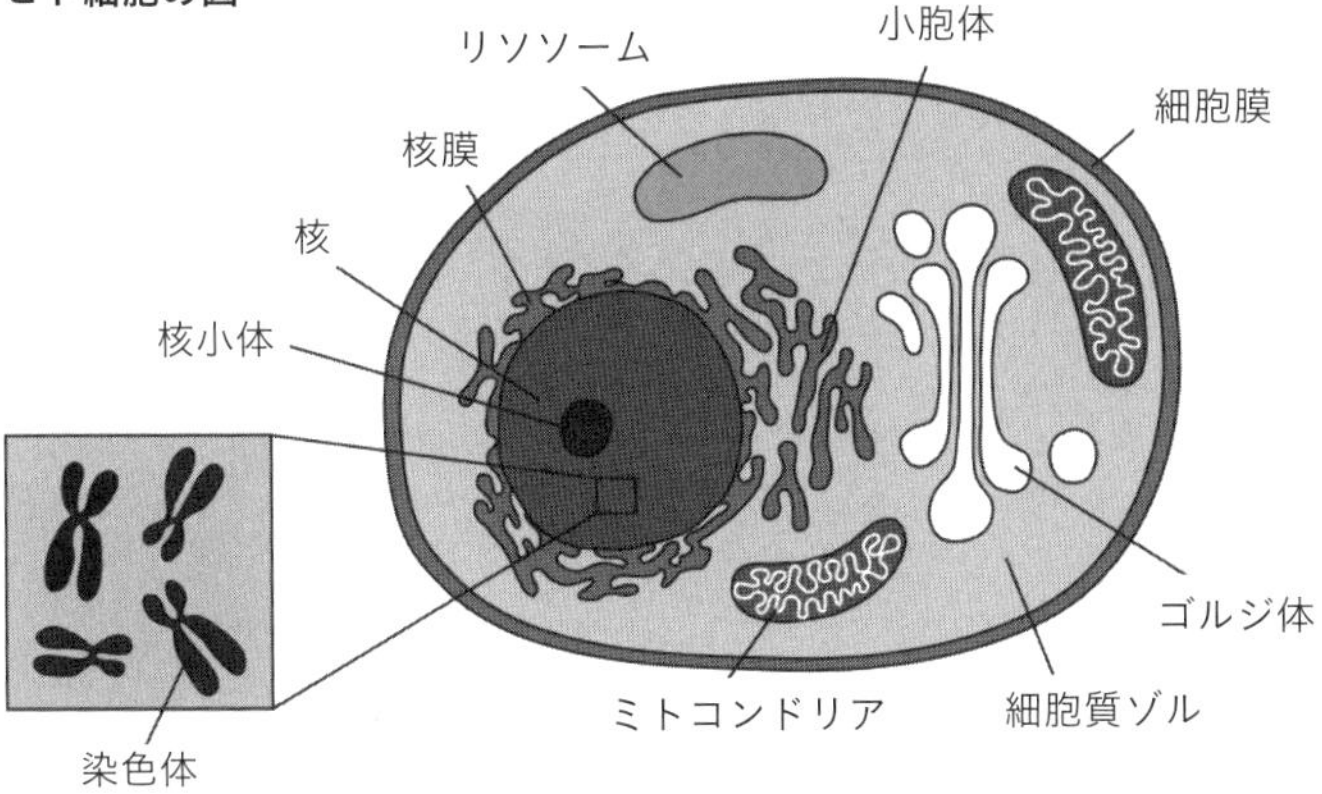


二十世紀の初めまでには、生物を無生物と区別しているのは単なる組成の問題ではないことがはっきりした。構造の問題だけでもない。生物、そして細胞には確かに、意義深く特徴的だが解釈しにくい、顕微鏡でもとらえられないほど微小な構造の階層があった。それは重要なことだった。しかし、生物が液体や気体など他の物質の状態とは異なる本当の理由は、動的であるからだ。常に変化し、常に何かをする過程にいて、決して安定した平衡状態にはならない。生きていくとは、生存した状態でぜいたくに暮らせるかどうかの問題ではなく、空中にボールを投げ続ける容赦ない仕事なのだ。

今日の研究者たちは、この動的で平衡状態にならない性質が、生命だけに特有とはかぎらないというもっともな指摘をするだろう。地球の気候システムにも、似た性質がある。太陽と熱い地球内部のエネルギーの絶え間ない流れが、太陽系のさまざまな構成要素間の化学元素と熱の流れを伴いながら、海と大気とゆっくりした岩石のマントルの統合された循環運動をつくり上げている。そのシステムは、反応性と適応性に優れている。まさに、それが肝心な点だ。生物と地球そのものには、確かに似たところがある。だからこそ、科学者のジェームズ・ラヴロックは、自らのガイア理論で、類似からまったく同等ぎりぎりのところまで主張を推し進めた。地球が本当に〝生きている〟と見なせるかという議論に、あまり現実的な意味はない。生物系――熱帯多雨林、海の微小動物相、化学物質を取り込み、別の何かに変化するとともに熱を発するあらゆる生き物――はどちらにしても、地球の〝生理学〟のきわめて重要で活発な一部だからだ。

地球の生物圏のこういう活動はおよそ四十億年前に始まり、それ以来途切れなく続いている。フィルヒョウの「あらゆる細胞は細胞から《オムニス・ケルラ・エー・ケルラ》」には、ダーウィンの進化論にも引けを取らないほどの重要性がある。結局のところ、進化論はそれによって成り立っているのだから（ダーウィンに対するフィルヒョウの見かたを考えれば皮肉なことだが）。それは、アリストテレスが〝存在の大いなる連鎖〟として思い描いたものの基礎をつくっている。そのなかでは、基本単位はもはや生殖する生物ではなく、分裂する細胞だ。あらゆる細胞は、進化論的に言えば互いに関連があり、起源についての疑問は、最初の細胞がどのように生まれ出たのかという疑問に行き着く。その不可解な太古の出来事以来、わたしたちの知るかぎりでは、新たな細胞は出現していないようだ。

とはいえ、フィルヒョウのスローガンは描写であって、説明ではない。なぜ細胞はそのままでいることに満足せず、寿命が尽きるまで嬉々として代謝し続けるのか？　論点をはぐらかしただけのひとつの答えはこうだ。もし細胞が単にそのままでいたなら、化学的カオスからの新たな組成はとうてい起こりそうにないので、存在していないだろう。そこでわたしたちは、また擬人化に頼る危険を冒す

――細胞はもともと、分裂によって増殖したがっているのだ――あるいはただ同じ意味の言葉に言い換えて、細胞の生物学的な基本機能はより多くの細胞をつくることだから、と答える（「あらゆる細胞の夢は、ふたつの細胞になることだ」とノーベル賞を受賞した生物学者フランソワ・ジャコブは言った）。生物学上の論説も、それと大差ない。細胞・分子生物学者や遺伝学者たちは、細胞が自ら増殖する仕組みを現象的に理解している。しかし細胞がなぜそうするのかの説明はとてもむずかしく、ほとんどの生物学者は考えたこともないと言っていいだろう。しかし、細胞のその〝衝動〟が、ダーウィン的進化の原動力であり、ひいては生物学のあらゆる重要な出来事の根本を成しているのだ。

この生命の過程に、細胞の全機構がめざすような目的はない。もっとも、わたしたちは目的があるかのように考えずにはいられない。人間は生まれつき物語が好きだからだ（そして人にはいろいろな目的があるので、ほかの動物にもあると仮定すればわかりやすいからだ）。そこで、生命の目的は子どもをつくり、生物を構築し、完全無欠（せめて自己改善）をめざして進化し、遺伝子を永続させることだと自分に言い聞かせる。これらはすべて物語であり、美しいだけでなく、認識のために役立ちもする。しかし、生命とはどういうものかをひとことで表しているわけではない。生命とは、一度始まると驚くほど止めるのがむずかしいものだ。実際、地球自体を破壊せずにそれを成し遂げる方法は見つかりそうにない。

生命の基本単位は細胞だ。完全な細胞未満のものは何ひとつ、本当に生きているとはいえない。[6] よく見かけるのは、ヒトの細胞を、組織でできた〝建築用ブロック〟、つまり家を構成する煉瓦の組み立てにたとえる表現だ。ウィルソンが描いたタマネギの細胞の絵（36ページ参照）のように、植物組織の薄片の細胞を見れば、その理由がわかる。しかし、あのイメージ図は、細胞の動的な面を伝え損なっている。細胞は動き、環境に反応し、誕生と死から成るライフサイクルを持つ。情報を受け取り、処理する。フィルヒョウが示唆したように、細胞はいくぶんか自律性のある物質であり、自力で世を渡る小さな生き物なのだ。

つまり、細胞未満のものはなんでも生きているといえるかどうかは疑わしく、細胞からなら地球上のあらゆる生物がつくれる。細胞の基本的な状態については、およそ二世紀前から知られていたが、それが常にきちんと認められてきたとはかぎらない。二十世紀後半、細胞は、世代を超えて受け継がれる生物学的な〝情報単位〟である遺伝子に優位の座を奪われ、わきへ追いやられがちだった。しかし現在、流れは変わった。「細胞は、今日の生物医学、生物学、およびバイオテクノロジーの分野で、主役として特別な形でふたたび脚光を浴びつつある」と生物学が専門の社会学者ハンナ・ランデッカーは言う。「二十一世紀の始まりとともに、細胞は生物学的な思考と実践の中心的な単位として登場した……細胞は、生命そのものの役を担う候補として、遺伝子を退けた」

細胞は、単に存続しているだけではない。きわめて重要なことに、細胞は複製できる。自らのコピーをつくれるのだ。結局のところ、細胞の複製と増殖が、進化を促した。生命とは、この細胞の繁殖を可能にしている何かではない。むしろ、それ自体が生命なのだ。

十九世紀末ごろ、生物学者たちは、細胞の複写がシュワンの考えたように新たな細胞の自然形成で起こるのではなく、フィルヒョウの主張のように細胞分裂で起こることに気づいた。ひとつの細胞がふたつに分裂するのだ。バクテリアのような単細胞生物は、単純に自分の染色体を複製してから、ふたつに分かれる。二分裂と呼ばれる過程だ。しかし、真核細胞では、その過程はかなり複雑になる。細胞の〝分裂〟は一八三〇年代に最初に観察され、一八八二年にドイツの解剖学者ヴァルター・フレミングによって**有糸分裂（mitosis）**と名づけられた。両生類の細胞でその過程を詳細に研究した人物だ。

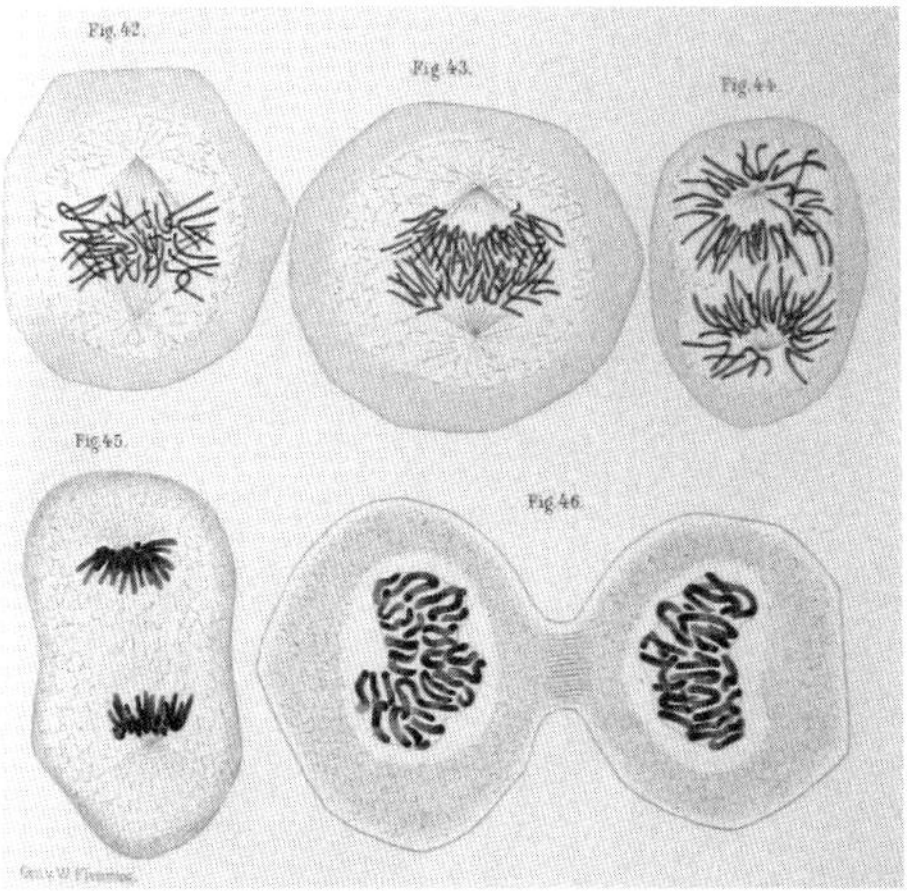
ヴァルター・フレミングが1882年の著書『細胞物質、核および細胞分裂』で記録したさまざまな段階の細胞分裂または有糸分裂

フレミングは、細胞の糸状説の擁護者だった。細胞の中身が主に長い線維構造で構成されているという考えかただ。一八七〇年代には、動物の細胞が分裂し、核の高密度な小球が糸のような構造のもつれに分解することを示した（mitosis は糸を意味するギリシャ語に由来する）。次に、糸は凝縮してX形構造になり、それが星状体（aster）という星に似たひとそろいのタンパク質長線維の上に並ぶ（aster は星という意味だが、実際の見た目はアスターの花を連想させる）。フレミングは、星状体が引き伸ばされてから、ふたつの星状体に配列し直され、その上で染色体が半分に割れるのを観察した。細胞体自体がふたつに割れると、

それらの染色体の断片はふたつの〝娘〟細胞に分かれ、ふたたび核のなかに収まる。[7]

このように細胞分裂は内容物の再編成で始まる。どうやら、かなり周到な準備を整えてふたつに分配されるらしい。フレミングが見た、核からほどける糸のような物質は、染色色素を吸収しやすい（だから顕微鏡でたやすく観察できる）ので、ギリシャ語で色を意味する**クロマチン（chromatin）**と呼ばれるようになった。個々の糸自体は、一八八八年に染色体（chromosome）と名づけられた。

同じ年、ドイツの生物学者テオドール・ボヴェリは、細胞分裂中の染色体の動きが、中心体と名づけた構造に制御されていることを発見した。星状体の線維はそこから放射されている。細胞がふたつに割れる直前に現れるふたつの星状体は、それぞれ中央に中心体を持ち、紡錘体《ぼうすいたい》と呼ばれる細い線維から成る膨らんだ橋でつながれているのが確認できた。フレミングは、この紡錘体が、染色体の糸をふたつのグループに分離させる足場のようなものとして働いていると確信するようになった。その見解は正しかったが、フレミングにはじゅうぶんな解像度の顕微鏡技術がなかった。

つまり、動物細胞の分裂は、水滴がふたつに割れるのとはだいぶ異なる。そこには、たくさんの内部の再編成が伴う。フレミングらは、研究の過程で一連の異なる段階を発見した。細胞が分裂の兆候なしにふだんの仕事をしているあいだは、間期にあるとされる。核がほどけて糸状の染色体になる段階は前期、星状体が形成されて伸びる段階は中期と呼ばれる。星状の集まりがふたつに割れると細胞は後期に入り、そこから二分裂にたどり着き、核をふたたび圧縮する。

この工程は、**細胞周期**と呼ばれる。考えてみると、興味深い表現だ。なぜなら、生物学を、好き勝手にやって最終的に分裂する細胞から成るものと考えるのではなく、細胞をめぐる絶え間ない複製や増殖の過程と見なしていることになるからだ。生物学の物語の不自然さに警戒しつつも、わたしたちは〝存在の大いなる連鎖〟を〝生成の大いなる連鎖〟としてとらえ直しているのかもしれない。

現代の生物学にとって、ひとつの根本的な――いや、おそらく唯一無二の根本的な――転換点となったのは、二十世紀初頭、細胞分裂時に起こっている複雑な再編成の大半が、遺伝の基本単位である遺伝子を受け渡すためだということ、それが染色体と呼ばれるひもに書き込まれていることに、科学者たちが気づき始めたことだった。彼らが顕微鏡で見ていたものは、遺伝と進化を可能にする基本原則だ。

形質の遺伝を与える物理的存在としての遺伝子という概念は、十九世紀半ばに細胞説の発展と並行して現れた。現在のチェコのモラヴィア地方に生まれた修道士、グレゴール・メンデルが、エンドウマメの栽培に関する研究から遺伝をつかさどる〝顆粒因子〟をどのように仮定したかという物語は、あまりにも有名なのでここで長々と論じる必要はないだろう。一八五〇年代から六〇年代にかけてのメンデルの観察では、遺伝は、〝すべてか無か〟の出来事に見えた。エンドウマメを交配させてできたしわのある種子とない種子は、どちらかのタイプであって、ふたつの混合（〝少しだけしわがある〟）にはならない。もちろん、ヒトの本物の遺伝はもっと複雑だ。いくつかの形質（髪や目の色）はメンデルのエンドウマメのように個別に遺伝するかもしれないが、そのほか（背の高さや肌の色）は生物学上の両親の中間を取った遺伝になるかもしれない。メンデルの観察で提起された謎は、遺伝が両親の配偶子の結合でもたらされるなら、必ずしも混合した形質が現れないのはなぜかということだった。

　チャールズ・ダーウィンはメンデルの研究を知らなかったが、自然選択による進化説のなかで、粒子遺伝という同様の考えを主張した。ジェミュールと名づけた粒子が体の細胞から生み出されて、生物の発達に影響を及ぼし、子孫に受け継がれるのだろうとダーウィンは考えた。この見かたでは、体のあらゆる細胞と組織が遺伝で何らかの役割を演じる。だからダーウィンは、推論としての進化の仕組みを〝汎生説《パンゲネシス》〟と名づけた。このジェミュールは、環境からの影響で無作為に変更され、さまざまに変化したものが子孫に受け継がれると考えられた。一八九〇年代、オランダの植物学者ユーゴー・ド・フリースとドイツの生物学者アウグスト・ヴァイスマンはそれぞれ独自に、体細胞と、配偶子をつくるいわゆる〝生殖細胞〟のあいだに、ジェミュールの伝達は起こりえないと提唱して、ダーウィンの理論を修正した。遺伝に寄与できるのは生殖細胞だけだ。ド・フリースは、自説をダーウィンの説と区別するために、ジェミュールのかわりに〝パンゲン（pangene）〟という言葉を使った。

　二十世紀初め、デンマークの植物学者ウィルヘルム・ヨハンセンは、この粒状の遺伝単位を表す言葉を縮めて〝遺伝子（gene）〟とした。また、生物の**遺伝子型**――生物学上の両親から受け継ぐ遺伝子――と、その遺伝子が外見と行動に形質として現れる**表現型**の主要な違いをはっきりさせた。

　一九〇二年、ドイツでウニを研究していたテオドール・ボヴェリと、バッタを研究していたアメリカの生物学者ウォルター・サットンはそれぞれ独自に、染色体が世代を超えて忠実に受け継がれていく様子が、遺伝子の受け継がれかたとそっくり同じであることに気づいた。おそらく染色体こそが遺伝子の運搬係なのだろうと、彼らは結論づけた。一九一五年ごろ、アメリカの生物学者トマス・ハント・モーガンは、ショウジョウバエを使った形質の遺伝についての徹底的な研究から、それが事実であることを立証した。さらにモーガンは、ふたつの異なる遺伝子をそれぞれに持つショウジョウバエを交配させて、そのふたつの遺伝子――というより対応の表現型の発現――がどのくらいの頻度で同時に子孫に現れるかを観察すれば、ふたつの遺伝子の染色体上での相対的な位置が推定できることを示した。卵子や精子が形成されるとき染色体はひとまとまりで分配されるので、近くにある遺伝子同士は子孫のなかでも近くにとどまりやすい。モーガンの研究は、遺伝子地図という概念を確立した。文字どおり、さまざまな染色体上のどこに遺伝子があるかを示す図だ。

生物の遺伝物質全体を**ゲノム**と呼ぶ。一九二〇年に登場した言葉だ。モーガンの研究以降、長年のあいだ、遺伝子はタンパク質と呼ばれる分子から成ると推測されていた。その内部では、アミノ酸と呼ばれるもっと小さい分子が鎖状につながっている。なにしろタンパク質は、細胞のなかで起こっていることの大部分を担っているように見えた。酵素の材料でもある。それに、染色体は実際、部分的にタンパク質でできていることがわかっていた。しかしその遺伝をつかさどる糸には、DNAという、核酸（nucleic acid のことで〝NA〟に当たる部分）に分類される分子もあることが知られていた。

その物質が何をしているのか誰も知らなかったが、ついに一九四〇年代半ば、ニューヨークのロックフェラー大学病院に勤めるカナダ生まれのアメリカ人医師オズワルド・エイヴリーと同僚たちは、遺伝子がじつはDNA上に存在するというかなり決定的な証拠を報告した。その考えは一般には認められなかったが、その後ようやく、ジェームズ・ワトソン、フランシス・クリック、モーリス・ウィルキンス、ロザリンド・フランクリン、その同僚たちが、DNAの分子構造、つまりその原子が鎖のような分子に沿って配列されていることを明らかにした。一九五三年、遺伝情報がDNA分子のなかでどのように暗号化《コード》されうるかを示したフランクリンのDNA結晶の研究に部分的に助けられ、ワトソンとクリックは初めてその構造を報告した。二本の鎖状のひもが絡み合って二重らせんをつくる、すばらしく洗練された構造だ。

この分子構造と、明かされたかに思えた物語は確かにとても美しかったので、現代の生物学界は、ほぼすっかり魅了された。ワトソンとクリックは、遺伝が分子スケールでどのように成立するのかをすぐに理解した。遺伝子のなかの情報は、二重らせんをほどくことで複製できる。それぞれの鎖が鋳型のような役割をし、そこで複製が組み立てられる。[8] 次に、細胞分裂時に遺伝情報がどのように複製されて、新しい染色体に入るのかが解明された。メンデルとダーウィンが説明した分子スケールでの遺伝のメカニズムは、モーガンらによって染色体上にあることが証明されていた。DNAは、遺伝学を分子レベルでの遺伝と結びつけ、生物学に一貫性をもたらした。

そして、ダーウィンの進化論は？　もし遺伝子が生物の形質を決定しているなら、DNA複製時の無作為な複製エラーが形質を変える可能性があり、たいていは生物にとって害になるが、ときどき有利に働くものもある。これが多様性を生み、自然選択が環境に適応した生物を残していく。

すべて、つじつまが合ったように思えた。あらゆる重要な疑問——進化、遺伝病、発生に関する疑問——の答えが、今やゲノムの情報を参照すれば得られるかもしれない。細胞は、遺伝子の運搬係と、その命令を実行する機械として以外は、物語の重要な役ではないように見えた。

DNAで〝暗号化《コード》〟された情報について話すとき、それは文字どおりの意味だ。遺伝子は暗号を展開している。それが遺伝コードだ。しかし、遺伝子は正確には何をコードしているのか？　大部分はタンパク質分子の化学構造、たいていは酵素だ。異なるアミノ酸は互いを〝感じ取り〟、細胞内で周囲の水分の多い溶媒と作用し合うので、特定の配列を持つアミノ酸が、たいていのタンパク質鎖の密集した三次元形状への折り畳まれかたを決定する。この形状のおかげで、酵素は細胞内で特定の化学変化を実行できる。細胞の化学作用を促進する触媒の働きをしているのだ。つまり、それぞれの遺伝子にコードされているタンパク質の配列が、その機能を決める。

　タンパク質のアミノ酸配列は、ＤＮＡをつくる化学成分の配列によって、その遺伝子内に書き込まれている。ヌクレオチド塩基と呼ばれるその化学成分は四つあり、Ａ、Ｔ、Ｃ、Ｇの頭文字で表される。三つの塩基の異なる組み合わせが、合成されるタンパク質の特定のアミノ酸を表す。たとえば、ＡＡＡはリシンと呼ばれるアミノ酸に対応する。

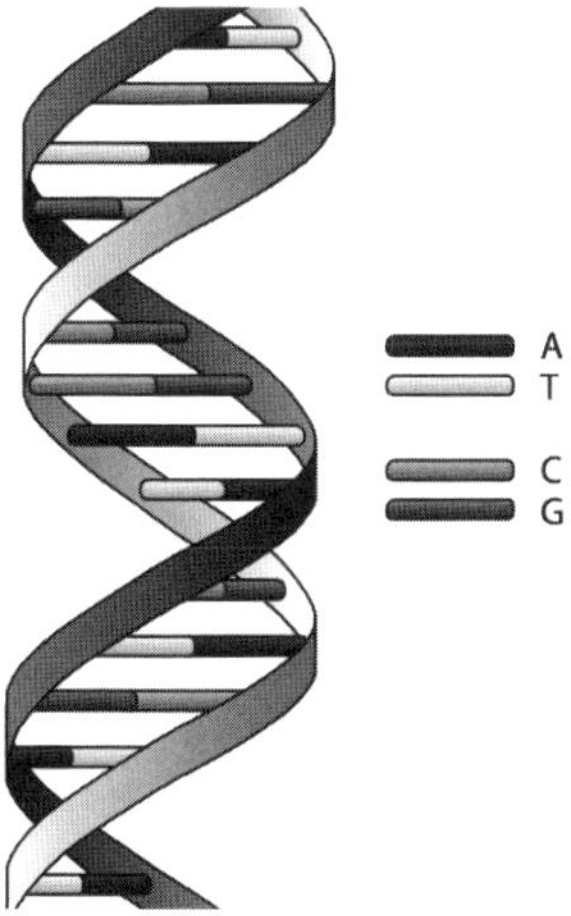


ＤＮＡの二重らせん。この象徴的なイメージ図は、少し誤解を招きやすい。細胞の染色体内のＤＮＡはたいてい、クロマチンのなかにかなり密に収められていて、ヒストンというタンパク質のまわりに、糸巻きの糸のように巻きついている。二重らせんの階段の“横木”は、互いを補いぴったり適合する形をした１対のヌクレオチド塩基（Ａ、Ｔ、Ｃ、Ｇで表される）でできている。

遺伝子から対応のタンパク質への変換は、二段階で行われる。まず、染色体上のＤＮＡの一部に刻まれた遺伝子が、ＲＮＡという別の種類の核酸分子をつくる鋳型として使われる。この過程は転写と呼ばれる。次に、遺伝子からつくられたＲＮＡの断片が、タンパク質を組み立てる鋳型として使われ、一度にひとつのアミノ酸が合成される。この過程は翻訳と呼ばれ、リボソームという複雑な分子機構によって行われる。リボソームは、タンパク質や他のＲＮＡの断片でできている。

染色体は、ヒストンという円盤状のタンパク質分子に巻きついたＤＮＡの二重らせんから成る。ヨーヨーに巻きつけたひもに似ている。このＤＮＡとタンパク質の複合体を、クロマチンと呼ぶ。真核生物のゲノムはたくさんの染色体に分かれていて、その数は特定の種のあらゆる細胞で常に同じだが（異常がないかぎり）、種によってさまざまに異なる。ヒト細胞には二十三組、四十六本の染色体がある。

遺伝子はよく、生物をつくるための指令と言われる。この見かたによれば、ゲノム全体は〝指令書〟あるいは〝設計図〟にさえなる。もっともな比喩だが、誤解を招きやすい。遺伝子は、生物がどう成長するかの基盤となる。カエルの卵のゲノムは、ゾウではなくカエルになるように導くし、逆の場合も同じだ。しかし、遺伝子が細胞の増殖に影響を与え、いくぶんかの命令を出す方法は、とらえづらく複雑で、設計や建築に関わる技術界の手ごろな比喩ではどうしても言い表せない。細胞からの発生の過程を考慮に入れず、ゲノムから完成した生物へひと飛びしてしまうと、生物学を単純化する危険を冒すことになり、生命がどのように生まれて進化したのかについて、いくつか重大な誤解を招いてしまうかもしれない。

遺伝子が〝指令〟であるとすれば、それはタンパク質分子をつくるための指令だ。これが生物の成長と形態、ヒトの肉体の発生と全般的にどんな関係があるのかは、明白とはいいがたい。生物の形状、形質、行動、つまりその表現型に関わる全タンパク質の地図のつくりかたはわかっていない。分子をつくることは、地図をつくることとはまったく違う。文字の形や並び順の相関関係をじっくり眺めても、ディケンズの小説の意味を理解できないのと同じだ。

それに、ゲノムが〝設計図〟の役割を果たすというよくある描写は、選ばれたタンパク質にどうやって命令を出すのかだけを考えたとしても、単純化されすぎている。以下に、その理由をいくつか挙げておこう。

・タンパク質をコードしているのはヒトゲノムの一・五パーセントだけで、さらに八〜十五パーセントほどは、転写を促進あるいは抑制するRNAをコードして、他の遺伝子の活動を〝調節〟していると考えられる。残りが何をしているのかはわかっておらず、進化の過程で屋根裏にがらくたが溜まるように積み重なった単なる無用な〝ジャンク〟なのか、それとも知られざる重要な生物学的機能があるのか、科学者たちのあいだでも合意に達していない。たぶん、どちらにも少しずつ真実があるのだろう。しかしともかく、既知のタンパク質をコードしない、あるいは調節機能を持たないこういうDNAの多くも、細胞によってRNAに転写される。その理由は誰にもわからない。

・タンパク質をコードするほとんどのヒト遺伝子は、それぞれがふたつ以上のタンパク質をコードする。遺伝子はたいてい、タンパク質鎖の一方の端から始まってもう一方の端で終わるような、単純で直線的なタンパク質の配列をコードしているわけではない。たとえば、あいだにイントロンと呼ばれる配列が散在している。これらは、遺伝子が翻訳される前に、転写されたRNAから注意深く切り取られる。ときには転写されたRNAが翻訳前に改造され、いくつかの異なるタンパク質の鋳型になることもある。

・タンパク質は、ただのアミノ酸の折り畳まれた鎖ではない。ときには、折り畳まれた鎖が化学結合によって所定の場所に留められたり、電荷を帯びたイオンのような他の化学物質によってひとつにまとめられたりする。ほとんどのタンパク質は（他の酵素によって）他の化学基を付加されている。たとえば、鉄原子を含む化学基は、血液中のタンパク質であるヘモグロビンが酸素と結合して、体じゅうに酸素を運ぶのに必要とされる。タンパク質の構造と機能に不可欠な、こういう細かいことは何ひとつDNAではコードされない。遺伝子配列からこれらを推測することはできない。

・遺伝子にコードされるタンパク質のなかで、どんな働きがあるのか、あるいはどんな形状をしているのかさえ、わかっているのはおよそ五十パーセントのみ。残りは〝暗黒〟タンパク質と呼ばれることもある。なんらかの役割があると推測されるが、それが何かはわからない。

・多くのタンパク質は、きちんと折り畳まれた状態には見えず、ゆるくほどけているようだ。そういう不明確な〝天然変性タンパク質〟がどんな生物学的役割を持ちうるかを理解する研究が、現在盛んに行われている。ほどけた状態は、細胞内でのタンパク質の状態とは異なると考える研究者もいるが、それが事実かどうかはわからない。

ああ、細かいことばかり！　どの程度気にするべきなのか？　生物に命令を与える遺伝子というイメージが、これで本当に変わるのか？

それは、どんな質問をするかにもよる。ゲノム配列――染色体のDNA鎖に沿ったヌクレオチドA、T、C、Gの並び順のリスト――は、確かにその生物の性質を規定している。その配列から、それを含む細胞がヒトのものか、イヌ、あるいはマウスのものかが、おおむねわかる（細胞全体を表面的に見ただけではわからないことだ）。こういう区別は、いくつかの鍵遺伝子にのみ見つかる。ヒトゲノムは、チンパンジーのゲノムと配列の一パーセントにしか違いがない。また、ヒトゲノムの三分の一は、本質的にキノコのゲノムと同じだ。[9] 個人間のゲノムの違いはさらに小さい。

しかし、本物の設計図や指令書を見れば、そのプランからどんなものができるのかわかるだろうが、ゲノムではそうはいかない。もし一般的なイヌのゲノムを比較のためにすでに解読したのなら、ふたつのゲノムを並べて、一方のゲノムがイヌを〝つくる〟だろうと推定することしかできない。単純に、ふたつのゲノムを重ね合わせて見るということだ。配列に、〝イヌらしさ〟を示唆する固有の特徴は何もない。

ゲノムの〝指令〟について、まだじゅうぶん理解されていないからではない（理解されていないのは事実だが）。遺伝子の情報内容――前述のとおり、それはたいてい、ある種のタンパク質分子の構造、または少なくともそのタンパク質の基本的なアミノ酸組織の構造を指令する――と、生物の外見上の形質や構造に、直接の関係はないからだ。ほとんどのタンパク質は、どんな特定の形質ともたやすく関連づけができない働きをしている。できるものもある。たとえば、塩化物イオンが細胞膜を通り抜けるのを補助するタンパク質があり、対応する遺伝子の突然変異が原因でそのタンパク質に欠陥が生じると、細胞への塩化物の運搬ができず、嚢胞性線維症という病気が起こる。しかし全般的に、タンパク質はたくさんの形質に関わっていると思われる〝低レベルな〟生化学的機能を果たしていて、もしそのタンパク質が生物の発生やライフサイクルの異なる段階で産生されれば（〝発現〟すれば）、まったく違う結果になる可能性がある。微生物学者のフランクリン・ハロルドはこう言った。「高いレベルの順序、形状、機能は、ゲノムに詳しく説明されていない」

だとしたら、ゲノムを設計図ではなくレシピと呼んだほうがいいのだろうか？　この比喩は、かなり魅力的に思える。とりわけ、多くのレシピは暗黙の知識を前提にしているからだ（特に昔の料理本の場合）。しかし、レシピもやはり、ものをつくるための材料と指令のリストだ。残念ながら、ゲノムには利用者の指令はついてこない。ハロルドは、詩的で比喩の多い、さらに魅力的な別のイメージを提案している。

わたしはゲノムを、ヘルマン・ヘッセの『ガラス玉演戯』に似たものと考えるのが好きだ。合図と応答から成る複雑なゲームの達人。主人公はそのなかに完全に絡め取られ、心を奪われる。熟練したプレーヤーの意思だけでなく、それ自体に内在するルールによっても形づくられていくゲームだ。

遺伝子型と表現型の入り組んでいて偶発的でときに不可解な関係について、もっと優れた公的情報があれば、遺伝子が行動に影響するという考えをそれほど心配しなくてもよかったかもしれない。個人の遺伝子構造の小さな変動が、外見だけでなく、行動や性格にも影響力を持つことはあり、ときにはかなり強力にもなる。そこまでは、とてもはっきりしている。これまでのところ調査された人間の行動には、必ずその人が持つ遺伝子変異となんらかの相関関係があった。テレビの視聴時間や離婚する確率など、見たところ偶発的で環境の影響に思える習慣や経験までもが、いくぶん遺伝する。つまり、個人間の違いは、部分的には遺伝子の違いにまでさかのぼれるということだ。

わたしたちはそのことに警戒するどころか、驚きもしない。昔から、たとえば、環境や教育だけではっきり説明がつかない才能に恵まれた人がいることに、特に疑問は覚えなかった。同様に、特定の作業、たとえば読書や空間認識などを生まれつきむずかしく感じる人もいるようだ。

しかしおそらく、人間は個人の行為主体性、自律性、自由意志に強い意識を持っているので、多くの人は、細胞のなかに自分を操る分子があるという考えに戸惑う。心配する必要はない。ヒト細胞が徐々に育つ過程で、遺伝的傾向は濾過《ろか》され、解釈され、変更される。だからこそ、人体がどんな特徴を持つか、ましてや脳がどんなふうに配線されるかや、個人がどんな行動を取るかを、遺伝的傾向が完全に決めることはない。

遺伝子は、基本的な認識能力を発達させるための原材料を供給する。大ざっぱに言えば、遺伝子とは、ほとんどのヒト胚が、見て聞いて味わうことができ、意識と傾向を持つ体に育つことを可能にする主要部だ。しかし、遺伝子が効果を発揮する方法は、きわめて込み入っている。具体的に言うと、ひとつの形質だけに影響する遺伝子はほとんどない。たいていの遺伝子は、たくさんの形質に影響を与えている。行動的形質や医学的形質（心臓病にかかりやすい傾向など）のいくつかは、ゲノムの大部分から影響を受けるらしい。遺伝子ひとつひとつの単位ではごくわずかでも、その影響が積み重なるとあらわになるのだ。だから、なんらかの行動的形質を指して〝～になる遺伝子〟があるとする一般的な考えは、誤解を招きやすい。じつのところ、特定の遺伝子から行動まで導いてくれるような、意味のある〝原因の〟物語は存在しないのかもしれない。

だからこそ、遺伝学では、設計図とか、利己的な遺伝子とか、〝～になる遺伝子〟といった、心をそそるような単純な比喩に抗《あらが》わなくてはならない。もちろん、科学はいつの時代も、幅広い聴衆に知識を伝えようとするとき、複雑な概念や過程をわかりやすい物語に変える必要がある。しかし、現在わたしたちが知るかぎりでは、ゲノミクスにおけるあらゆる比喩は、真実をゆがめたり不正確に伝えたりしている。幸い、ヒトをつくるときの遺伝子の役割について話す場合、それはあまり問題にならないと思う。遺伝子が何を〝している〟かという包括的な物語には頼らずに、遺伝子が現れた時点での役割を論じればいいだろう。

しかし、まだ最悪の部分をあなたに教えてさえいなかった。自然な方法でヒトをつくる計画のなかで、遺伝子が何をしているかを明確に表現することは、単にむずかしいだけではない。なぜなら、遺伝子をどう定義すればいいのか、わたしたちにはよくわかっていないからだ。

　これは生物学の失敗ではなく、強みといえる。重要な用語を定義できなければ、科学は完全な整合性を得られないと、つい考えたくなるだろう。しかし、最も基本的な概念はじつのところ、ほぼ例外なく少し漠然としている。物理学者は、時間や空間、質量やエネルギーとは何かを正確に、あるいは完璧には言えない。生物学者は、遺伝子や種とは何かを言えない。化学者は、元素や化学結合とは何かについて、完全には合意していない。すべての例で挙げた用語には、とても明確な意味があるように思えるけれど、じっくり眺めてみればあいまいな境界が見つかる。それでも、まず初めに新しい用語をつくり出したのは、それを使って考えるのが有効だったからだ。

　今も真実であることに変わりはない。遺伝子というのは有意義な発想だ。おそらく、〝家族〟や〝愛〟、〝民主主義〟などの言葉が有意義なのと同じくらい。これらは、有意義な会話を導く発想の受け皿になる。たいてい、正確さにも不足はない。

　ではここで、細胞からヒトをつくる役割を担う遺伝子を語るのに、不足のない定義を示そう。遺伝子を、細胞が機能するために必要な特定の分子、あるいは分子群をつくれるようにするＤＮＡの断片と考えてみてほしい。遺伝子の複製を受け渡すことで、細胞は子孫がゼロから再発見しなくて済むように、情報を受け渡せる。

　〝しなくて済むように〟のところで眉をひそめたとすれば、あなたは鋭い。こういう言い回しで、生物学には偽りの目的、ゴールをめざしているかのような錯覚が与えられる。なんらかの目標に少しも触れずに生物学を——成長、発生、進化を——語るのはほとんど不可能だ。それが決まってただの比喩であることを、忘れないようにしてほしい。地球上で物質界の法則が展開するそのありかたでは、細胞と呼ばれる物体が、自身の複製に遺伝子を受け渡す傾向を持っているらしい。それはすばらしく、驚嘆すべきことだ。ただ、なぜそれが起こるのか——なぜ生殖、遺伝、進化が可能なのか——を本当に理解している人は誰もいない。だからこそわたしたちは、それについての物語を語る必要があると思う。ひとつだけ言えるのは、それに対してなんらかの超自然的な説明を持ち出すよう強いるものは何もないということだ。あちこちに残る隙間がひどく奇妙な形に見えると、そういう物語が割り込むのかもしれない。

　遺伝子について知っておくべきことがもうひとつある。遺伝子は、それだけでは役に立たない。複製できないし[11]、進化が遺伝子に与えたように思える仕事さえできない。率直に言えば、遺伝子だけを〝遺伝子〟と呼ぶことには、まったく意味がない。その名前は、（再）生産する能力を含意しているが、ただの〝遺伝子〟は生殖不能で、染色体のDNAの一部にたまたまよく似た分子にすぎない。遺伝子は特定の配列を持つDNAの断片だとよく言われるが、じつは、そういう物理的な存在が遺伝子になるのは、生体、最小でも細胞があってこそだ。遺伝子は生命の中心要素だが、遺伝子の領域にまでたどり着くと、そこに意味のある生きた存在は何も残っていない。

　そう、生命は細胞で始まる。そして、だからこそ細胞のなかに存在して初めて、遺伝子は意味を持つ。だとしたら、生物学にとって、細胞は遺伝子よりも基本的なものなのか？　その質問は、文学にとって単語は物語よりも基本的なものなのかと尋ねるようなものだろう。単語に意味を持たせる文脈を提供し、でたらめな音や紙についた印以上のものにするのが〝物語〟だ。

ここで言う〝文脈〟とは、遺伝子が、生物学的に意味のある情報を表すために細胞のなかにあるべきだということにとどまらない。同時に、たとえば細胞の、さらには生物全体の履歴が、遺伝子の持つ機能に大きく関わっているとも考えられる。生物の成長のある時点で〝活性〟になる遺伝子は、それより遅い、または早い時点とはまったく違うメッセージ——違う意味——を表すかもしれない。しかし、遺伝子にコードされる分子機構（タンパク質）は、どちらの場合も同じかもしれない。遺伝子は変わらないが、それが表す〝指令〟は変わるのだ。

たとえば、「止めろ！」という叫びになぞらえてみよう。それは指令だろうか？　いや、もちろん、そう言われただけでは何を止めるべきなのかわからないが、おそらくあなたは、携わっている活動を停止せよという一般的な指令と見なすだろう。しかしもし、サッカーボールが崖っぷちのほうへ転がっていくのを見ているときに、誰かが「止めろ！」と叫ぶのを聞いたとしたら？　それは何かを停止せよという指令なのか、それとも逆にボールが落ちないように行動せよという命令なのか？　判断するには文脈を知る必要がある。

遺伝子を中心とした生命の物語は、この入り組んだ驚くべき過程の本質をどうにかとらえたい——「生命はここから始まるんだ！」と言えるようになりたいと願う気持ちが、ひとつの形になったものにすぎない。科学の還元主義者の衝動はマスコミの悪評を招くが、複雑な事象を噛み砕いて簡単にすることは、事象を理解するのにすばらしく有効な方法だ。わたしが思うに、還元主義に不平を言う多くの人が反発しているのは、分析の——ばらばらに分解する——過程そのものではなく、むしろ「本当に重要なのはこれだ」と断定する傾向に対してだろう。科学はときどき、そういう断定に関する問題に気づくのに、少し手間取ることがある。物理学者の一団が〝万物の理論〟――自然界に存在する基本法則すべてを統一的に説明する理論――を見つけるつもりだと主張し始めたとき、他の者たちは、この世界で目にするほとんどのものの予測や説明にそれ自体は役立たないのだから、〝万物の理論〟と呼べるようなものではないだろうと指摘した。

還元主義の分析を、何が世界のなかでより重要、あるいは基本的、あるいは現実的なのかを見極めるための探索と考えたくなる誘惑には抵抗すべきだし、それだけでは足りない。ときに、あなたが興味を持っている現象は、規模の階層のなかで特定のレベルにしか存在せず、その上下では目に見えないこともある。クォークのレベルまで行けば、化学は失われる。遺伝子と生命については、そこまで極端ではない――が、遺伝子のレベルでは、〝生命〟と呼ばれるその概念を支える物質や過程のいくつかについて、少しばかり狭量な見かたが横行している。生命が、地球の生物圏全体のマクロレベルから、細胞のマイクロレベルまで、意義深い概念であることに変わりはない。それらの範囲内に、大量の要素が含まれている。エネルギーと物質の流れ、秩序と自己組織化の様相、遺伝と生殖。しかし、細胞のレベル下では、生命にとってきわめて重要な何かが常に見逃されてしまう。フランクリン・ハロルドはこう言った。

分子レベルにばかり注目した分析では、はっきりと説明できないものがある。万人の理解を超える情報が容赦なく押し寄せてくるあいだ、生物の全身はばらばらに切り刻まれてきた。分子と遺伝子の膨大なリストと、わたしの顕微鏡下で成長する細胞のあいだには、欠落した事実がすべて提供されても、自動的には埋められない大きく深い隔たりがある。そう、全ゲノム解読ではそれは達成できないだろう。すでにわたしたちのデータベースにあるゲノムからでは、生きた細胞の正体はまったくわからないからだ……形態、機能、歴史などを含め、細胞について考え直す時が来た。

〝生命〟という言葉の多面的、多重スケール的な意味合いこそが、〝ヒトをつくる〟とはどういうことかについて、緊張やあいまいさや葛藤を生んでもいる。つまり、わたしたちは〝ひとつの命を生み出している〟が、〝生命をつくり出している〟わけではない。同じ真理が、ゲーリー・マークスタインの漫画で冗談として語られている。白衣を着た科学者ふたりが、体外受精胚をじっと見ている。「生命はペトリ皿のなかで始まるんだ！」とひとつの胚が叫ぶ。「研究のためにクローンづくりを！」もうひとつの胚が要求する。「ヒト胚でさえ、割れるんだね」科学者のひとりがため息をつく。

それは、わたしたちが人間の経験としての生命の概念と、人体を構成する物質の特性としての生命の概念に折り合いをつけるうえで、向き合わなければならない争いだ。わたしたちは生きている、そしてわたしたちの肉体も生きている。これらふたつの生命のとらえかたが同義だったあいだは、その問題を無視していられた。皿のなかで腕の断片からミニ脳を育てていると、そういう言い逃れはもう通用しなくなってくる。

子宮内で、少しも人間らしくない何かから謎めいた不可解な方法で形づくられる人体と、この世に存在する人体との関係に対して、異なる時代の異なる文化がこれほど多様な態度を示してきたのも不思議ではない。一部の人々と一部の信念体系による〝生命は受精時から始まる〟という主張は、現代の言説であり、その考えがどれほど不明確であるかを実際に示しているはずの科学界から強力な支持を得ていることも多い。

しかし、その葛藤は、ヒトの胎児の前成説ではっきり示されたとおり、古めかしいものだ。ペトリ皿のヒト胚に声と意見を与える漫画と同じくらいあからさまに、それは細胞の擬人化だった。人は直感的に、細胞のなかに自分を探さずにはいられない。かわりに遺伝子のなかにそれを見つけ出せるとする主張――細胞生物学者のスコット・ギルバートが言うように、〝DNAを人間の魂と見なす〟こと――も、同じ衝動から生まれる。おそらく、こういう迷信を取り除くには、穏やかなやりかたが必要だ。古い習慣からは、いつだってなかなか抜け出せないものではないだろうか。

# 第2章

# 体をつくる

## ——昔ながらのヒトのつくりかた

これまでのところ、セックスにまさるものはない。生物学的には、ということだ。ヒトをつくりたいなら、精子と卵子が必要になる——配偶子と呼ばれるふたつの細胞だ。次に、そのふたつを結合させなくてはならない。その目標に向けて、膨大な量の人間の文化が注ぎこまれている。

本章では、受精卵がヒトになっていく過程を説明するなかで、発生学にいくらかの奇妙さ、適度ななじみのなさを取り戻したいと思う。つまり、ひとりひとりの始まりが、たいていは超音波画像で新しい人間の姿として初めてちらりと見える、優雅に体を丸めた胎児の穏やかな親しみやすさとはどれほどかけ離れているかを示したい。

ヒトは、遺伝子による段階的方式とはほど遠い一連の指令に従って、最も基本的な形状の組織から折り畳まれ、形づくられる。不完全にしか知られておらず、不完全に実行されることも多い、細胞と環境のあいだのダンスを指揮する規則に従い、生体物質でできた粘土で成形される。

しかし、ろくろをどう回せばいいのかがわかれば、粘土からつくれるかもしれないものはたくさんある。人間が〝卵から《エックス・オヴォ》〟発生することについて理解が深まるにつれて、新たな可能性、新たな始まりと道筋と方向性が見えてきた。そしてわたしたちは、観察者からつくり手へ変わりつつある。

ヒトづくりについての新たな物語には必ず、セックスがもたらす（いわゆる）偏見を考慮に入れる必要がある。メアリー・シェリーは当時、その文脈を明白にはできなかった。しかし、ヴィクター・フランケンシュタインの新婚初夜に対する恐怖からは、自慰的な創造行為の奥にある性心理的な底流が感じられる。だからわたしは、精子と卵子が出会う胚の話から始める学校の生物学の授業と同じ逃げ口上は使わないことにしよう。これから見ていくように、その段階では、セックスはすでに物語のなかに入り込んでいる。

どちらにしてもわたしたちは、子づくりへの衝動をどれほど想像力豊かに磨き上げ、儀式化し、褒めたたえてきたかに絶えず感心し、驚き、ひょっとしたら少し誇らしさすら感じるべきだ。ただしそのことを、進化心理学によって文化を〝説明〟できる証拠と見なすべきではない。たとえば、有性生殖への本能があるから、人間は『ロミオとジュリエット』のような物語を書いたり、『ラブ・アイランド』（イギリスのリアリティ・デート番組）のようなエンターテインメントをつくる、といった陳腐な見かたのことだ。むしろ逆に、進化心理学自体が、複雑に織り上げられた豊かな文化を理解するための、少しばかり古くさい還元主義的な物語を差し出している。確かに、男根像を崇《あが》めるインドの伝統から、チューダー朝時代の赤い股袋《コッドピース》への熱意[12]、インターネットポルノの覇権と多様性、香水類の絶妙な偽フェロモンの調合まで、ありとあらゆるものを性的衝動のせいにすることはできる。しかし、だとしたら、そういう楽しい文化現象について詳細を明らかにするようなことを、あれこれ語らなくてもいいのではないか？

生殖の生物学そのものは、ヒトの機能的構造やそれに付随する儀式、その厄介さ、ひらめきの瞬間や降りかかる災難とはまったく異なると、つい考えたくなる。しかし、わたしたちはめったに生物学について何かを言いはしないし、とりわけヒトづくりの生物学については口を閉ざす。文化によって形づくられた物語が欠けているのだ。ヒトを（そしてヒトの一部を）つくる新しい方法について話すとき、従来の方法についての物語をいくつかの面で継承せずに語れると思うなら、勘違いをすることになる。

生殖力のある男の種が、受動的な女の〝土壌〟を活気づけるという古い考えは、明らかに家父長制の固定観念に支えられていた。キリスト教のしきたりでは、妊娠は長いあいだ、宗教観と折り合いをつけるのに苦労し、神の奇跡的な贈り物（したがって道徳上の義務）であると同時に、罪の産物でもあった。この見かたでは、人類の歴史上ただひとつの〝純粋な〟妊娠は、二千年前に性交なし種もなしで起こった妊娠で、その懐胎についてじっくり考えれば異端の危険を冒すことになった。また中世の神学は、妊娠の可能性のないところへ向けた子種の放出は、肉欲による性交よりも悪いという説に、進んで信頼性を与えていた。そんなことをすれば、女夢魔《サキュバス》に誘惑され、怪物を産ませることになりかねないからだ。

これらは、セックスの社会面だけでなく、生物学的・医学的側面についての物語でもあった。十九世紀まで、マスターベーションが健康に有害であることは単純な医学的事実と見なされていたし、子宮内の胎児が母親のよからぬ考えによって損なわれるという説も同じだった。おそらくどの時代の人々も、科学を民間信仰や社会政治的イデオロギーと混同していたにもかかわらず、成熟した時代だと信じていたのだろうが、現代人も同じ間違いをしないように気をつけよう。

では、精子はどのようにして卵子を受精させるのか？　そう、勇敢な小さいやつは膣《ちつ》の通路を疾走し、[13]ダーウィン的な生存競争のなかで、その（いや、間違いなく彼の）仲間たちより速く泳がなくてはならない。行く手には、ふっくらした魅惑的な卵子が待機している——そして彼が飛び込み、わたしたちのひとりになる過程を開始する。一九六九年に《ライフ》誌の科学編集者アルバート・ローゼンフェルドが書いたように、人は「父親の陰部から飛び出したばかりの精子と、温かい秘密の場所に収まっている卵子、その推進力が夫婦愛になることで」（実際には水素イオンが細胞膜を通過することで）つくられる。

こういう物語は、赤ちゃんがどうやってできるのかについての子どもの本だけでなく、（もう少し目立たない形で）一部の生物学の教科書でも見られる。たいていは、精子の能動的な役割と卵子の受動性が強調されている。これは間違いだ。現在では、たとえば卵子への精子の進入は、卵子によって積極的に調節されている（この説明でさえ、目的や役割を負わせて、関係する細胞をいくらか擬人化しているが）と考えられる。いちばん速く泳ぐ精子が勝者になるとはかぎらない。精子は女性の生殖器官によって、卵子を受精させる能力を持てるように調整される必要があるからだ。多くの種で、どの精子が受精に関わるかに雌が影響を与えているらしいという証拠が次々と見つかっている。たとえば、選択可能な条件下で複数の交配相手の精子をたくわえておいたり、性交後に精子を排出したりする。受精の遺伝的結果に対するいくつかの実験では、卵子がなんらかの方法で特定の遺伝子型を持つ精子を選んでいるらしいことが示され、この段階まで達すれば配偶子の結合は無作為だという従来の考えが真っ向から否定されている。

精子と卵子がひとつになるという物語を使って、わたしたちは子どもたちに〝生命の営み〟を教える。この明確な表現は、困った質問をかわすためにつくられたかのように思える。たとえばこんな質問だ。「どうしてそういうやりかたなの？」だって、遺伝子が受け継がれていくために、おしゃれな服や、身だしなみ用品や、ぜいたくな食事などへの高額な投資が必要なのは、恐ろしく面倒で、運任せで、不確実な方法に思えないだろうか？ もし子どもたちが、動物界には生殖の選択肢として単為生殖（受精なしでの卵子発生）があることを知れば、多くの子は人間にその選択肢がないのをひどく不公平だと考えるだろう（正直、子どもたちだけではない）。

では、なぜこういう営みが行われるのか？ なぜセックスという手の込んだやりかたを経由しなくてはならないのか？ もしそれが生殖の生物学的必須条件ではないとすれば？

本当のところ、誰にも答えはわからない。お決まりの答えは、有性生殖の場合、ふたつの個体の遺伝子を混ぜ合わせることで、有益な再編成ができ、遺伝病を防ぐのに役立つ、というものだ。単純な細胞分裂でクローンをつくって繁殖するバクテリアのような生物は、世代を経るうちに徐々に遺伝子変異が蓄積していく。ほとんどの変異は有害か、よくて適応度になんの効力も及ぼさないので、よいことではない。しかし、バクテリアは指数関数的に急速に増殖するので、たとえ遺伝的に不利な多くの一族が死に絶えても、適応度を高める変異を獲得した少数がいるかぎりは、たいして問題にならない。急速に成長するバクテリアコロニーのなかで、変異は集団に、かなり大きな〝遺伝子空間〟を探索し、優れた適応形態を見つける機会を与える。ほぼ同じ理由で、バクテリアは、遺伝子の水平伝播と呼ばれる非遺伝性の過程で、遺伝子を直接ひとつの個体から他の個体へ伝える機構を進化させた。

ヒトのようにゆっくり少しずつ繁殖する生物は、多くの変異を〝試してみる〟バクテリアの能力を持っていない。しかしセックスは、遺伝子変異の新たな組み合わせを世代を超えて一気につくられるようにすることで、変異をもっとすばやく広げるひとつの方法になっている。

また、無性生殖は、ひとつの個体に集団の命運を託すことになりやすいので危険が伴う。バクテリアの脆弱性を利用するウイルスが現れたり、干魃《かんばつ》や急激な寒さなどで環境が変化したりすれば、コロニーが全滅してしまうこともある。少数でも、脅威に耐えられる遺伝子変異を持つ幸運な個体がいないかぎりは……。だからこそ、遺伝的多様性は集団にとってよいことだといえる。繰り返しになるが、有性生殖によるゲノムの組み換えは、遺伝的多様性をいくらか提供する。

つまりセックスは、わたしたちのようにゆっくり繁殖する生物にとって、〝悪い〟遺伝子を放出して〝よい〟遺伝子を獲得するひとつの方法なのだ。それは、生物が性的二形を持つように促す。つまり、ふたつの異なる性をつくり、生物が自身の生殖細胞同士を結合させて目的の達成を阻まないようにする。何はともあれ、ふたつ以上の性が必要だ。ふたつに限定されるべきだという明確な理由はなく、じつは一部の真菌は何千もの異なる〝性〟を持つ[14]。

生殖細胞（配偶子）のタイプを区別するこの基本的な要件から、性的二形の刺激的でややこしいさまざまな特徴が生じる。もしひと目でふたつの性の区別がつくなら、交配できない別の個体と交配しようとするむだな努力（たいていは時間と労力がかかり、ときにはかなり手間取る）を回避するのに役立つだろう（同時に、そういう衝動や信号がすべての個体で等しく強いわけではなく、まったく存在しないこともあり、動物のなかで同性性欲が自然でありふれた現象であるというのも、完全に理にかなっている)。

いったんこういう違いができると、それは拡大して多様化する傾向があり、ときにはひどく不均衡になる。ヒトがセックスしようとすれば、その行動特性は、最も適したパートナーを見つけさせ、自分の適応度をはっきり示すように進化していくと考えられる。それぞれの性は交配相手を評価する方法を進化させ、適応度の外部指標は異性の魅力を引き出す。そのいくつかは、生理学的に道理にかなっている。筋肉量の多さは生き延びる能力の高い有力な男であることを示し、女の幅広い腰は優れた出産能力を持つことを意味する。その他の性的信号は、やや根拠に欠けるかもしれない。なぜ男性の先祖の体毛が生存にとって有利だったのかははっきりしない(もしかするとこれは、雄のクジャクの尾羽と同じく、〝むだな〟適応度の信号伝達の例だろうか?)。ディスプレーのなかには、風変わりな鳥の羽毛のように、単に群衆のなかで目立つためのものもある。性的魅力に関する他の面は、とらえにくいかもしれない。たとえば、左右対称の整った顔立ちは、ふつう左右の半身が独立して展開する発生過程が、不規則な変動に対して安定していることを示し、個体の良好な健康状態を予測させるのだと思われる。他の動物の交配儀式にもいくつか洗練されたものがあるとはいえ、彼らは自分たちの性的信号と反応が文化を通して歪《ゆが》められていないことを幸運に思うかもしれない(思えるのならだが)。人間の場合は、それがすっかり混乱をきたすまでになっている。

さて、確かにこれは、セックスの進化と起源について語るひとつの方法ではあるが、違和感を覚えるほどの目的論をはらんでいる。セックスは遺伝的多様性をつくるためにでは存在しているわけではない。

特定の最終結果を生むために起こる進化などない。生命をそんなふうに語れば直感的に納得しやすいが、じつのところセックスが進化したのは、なんらかの方法で細胞と染色体を一体化できた初期の生物が、性交能力を持たない生物より丈夫な集団をつくれたからだ。有性生殖は、特定の種類の複雑な生物が生み出されてからは、自然選択による進化のほぼ必然的な結果といえるのかもしれない。次々につくられる雪片の結晶が、特定の環境のなかで展開する物理と化学の法則の必然的な結果であるのと同じだ。進化生物学者たちはセックスを成功した〝進化戦略〟だと言うが、これも、あるはずのない先見の明のようなものを進化に負わせることになる。

セックスの価値を支持するこういう議論は確かにかなり優勢とはいえ、それだけが答えにはなりえない。セックスは、すべての高等脊椎動物にとって必須というわけではない。単為生殖は、さまざまな種類の動物で行われている。たとえばダニ、ミツバチ、スズメバチなどの虫や、一部の魚や爬虫類《はちゅうるい》や両生類もそうだ。少数の例では、セックスがあってもなくても生殖を行える。意図的にそうなっている動物もいる――たとえば、カゲロウにとって単為生殖は、雄がいない場合の防衛策と考えられている（シャーロット・パーキンズ・ギルマンのユートピア的なフェミニスト小説『ハーランド』［一九一五年］では、それと同じ便利な形質が、男のいない社会で女に現れる）。偶然そうなる事例もあり、未受精卵がごくまれに胚に発達する。コモドオオトカゲは、そうやって生殖できる大型動物の一種だ。

単為生殖が起こる理由と仕組みはさまざまで、かなり複雑な場合もある。しかしひとつだけはっきり言えるとすれば、単為生殖が可能な生物に対して、進化はそれを排除すべきでないと見なしたということだ。別の言いかたをするなら、セックスがどうしても必要な理由はなく、有性生殖の利点を他の繁殖法より高く評価することは、根拠があいまいで、おそらく物語に頼りすぎている。[15] 進化に関するかぎり、単にうまくいけばなんでもかまわないのだから。

セックスには複雑な事情がある。ヒトの体細胞はそれぞれにふた組の染色体、つまり両親からひとつずつ受け継いだ各遺伝子をふたつずつ持つ。しかし、もし女性の細胞のひとつが単に男性の細胞のひとつと一体化すれば、結果としてできる細胞は四組の染色体を持つことになる。これでは多すぎるし、細胞はきちんと働かなくなる。だから、有性生殖する生物は、それぞれの染色体をひとつしか持たない特殊な細胞を発達させた。それが配偶子だ。この細胞は生殖腺、つまり卵巣と精巣にしか見られない。

配偶子は、生殖細胞と呼ばれる特殊化した細胞からつくられる。生殖細胞には、体細胞と同じくふた組の染色体がある（**二倍体**と呼ばれる）が、減数分裂という特別な種類の細胞分裂で、それらの染色体がきれいにふたつに分離される。ひと組しか染色体を持たない細胞は、**単数体**と呼ばれる。

通常の細胞分裂（有糸分裂）では、分離に伴って染色体の複製が起こるので、それぞれの娘細胞が必要な数をすべて受け取れる。減数分裂がいっそう複雑になるのは、既存の染色体が正確にふたつに分けられ、それぞれの行き先に届けられなくてはならないからだ。

実際には、もっと厄介なことになっている。減数分裂は二段階で起こり、全体的な結果としては、ひとつの二倍体の生殖細胞が染色体を一度複製し、二度分裂して、最終的に四つの単数体の配偶子になる。有糸分裂の場合は、染色体が分裂する過程で、線維性タンパク質でできた紡錘のような構造が使われる。染色体がその線維にくっついて、分裂しかけた細胞のふたつの突出部に位置する紡錘体の両極に引っぱられる。

　重要なのは、この過程で染色体が部分的に組み換えられることだ。思い出してほしい、減数分裂前の生殖細胞は、母親からの二十三種類の染色体ひと組と、父親からのもうひと組を持っている。各染色体が紡錘体のどちらの極に引っぱられるかはランダムなので、生殖細胞の分裂でできた二倍体細胞は、母親と父親の遺伝子のランダムな組み合わせを持つ。[16]次の過程で最終的にできる単数体の配偶子は、すっかりまぜこぜになったひと組の染色体になる。染色体はぜんぶで二十三対あるので、二の二十三乗、つまり約八百万の組み合わせがあるということだ。卵子と精子が結合すれば、同じ幅広い選択肢があるもう一方の配偶子と結びつくのだから、性行為は遺伝的多様性を生み出すのによい方法であることがわかるだろう。

　いわゆる始原生殖細胞の形成は、ヒト胚の発生初期、受精後二週間ほどで起こる。これは生殖腺が形成され始めるより前、つまり胚がまだどちらかの性に〝目覚める〟よりも前だ。まるで胚がこれらの細胞をひとまず取っておいて、卵子と精子のどちらにするかの問題を先送りしているように思える。やがて生殖腺自体がこの過程を導き、化学信号を送って、始原生殖細胞に、どちらの配偶子になるかを指示する。妊娠六週目ごろにその準備が整う。それまでには、発生過程にある胚のなかを生殖細胞が目的地まで移動している。発生過程には、細胞分裂だけでなく、細胞運動、各部位を適切な配置に整えるための空間内の物理的な仕分けも行われるからだ。

生殖細胞が存在するという仮説は、ドイツの動物学者アウグスト・ヴァイスマンによって一八九二年の著書『生殖質《ジャームプラズム》――遺伝の理論（The Germ- plasm : A Theory of Heredity)』で初めて提唱された。このタイトルが示すように、それは発生学についてだけでなく、進化についての仮説でもあった。この〝プラズム〟という言葉は、サットン＝ボヴェリの染色体説以前の、遺伝がなんらかの方法で細胞内の〝原形質《プロトプラズム》〟を通じて伝えられるとする一般に広く行き渡っていた概念を反映している。前述のように、チャールズ・ダーウィンは、ジェミュールと名づけた遺伝を担う粒子が、体細胞から集められて精子と卵子を通じて伝えられると推測していた。ヴァイスマンはダーウィン説の忠実な支持者だったが、体の組織をつくる体細胞と、配偶子のもとになる生殖細胞と呼ばれる特別な細胞のあいだには基本的な違いがあると確信していた。体細胞の〝プラズム〟になんらかの変更が加えられても、遺伝にはまったく関与は見られなかった。生物の体に対する変更が遺伝しないことを実証するため、ヴァイスマンは何百匹ものマウスの尾を切り落とし、五世代にわたって子孫を追跡調査し、毎回尾を取り除いた。尾のない子孫は一度も生まれなかった。[17] たとえば十九世紀初めにジャン＝バティスト・ラマルクによって提唱されたダーウィン以前の進化論のような、〝獲得形質〟が遺伝するという考えはどれも、もはや立証できなくなった。

つまり、ヴァイスマンの見解では、体細胞は進化とは無関係だ。それは生物とともに死ぬ運命にある。しかし、生殖細胞はさらに生殖細胞を生む――何世代にもわたって連綿と続く生殖細胞の系統（生殖細胞系）がある。だから生殖細胞は不死だとよく言われるが、それは奇妙な表現だ。その定義によれば、わたしたちはみんな、単純に子孫をつくれるという理由で（実際につくれば）不死ということになる。

〝自然な方法で〟どうやってヒトがつくられるかという物語では、たいてい受精卵が結末として描かれる――少なくとも、赤ちゃんが生まれてくる幸せな日までは。ヒトづくりに関する昔ながらの物語はすべて、受精から誕生への大躍進を頼みにしている。思春期に暗い影を落とした（いくつかの文化では今もそうだが）妊娠に関する恐ろしい道徳上の警告が、こういう方程式をつくる。精子と卵子をいっしょにすれば、赤ちゃんができるんだよ！　それは実験好きなティーンエイジャーに対する警告だが（もちろん警告が必要なこともある）、今ではむしろ体外受精の物語での約束事になっている。待望の赤ちゃんをつくるのに必要なのは、配偶子を結合させることだけだ、と。そして、もしうまくいかなかったとしたら、何かが間違っていたことになる。受精卵から新生児までの必然的な唯一の道があり、そのほかは道を外れている。

こういう考えは誤解を招く。はっきり言えば、避妊をしない挿入性交のほとんどで、子どもはできない――ほとんどというのは、九十九・九パーセントのことだ。受精卵のほとんども、赤ちゃんにはならない。確認された妊娠十例のうち二、三例は自然流産となるが、この数字にしても、受精卵が多細胞の胚にまで発達しなかったか、胚が子宮に着床し損なったせいで、妊娠と見なされる段階まで至らない七十五パーセントほどの受精卵は含まれていない。ヒトの不思議な点だ。動物界のなかで、わたしたちは並外れて繁殖が不得意といえる。セックスにこれほど関心が向けられるのは、そこから結果を得ることがびっくりするほどへただからではないかと疑いたくなる。

〝へた〟と言うことさえ、おそらく受精卵から新生児までの物語の道徳的義務を押しつけることになるだろうから、単にヒトは、よくわからない理由で異例な存在なのだと言っておこう。だとすれば、一部の信心深い道徳家たちが主張する、セックスは生殖の〝ために〟あるという考えかたには疑問が生じる。生殖を神からの贈り物であり義務であると見なすつもりなら、少なくとも神がわたしたちに膨大なリハーサルを要求していることを認めなくてはならないだろう。

もちろん、赤ちゃんは胎児から成長する。子ども向けの本にだってそう書いてある。しかし通説では、単純に胎児そのものが赤ちゃん、まだじゅうぶんに発達していない人間だ。四肢の先端は丸く、体のバランスは少し変かもしれないが、見ればヒトとわかる。スウェーデンの写真家レナルト・ニルソンが写真集『A Child is Born――赤ちゃんの誕生』（一九六五年）で示した古典的なイメージが、それ以降、子宮内にいるヒトの見かたを定義した。写真には、空間を自由に漂う胎児が写っている。へその緒がないものも多い。まるで、その三年後に公開されたスタンリー・キューブリックの『2001年宇宙の旅』に出てくる象徴的なイメージのようだ。おそらくその〝子ども〟は、指しゃぶりもするのだろう。しかしそういうイメージは、じつのところ、流産した胎児を巧妙に整えてつくられたものだ。実際にはまったく生き物ではなく、ましてや子宮内にいるのでもない。安心させてくれる物語（少なくとも、母親が削除されている物語だと気づくまではそう思えるかもしれない）を語るために装飾されたのだ。

胎児がどことなくヒトに見えてくる（大ざっぱに言えば、胚と区別がつくようになる）ころには、重要なことの大半はすでに起こっている。危険な障害の大半は、取り除かれている。そして何より重要なのは、発生過程にある生物がすでにヒトの形をしているので、ヒトと呼びたいのにそれがためらわれるような、明らかに細胞でできている物体の奇妙さに立ち向かう必要がないことだ。

けれども、ヒト細胞の真の融通性と類まれな能力、そしてその細胞がヒトをつくるだけでなく、ヒトそのものになる瞬間の不可思議さを教えてくれるのは、初期胚だ。

驚くかもしれないが――わたしは驚いた――女性が最初に体内に受精卵（接合子）を宿した時点では、厳密に言えば妊娠はしていない。意地の悪い生物医学的な但し書きではない。単に、妊娠していると見なすことが理にかなわないからだ。妊娠テストでは、受精後最初の四日ほどは何も出ないだろう。接合子は有糸分裂によってふたつ、次に四つ、次に八つ……と分裂し、その時点で細胞は胚に必要なあらゆる組織を形成できるようになる。それらは**幹細胞**と呼ばれ、**分化全能性**があると言われている。

言い換えれば、細胞のひとつひとつが、別々の胚になれる可能性を秘めている。初期の発生学では、それがまったくわかっていなかった。たとえばドイツの動物学者ヴィルヘルム・ルーは、接合子の最初の分裂から細胞が異なる運命に向かって進むと考えた。一八八八年、ルーは二細胞期と四細胞期のカエルの胚を使い、細胞のひとつを熱した針で刺して破壊する実験を行った。ルーの報告によると、二細胞期の胚に残ったひとつの細胞は半分の形の胚に発達するので、すでにその段階で、決まった部分のボディープランの前駆細胞に割り当てられていることが示唆された。

しかし、ルーの方法には欠陥があった。破壊した細胞の残骸を無傷細胞と分離できなかったからだ。この残存物が、胚のその後の成長を妨げていた。一九二〇年代から三〇年代にかけて、ドイツの発生学者ハンス・シュペーマンは、イモリの胚を使って、汚染の少ない手術を行った。新生児から取った一本の産毛で輪をつくり、それで初期胚を結紮《けっさつ》してふたつに分けると、その結果できた各部分がどちらも完全な胚に成長できることがわかった。[18] 要するに、シュペーマンは人工的な方法で一卵性双子をつくった。最初のひとつの胚から遺伝子的に同一の胚をふたつつくったのだから、クローニングの工程と呼ぶこともできる。[19] シュペーマンと同僚たちが両生類の細胞を使ったのは、とても大きいので、手で細かい操作ができるからだ。とはいえ、驚くほどの忍耐力を要する操作だが。

ヒト胚である球状の全能性幹細胞は、ファロピウス管（卵管とも呼ばれる）を自由に漂い、ゆっくり子宮のほうへ進む。五日目までには、胚は七十〜百個ほどの細胞でできた球になり、自らを再編成して胚盤胞という構造をつくる。子宮に到達するまでには、保護殻として元の卵子を覆っていた透明帯と呼ばれるタンパク膜が除去される。こうして〝孵化〟することで、着床の準備が整う。

その細胞の球は、厳密にはヒトの中核とはいえない。胚盤胞の細胞のほとんどは、ただの保護物と生命維持装置になる。その一部は、液体で満たされた空間を囲む外層を形成する。これは栄養外胚葉と呼ばれる組織から成る栄養膜細胞で、のちに胎盤になる。他は内部で凝集して内部細胞塊と呼ばれるひとつの塊をつくり、それが、胎児へと発達する胚盤葉上層と、最終的に卵黄嚢となる胚盤葉下層に分離する。胚盤葉上層は胚性幹細胞から成り、体のあらゆる組織をつくる能力を持つ（ただし胎盤はつくれない）。**多能性**と呼ばれる能力だ。一卵性双子はひとつの胚盤胞のなかでふたつに分かれた内部細胞塊から育つ一方で、二卵性双子は異なる精子によって受精した別々の卵子から成るふたつの胚盤胞から育つ。着床から二日以内に、胚盤葉上層は、胚盤葉下層からできた原始内胚葉と呼ばれる特殊な細胞層に覆われる。

胚の運命はもっぱら、子宮内膜への着床がうまくいくかどうかにかかっている。もしうまくいかなければ――約五十パーセントはそうなる――胚は月経周期のなかで排出される。着床の失敗は、体外受精周期がうまくいかない一般的な理由のひとつだ。胚盤胞内での分業が、胚盤葉上層を囲む細胞、胎児の一部にはならない細胞を優先しているように見えるのも当然だろう。着床がなければ、そこでおしまいなのだから。

着床は、胚と子宮内膜細胞間のホルモンとタンパク質の対話を伴う、繊細で複雑な過程だ。ある意味では、受精そのものより繊細で複雑といえる。たとえば胎盤は、胚盤胞の栄養膜細胞層からだけでなく、脱落膜と呼ばれる母親の組織からもつくられる。異なる遺伝子構造を持つ二種類の細胞が、生命維持に不可欠なひとつの器官をつくるため、ともに働く必要がある。感情に訴える擬人化を使った比喩なら、着床は母と〝子ども〟の組織間の親密な共同作業と表現するところだろう。しかし同時に、胚盤胞が子宮組織を〝侵害〟しているという言いかたもできる。ひとつの〝生物〟が、生存のためもうひとつの生物に入植しているのだ。[20] どちらも物語であり、どちらも出来事の中立的な説明とはいえない（そう、どちらもだ）。

もうすぐ最高の時がやってくる。赤ちゃんになる運命の胚の一部を〝内部細胞塊〟と呼ぶのは婉曲表現ではない。本当に、形のない凝塊のように見えるのだ。もし子づくりを奇跡だと言い張りたいなら、本当に奇跡的に思えるのは、内部細胞塊が体をつくることだけでなく、たいていの場合、両手に五本ずつ指があり、適切な場所に完全に機能する目鼻がつき、正しく位置づけられた器官一式を備えた、同型の体を正確につくることだろう。胚発生がときおりうまくいかなくても、驚くには当たらない。うまくいかないのがむしろまれであることのほうが驚きなのだ。

胚は、ただひとつの細胞として始まるとき、誰かから助言を受けることはない。細胞は成長して分裂するようにプログラムされているが、ヒトがなんらかの形で受精卵のなかに完全に存在していると考えるのは、意味のないことだ。そびえ立つシロアリ塚の複雑な渦が、シロアリ一匹一匹にプログラ

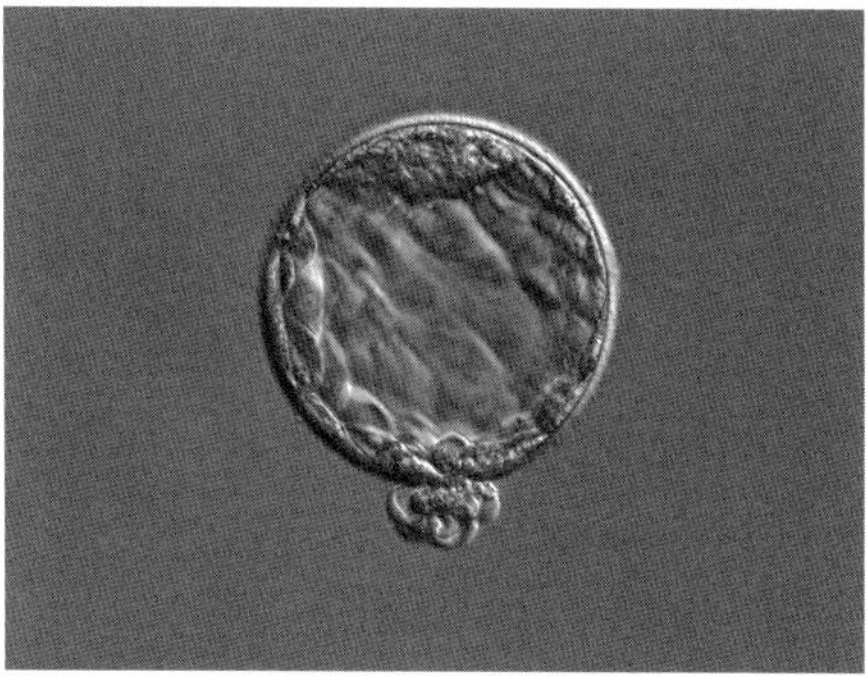

胚盤胞と呼ばれる、およそ５日目のヒト胚

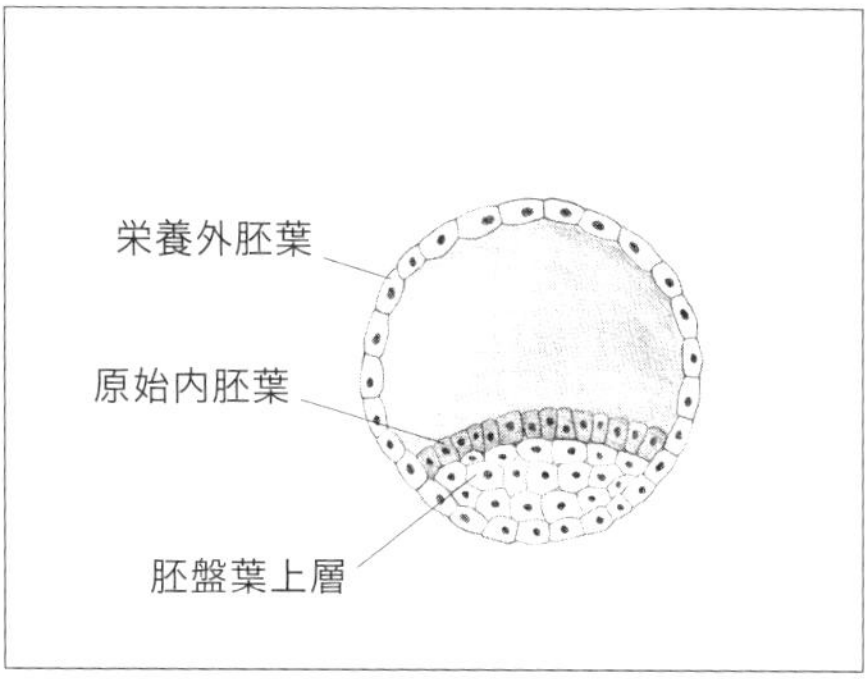


およそ10～11日目のヒト胚

ムされていると見なすようなものだろう。生物の成長は、細胞内と細胞間の継続的で精巧な相互作用によって起こる。論理があいまいで複雑な共同作業での計算に似ていて、結果として生まれるものは仕様が不完全で、予期せぬ障害や脱線を被りやすい。

このように、進化が形成細胞のために考案した仕事は、構築に関わる仕事、時間と空間のなかで協調するという難題なのだ。細胞は所定の位置につき、適切な時に適切な運命を獲得し、いつ成長をやめるか、あるいは死ぬかを知らなくてはならない。

発生生物学者たちは、これを〝自己組織化〟と呼ぶ。細胞が意図と目的を持つ自律性のある存在だというイメージに基づいてそう呼ばれるので、その過程が魔法めいたものに思えるかもしれない。しかし、今ではその規則の多くが広く理解されるようになった。

主な要因がふたつ働いている。第一に、細胞は分裂し増殖しながら、どんどん特殊な役割を担うようになる。分化と呼ばれる過程だ。つまり、二細胞または四細胞期の胚の全能性細胞は、栄養膜か、胚盤葉上層の多能性胚細胞になる。後者は分化のさらなる段階を経て、最終的に筋肉や皮膚、血液などに見られる特殊化した細胞型をつくる。それがどのように起こるのかは、後ほど見ていくことにする。

第二に、成長中の生物や器官のなかを活発に動き回っている細胞や、たいていは似通った細胞同士のあいだの選択的な粘着性によって異なる細胞型の塊に分類されつつある細胞が、特定の空間的配置をつくり出しているらしい。

細胞が凝集して塊になる接着特性を持つことは、一八九〇年代にヴィルヘルム・ルーによって示された。またルーは、カエルの胚を激しく振ることで崩壊させ、ひとつずつの細胞に分離することに成功した。そして、その細胞がふたたび凝集することを発見し、なんらかの引力が働くせいだと考えた。

そういう〝分解〟実験は、一九〇〇年代初めに、海洋生物学者ヘンリー・V・ウィルソンによってさらに先へ進められた。ウィルソンは、水槽に長期間入れておいた海綿動物が〝ゆるく〟なり、個々の細胞に分離できることを発見した。また、絹布を篩《ふるい》のように使い、新鮮な海綿動物を布でしぼるという単純な方法で、同様に細胞を分離することに成功した。そしてやはり、それらの細胞は接触させるとふたたび集まって、生きた海綿動物を再生させた。それはまるで、単細胞生物の群体から原始的な多細胞生物への進化を反復しているかのようだった（106ページの幕間1参照）。ウィルソンは別の種の海綿動物で実験しているとき、同じ種同士の細胞が選択的に接着することを発見した。アーネスト・エヴェレット・ジャストは、一九三〇年代に、この選択性は細胞膜となんらかの関係があると見抜いた。じつは、細胞は膜表面に突き出ているタンパク質分子（特にカドヘリンと呼ばれる種類に属するタンパク質）を介して接着する。この分子のおかげで細胞は互いを識別し、結合できる。

〝組織親和性〟というこの概念は、同じころ、ドイツ系アメリカ人の発生学者ヨハネス・ホルトフリーターによって築かれた。一九五五年、彼とフィリップ・タウンズは、アルカリにさらして分解させた両生類の組織の細胞が、どのようにして溶解から再構築できるかを研究した。ホルトフリーターは、数種の細胞組織に特定の構造と配置を取らせる細胞選別という概念を大まかにまとめ上げた。

体形成（形態形成）の過程は、遺伝子によって編成され指揮される。だとすれば、遺伝子に決定的な力があるとされてきたのも無理はない。もっと適切な比喩として、楽譜を使う研究者もいる。つまり、遺伝子は演奏をきびしく制約するが、全面的に指図はしない。しかしこれも、いまひとつな比喩だ。楽譜を見れば（もしあなたが音楽家なら）その後どう展開するのかがだいたいわかるからだ。遺伝子の場合、そうはいかない。ときには、物語をあるがままにできるだけシンプルに語るほうが、何か別の物語に見せかけようとするよりうまくいくだろう。

形態形成とは文字どおり形をつくるという意味だが、同時に細胞特殊化の問題でもある。胚性幹細胞は分裂するうちに徐々に融通性を失い、特定の組織型の仕事をするよう調整される。心筋細胞は同期した鼓動を実行しなくてはならず、膵臓《すいぞう》細胞はインスリンを分泌しなくてはならず、目の網膜の神経細胞は光に反応しなくてはならない、その他もろもろ。これは、細胞が新たな特質を獲得するのではなく、むしろ必要のない遺伝子を遮断して本来持っていた能力を狭めることで起こる。分化とは、そういうことだ。

細胞は、分化が進むあいだ、どこでどのように遺伝子のスイッチを入れたり切ったりすべきなのかを知っているはずだ。どうやって知るのだろう？　合図は、周囲のほかの細胞や組織から出される。そういう信号の一部は、化学的メッセージとして届けられる。それが細胞塊に拡散し、空間格子のようなものを定義する役割をして、細胞に、自分が胚全体のどこにいるのか、したがってどんな運命を担うべきかを教える。

胚の塊のどこかにあるひとつの細胞、または細胞の集団が、なんらかのタンパク質をつくる遺伝子のスイッチを入れるところを想像してほしい。次に、そのタンパク質が細胞の外へ、紙袋から水が漏れるように拡散し、別の細胞内へ入るところを思い描いてほしい。そうすると、胚全体でのタンパク質の濃度は、場所によって徐々に多様になり、タンパク質をつくった細胞に最も近いものでは濃く、遠くなるにつれて少しずつ薄くなる。細胞がタンパク質の濃度を測れるなら、胚内で源の細胞からどのくらい離れているのかについてなんらかの手がかりが得られるだろう。自分の位置を感じ取れるのだ。大きな家で、においを追ってキッチンまでたどり着こうとするようなものだと考えてほしい。においが強いほど、近づいていることになる。

これらの〝位置マーカー〟タンパク質はモルフォゲンと呼ばれ、細胞はその濃度を〝感じ取れる〟。モルフォゲンの濃度勾配によって、胚の各部分にははっきり区別がつくようになる。

これがどんなふうに働くのかを確かめるために、しばらくのあいだヒトの体を忘れて、もっと単純な胚の発達を見てみよう。ショウジョウバエの胚だ。この謙虚な生き物は、二十世紀初めに〝複雑系生命〟の典型的な代表例になった。その丈夫さと飼育しやすさのおかげで、遺伝継承のメカニズムを研究するのに最適な実験材料だったからだ。トマス・ハント・モーガンは、ショウジョウバエを用いた実験の達人だった。もちろん、ヒトとショウジョウバエには、遺伝や発達の細かい但し書きに至るまで、かなり大きな違いがある。特に、ショウジョウバエ胚は、哺乳類の胚とは違って、最初は別々の細胞の集まりにはならない。受精すると、卵形のハエの卵子は染色体を持つ細胞核を複製し始めるが、ただ卵子のきわにそれを蓄積していく。胚に六千個ほどため込まれてようやく、核は自らの細胞膜を獲得する。初期胚に細胞膜がないおかげで、モルフォゲンの拡散がとりわけ容易になる。

モルフォゲン分子の拡散による濃度勾配で境界を見分ける簡単な方法は、濃度の等高線に基づいて考えることだ。等高線が閾値《しきいち》、つまり濃度が一定の値を超えた地点を示してくれる。

ショウジョウバエ胚は初期パターンの特徴を、モルフォゲンの閾値濃度から得る。胚がおおむね最初にするのは、どちら側が頭部と胸部になり、どちら側が腹部になるのかを決めることだ。言い換えれば、胚は前後軸を得る。これはビコイドと呼ばれるモルフォゲンによって決定される。〝頭部〟（前方）の末端で、胚はビコイドをつくり、これが後方端へ拡散し始める。濃度は前方端から後方端へなめらかに変化する。一定の値を超える地点で、ビコイドは胚内のＤＮＡや活発な他の遺伝子と結びつく。たとえば、ハンチバック、スロッピーペアド1、ジャイアントといった印象的な名前の遺伝子だ（たいていは、その遺伝子の変異によって起こる発達障害から名づけられる）。このスイッチ切り替えがどのように行われているのかは、とりわけ反対（後方）端から拡散するコーダルと呼ばれる別のタンパク質の濃度勾配にも依存するらしいので、ややこしい。しかし結果として、胚はかなり明確に、異なる遺伝子が発現する領域としない領域に分割される。こうして、胚の画一性は破壊される。前後軸とともに、ハエの頭部、胸部、腹部に発達する体節が確立される。同様の濃度勾配が、脊椎動物の神経管の分割を引き起こしているらしい。ヒトの脳と脊柱になる組織だ。

ほかにも何種類かのモルフォゲンが拡散して別の種類の濃度勾配をつくり、徐々につくられる体のさまざまな軸を決める。たとえばドーサルと呼ばれるタンパク質は、ショウジョウバエ胚の上下（背腹）軸の設定に関わっている。これが背部（幼虫が最終的に羽を生やす部分）になる領域と、腹部になる領域を区別する。いずれの場合にも、濃度勾配の閾値が、きわめて大まかな形状決定要素――たとえば前後軸と上下軸など――から始まり、少しずつ細かい作業へと進む一連の精巧な過程で、特定の遺伝子のスイッチを入れたり切ったりしているようだ。

　化学物質の濃度勾配が胚発生を制御しているかもしれないという説は、二十世紀初頭、テオドール・ボヴェリによって初めて提唱された。ひとつの細胞が、胚の残りの部分に広がる化学的なパターン形成信号をつくることで、近くにある他の細胞の運命を決められる。一九二四年、ハンス・シュペーマンとヒルデ・マンゴルトは、こういう細胞群を〝オーガナイザー（形成体）〟と呼んだ。[21] マンゴルトは、両生類の胚の細胞群をひとつの場所から別の場所に移植すると、〝そこにできるはずのない〟特徴の発生を引き起こせることに気づいた。

　イギリスの生物学者ジュリアン・ハクスリーとギャヴィン・デ・ビーアは、一九三〇年代に、鳥の胚を操作することでオーガナイザーの概念を立証した。ふたりは、シュペーマンのオーガナイザーが、発生過程に影響を与えるなんらかの〝発生の場〟をつくるのだと説明した。シュペーマンはこの〝場〟を物理学の磁場または電場のようなものと想像していたが、ハクスリーとデ・ビーア、そして発生生物学という生まれたばかりの分野の同時代人たちは、その媒介物を化学的なものと

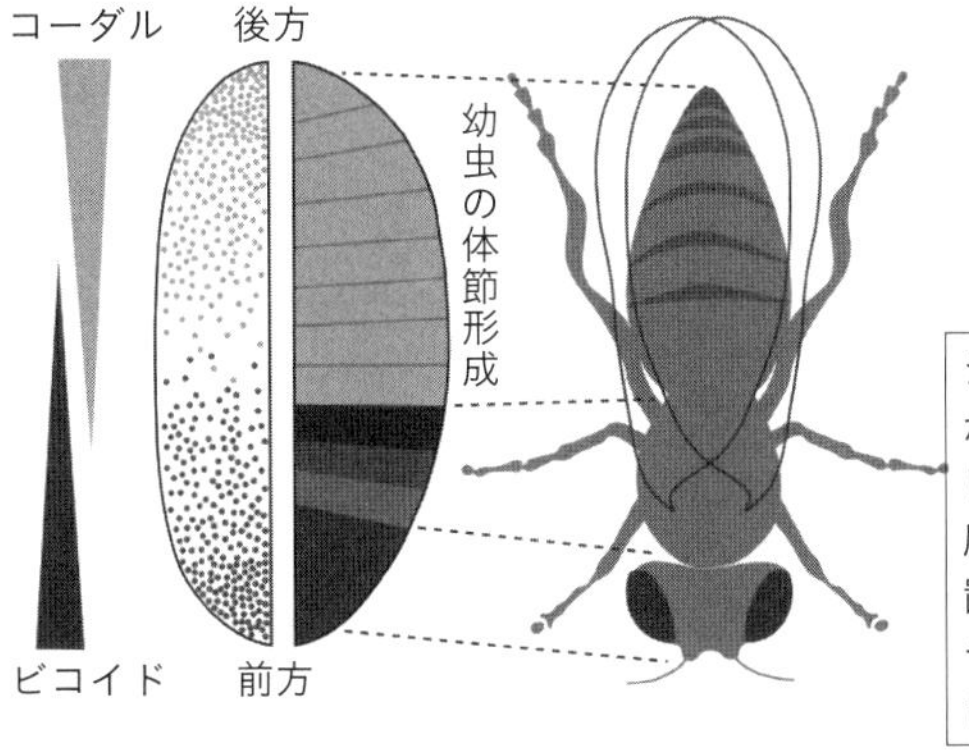


ショウジョウバエの両端から拡散するタンパク質、ビコイドとコーダルの濃度勾配が、さまざまな位置にある遺伝子のスイッチを入れ、体節形成を引き起こす。

推測した。こういう形成中心が、モルフォゲンの濃度勾配の作用を通じて、展開しつつあるボディープランのなかで位置感覚を決定するという概念は、一九六〇年代後半に、生物学者ルイス・ウォルパートによって明確にされた。

この物語には、これまでのところわたしが無視してきた重要な部分がある。ショウジョウバエ胚のパターン形成は、卵子の前方端でビコイドタンパク質が生成されることによって始まる。しかし、そもそもなぜ生成されるのだろう？　ビコイド遺伝子はどうしてそこが前方端だとわかるのか？

答えは、〝母が教えてくれるから〟。未受精卵は母バエの卵胞に付着していて、ナース細胞と呼ばれる特殊化した細胞が、ビコイドをつくるのに必要な物質――具体的には、遺伝子からタンパク質への変換を仲介するＲＮＡ分子――を、卵子の前方端に沈着させる。これで、卵子が受精したとき、発生パターンを形成する準備を整えておける。まさに最初から、胚細胞は、すべきことを知るために、周囲の他の細胞に依存している。同様の理由で、ヒトの受精卵は、試験管で培養しても、分離状態では完全な発生はできない。子宮壁への着床が、〝上下の感覚〟を与えるために必要なのだ。しかし、子宮外妊娠（ファロピウス管内）は、そういう信号が必ずしも子宮から出るとはかぎらないことを示している。生体外で信号を出す別の方法があるのかどうかは、のちほど見ていくことにする。

だからこそ、ヒトをつくるのに必要なあらゆる情報が受精卵のゲノムに入っているという表現は、よく見かけはするものの、厳密に言えば間違っている。そのゲノムを供給するのは、結合した卵子と精子だ。ヒト胚には、その環境――具体的には子宮内膜――から供給される**位置情報**も必要になる。

さらに、発生過程にある胚の細胞はどれも、胚の成長をきちんと維持するために、周囲の細胞から受け取る情報に頼っている。ハクスリーとデ・ビーアが移植実験で示したように、その情報に干渉すると、たとえすべての細胞が完全な〝遺伝的プログラム〟を保っていたとしても、発生が阻害される。

つまり、胚発生は、まるで何かの設計図や指令書のように、最初からゲノムにコードされているわけではない。それは時間と空間に基づく遺伝情報の正確な発現に依存している。さらに、多くの細胞（母親の細胞も含む）の適切な協調にも頼っていて、実行中の偶然の出来事にも影響を受ける。発生学と、複雑な組織と生物の成長を理解するには、接合子のなかのホムンクルスのように指令書一式が見つかるとは考えないことだ。むしろ、その過程が展開するあいだ、**情報の流れ**（とその情報のさまざまな源）のパターンを見分け、解釈する必要がある。

どちらかと言えば、ゲノムは一冊の本を特徴づける単語のリストだが、その言葉を正しい順序で並べて、ただの文字の羅列ではなく意味を持つものにするには、別の情報が必要になるという感じだ。その意味は、単語自体には備わっていないが、近くにある単語、引喩やテキストの一部分から別の部分へ飛ぶ相互作用、つまり文脈によって決定されるかもしれない。しかしやはり、遺伝子がどんなふうに働いて生物をつくるかを説明する完璧な比喩はない。おそらくこの比喩も、あまり圧力をかけられると潰れてしまうので、優しく扱ってほしい。

ここではヒトの胚形成がショウジョウバエの胚形成とどう違うかについて詳しく説明はしないが、最も基本的な相違のひとつを理解しておくといいだろう。人体は、胚期のシマウマの縞模様[22]のように、胚盤胞の内部細胞塊に刷り込まれていたものから単純に現れ出るわけではない。むしろ、胚のなかの細胞が動き回って、組織が育ち、曲がり、折り畳まれて、体を形づくっていく。さまざまな細胞型間の相違が現れるのと並行して、自動折り紙が行われているような、きわめて活発な過程だ。この過程の第一段階は原腸形成と呼ばれ、ヒトの場合、受精後十四日目ごろに起こる（月経がないことに妊婦が初めて気づくころ）。これを、細胞塊が生物をつくり始める段階、人間であることの始まりと見なす科学者もいる。

科学者たちが今でも愉快だと思うらしいくだらない冗談がある。物理学者が雌ウシを研究する気になったら、まずウシをほぼ球体と見なして問題を簡単にするだろう、というものだ。実際、自然が最初の段階ではヒトの体を――あるいはウシの体でも同じだが――それに近い形につくることを考えれば、ますますくだらなく思えてくる。人体の最も基本的な理想化は、きっとこんな感じだろう。口から腸、肛門へ続く消化用の内管、境界をつくる皮膚の外層、あいだの空間に詰め込まれたその他もろもろ。一方の端に頭（前方）が置かれ、もう一方の端はもちろん後方だ。原腸形成は、だいたいこんなふうに構造をつくり上げる。たとえば虫や軟体動物など数種の生物では、本当にそのくらい単純だ。原腸形成で胚が太い管かドーナツのような形状に折り畳まれ、そのなかで内管が口から肛門までをつなぐと、あっという間に仕事はほとんど完了する。

人間の場合は、もう少し複雑だ。胚が原始線条と呼ばれる中央の溝を発達させ、それが脊柱と中枢神経系の軸になる。前述の神経管の始まりだ。次に続く折り畳みを言葉で説明するのはむずかしいが、いずれ胎児になり、卵黄嚢につながれ（初期胚の血液供給に関わる）、へその緒を介して胎盤に付着する三日月形の構造が、そこでつくられる。重要なのは、まずこの原腸形成されたヒト胚が、異なる種類の組織を生成することだ。その細胞は多能性を失い、特殊化し始める。いずれ腸の内表面を形成する最も内側の層は、内胚葉と呼ばれる。外胚葉と呼ばれる外層は、皮膚の表層、さらには脳と神経系をつくる。ふたつの層のあいだにあるのが中胚葉で、内臓と組織の主要な基礎構造になる。心臓、腎臓、骨、筋肉、靭帯《じんたい》、血液もそうだ。また、この段階で、胚性幹細胞の一部が生殖細胞になるために取っておかれる。配偶子（卵子や精子）の前駆体だ。

これで、人体の概略、特殊化への道へ乗り出したその細胞についてはだいたいおわかりいただけただろう。残りは精密な細かい作業だ。たとえば、頭部領域の神経細胞の一部は（妊娠五週目ごろ）ニューロンではなく目の網膜細胞に発達する。細胞の一部は最初に位置していた場所で分化せず、胚内を活発に移動して、必要とされる場所へ行く。始原生殖細胞がそうするのは前述のとおりだ。生殖器は、最初

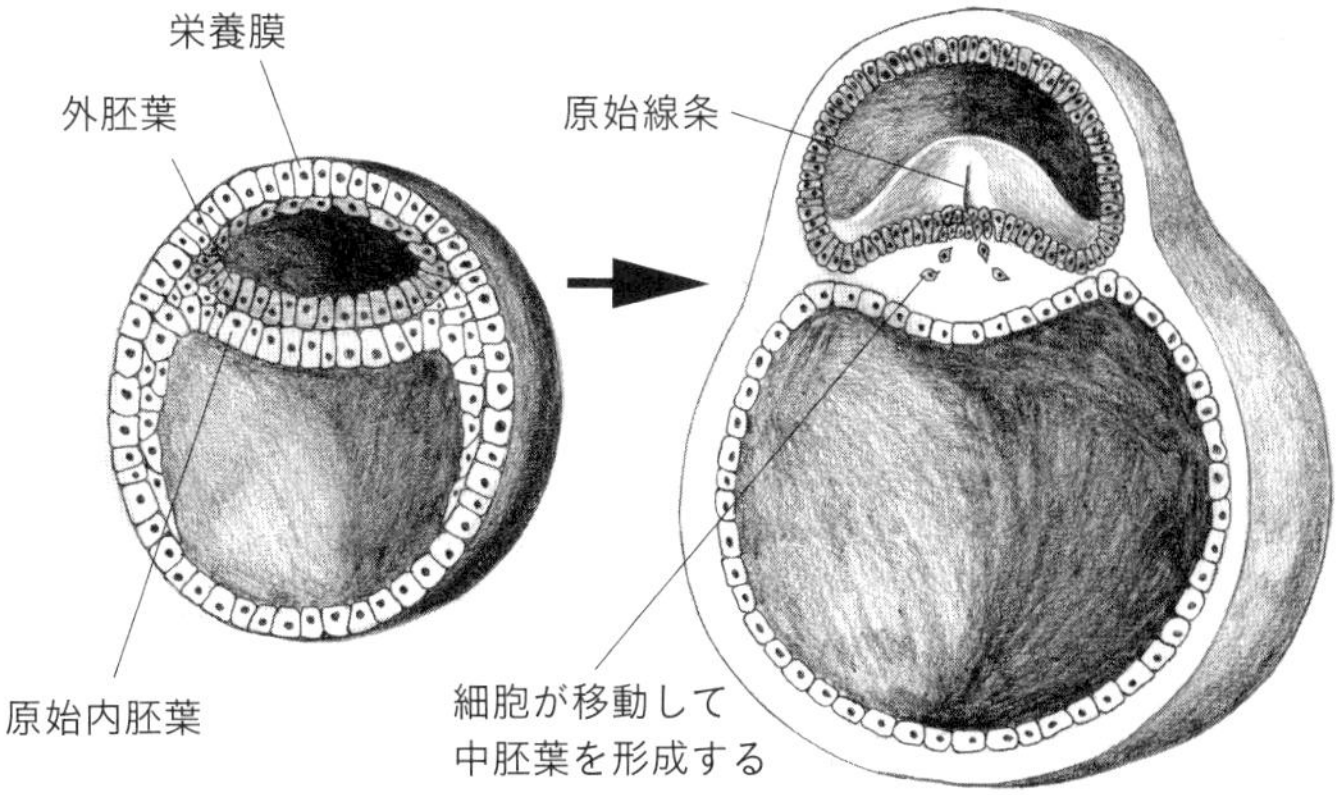


**ヒト胚の原腸形成と原始線条の形成**

は両性でまったく同様に発達し、もし細胞が第二のX染色体のかわりにY染色体を持っていて男性の構造が誘発されなければ、女性器になる。Y染色体にはSRYという遺伝子があり、それが男性の特徴を発達させるのに必要な他の遺伝子を制御する。

この精密な作業のすべては、細胞同士の対話を通じて起こる。分子のメッセージが細胞から細胞へ、それぞれ発達の適切な段階で渡され、細胞が周囲と協力して任務に就けるようにする。「各器官のさまざまな部位が、他の部位の形成を助ける」と細胞生物学者のスコット・ギルバートは説明する。わたしのミニ脳のようなオルガノイドは、周囲の組織からのそういう情報が得られないので、発生、すなわち形態が不完全になってしまう。ひとつの体、それどころかひとつの成熟した器官をつくるのにも、細胞は共同体を必要とする。

発生に関連する遺伝子が、拡散するモルフォゲンを介して互いに作用し制御し合うという考えは、胚がどのように形を取っていくかについての物語のごく一部にすぎない。そういう信号で始まる細胞型間の違いは、異なる組織へ発達していくにつれて、細胞に恒久的に刻み込まれる。

依然として同じゲノムを持っているのに、どうしてそれが可能なのだろう?

その問題は、初期の分子遺伝学でトマス・ハント・モーガンらに認識されていたが、どう取り組むべきなのかを知る人は誰もいなかった。そこで、ほとんどわきに置いておかれた。一九五〇年代から六〇年代にDNAの遺伝コードが発見されたことで、その疑問はほとんど覆い隠されてしまい、まるで細胞の機能のしかたには根本的な単純さがあると保証されたかのようだった。早くも一九四一年、モーガンのかつての教え子ジョージ・ビードルと生化学者エドワード・テータムは、遺伝子（まだ明らかになっていなかったが、それがなんであれ）が酵素タンパク質をコードしていることを示した。こうして、それぞれの遺伝子が対応する固有のタンパク質を持つことが理解されるようになった。重要な疑問は、だとしたら遺伝子はどうやってタンパク質をつくっているのかということだった。クリックとワトソンの、情報を伝達するヌクレオチド塩基を綴じ合わせた二重らせんが、答えを差し出したように思えた。コードされたプランをＤＮＡが運び、ＲＮＡとリボソームが翻訳を行う機構だ。

しかし、発生過程にある生物のなかで、どのようにしてタンパク質から遺伝子の表現形質をつくる効果へとつながるのだろう？　それがどうしてもはっきりしなかった。一九六〇年代までには、一般的な考えとして、遺伝子が発生プログラムを指示するなんらかの働きをしているとされた。だから、アメリカの生物学者であり歴史家であり哲学者でもあるエヴリン・フォックス・ケラーが言ったように、ただ「ＤＮＡのヌクレオチド配列にコードされた既存の指令書を開くこと」と認識された。フランスの生化学者ジャック・モノーによると、遺伝子の活動に関するかぎり、「大腸菌について言えることは、ゾウについても言える」。重要に思えたのは、遺伝子がタンパク質になる際の共通基盤を明らかにすることだった。どういう方法によるかはわからないが、残り――つまり生物自体――はあとからついてくる。もし大腸菌がゾウに似ていたなら、それで万事解決したかもしれない。

この見かたでは、発生の疑問に対する答えは遺伝子配列にあるはずで、生物学の究極の目的はその配列を解読することになる。この見かたは、驚くほど長いあいだ磨きをかけられ、一九九〇年代に始まったヒトゲノム計画で頂点に達し、ついに二〇〇一年から二〇〇三年にかけて、ヒトゲノムのほぼ完全な配列決定が発表された[23]。目的は単純にコードを入手することであり、そのコードはあらゆる生物活動を指示する〝基本的な〟情報という地位を獲得した。一方で、遺伝学はもっと幅広く、遺伝子と表現型の結果のあいだにある相関関係を探った。具体的になぜどのようにして遺伝子が効果を発揮するのかという疑問は、長いあいだ〝遺伝子作用〟というあいまいな概念のなかにくるまれていた。ケラーが言うように、そのおかげで科学者たちは「その〝作用〟がどんなものなのかをまったく知らないまま、仕事を進めることができた」。暗黙のうちに、遺伝子を最高位とする因果関係の階層がつくられた。ノーベル賞受賞者であるデイヴィッド・ボルティモアが、生物の発生はゲノムの〝重役〟に命令された細胞の〝油まみれの機械〟から成る、とコメントしたことは、それを反映していた（工学者たちはこういう偏見に慣れ親しんでいる）。

結果として生まれたのが、発生とはゲノムに収められたたくさんの計画に基づく絵画のようなもの、という見解だった。ヒトのような複雑な生物の場合、ものすごくたくさんの指令が遺伝子のなかに詰め込まれていることになる。ヒトゲノム計画が進行するあいだ、生物学者たちはプロジェクトで見つかる遺伝子の数を、十四万個から、少数の大胆な人が出した下限の二万六千個までのあいだだろうと予想した。ほとんどの人は、五万から七万個あたりの数値を選んだ。

答えは、二万三千個だとわかった（最新の研究では二万一千三百六個）。

これはよく、専門家でも間違えることを示す驚きの例として挙げられる。確かにそのとおりだが、本当の教訓に気づく人はめったにいない。ゲノムが、考えられていたような働きをしていないことに……。

動物学者フレデリック・ナイハウトは、その意味するところを適切に受け入れた数少ない人物のひとりだ。「発生における遺伝子の役割を、よりバランスの取れた有用な見かたでとらえるなら」ナイハウトは言う。「遺伝子は、発生の物質的要求を満たすもの……細胞変化の文脈依存的な触媒として働き……単に、適切な時に適切な場所へ必要な物質を確実に供給するための能率的な方法を提供しているにすぎない」遺伝子はボルティモアの言う重役より、むしろおおぜいの客を案内する乗務員に近い。ナイハウトがこういう見かたをするのは偶然ではない。彼はチョウの翅のパターンに関わる遺伝学の専門家だ。その研究では、ほんのわずかな遺伝子が、モルフォゲンの拡散を通じて相互作用の影響の場をつくり、時間と空間に基づいてどのように遺伝子が発現するかの細かい司令を受けて、驚くほど多種多様なパターンと形状を生み出せることが明らかになっている。そういう状況では、いつどこで作用するかの指定がなければ、遺伝子が何をしているか（〝ある種のタンパク質をコードする〟以外に）を口にする意味はあまりない。

最近の新たな見解によると、比較的少数の遺伝子が、多様な組織型をとても正確に配置し、調整しながら、ヒトの形状の複雑さを生み出せるという。遺伝子が、時とともに変化する遺伝子発現のさまざまなパターンをつくるネットワークのなかで働くからだ。二万個あまりの遺伝子があれば、可能な作用のネットワークは天文学的な数になる。

遺伝子はどのようにして行動パターンを獲得し、変化させるのだろう？　発生の異なる段階における異なる細胞型での遺伝子の調節、活性化、抑制を、エピジェネティクス（後成的遺伝）と呼ぶ。この言葉は文字どおり、遺伝的性質に何かを追加することを意味するが、言外に含まれる本当の意味は、遺伝子活性の目に見える結果——細胞の組織型などの表現型——が遺伝子型（つまりどの遺伝子が存在するか）で決まるのではなく、どの遺伝子が活性化するかで決まるということだ。つまりエピジェネティクスとは、遺伝子を発現させるか、あるいはどのくらい発現させるかを変更するために、遺伝子にさまざまな修飾が施されることをいう。

　これはいくつかの方法で起こる。ひとつは、それぞれの遺伝子に分子の〝標識《タグ》〟が付着する方法だ。これがマーカーとして働き、転写の機構を止め、遺伝子発現を抑制する。たとえばいくつかの遺伝子は、タンパク質によってＤＮＡ塩基にいわゆるメチル基——水素原子が三つついた炭素原子——を貼りつけられてスイッチを切られる。メチル基が〝シールド〟のようなものを形成することで、遺伝子が転写されてタンパク質に翻訳されるのを防ぐわけだ。別のエピジェネティック調節の分子機構は、ひと続きのＤＮＡを染色体に収めているヒストンタンパク質に化学変化を起こして遺伝子を制御する。

　遺伝子に貼られる〝かまわないで〟のタグより理解しにくいが、エピジェネティクスにとって同じくらい重要なのが、染色体にＤＮＡを収納する仕組みだ。染色体内のＤＮＡとヒストンタンパク質の複合体がクロマチンと呼ばれることは憶えているだろう。この物質は、分裂中の細胞で染色体が密な形態（たいていはX形）を取っているときには、かなり整然とぐるぐる巻きになって詰め込まれている。細胞周期の別の段階では、クロマチンはほどかれてゆるやかに広がるので、転写機構が近づきやすくなる。つまり、どのくらい遺伝子が〝活性化〟するかは、染色体上の対応の領域がどのように収納されているかによる。

　こういうエピジェネティックな遺伝子調節の一例が、女性の細胞内で起こっている。女性の細胞には、それぞれの親から一本ずつ受け継いだX染色体が二本ある。もしその両方が活性化すれば、細胞に必要な量より多くのタンパク質が染色体からつくられ、問題が起こる。そこで、一方の染色体は、胚発生の初期に不活性化される。父と母どちらのX染色体を抑制するかは各細胞でランダムに決められ、分裂するとき娘細胞に受け継がれる。結果として、女性は半々に混じり合った二種類の細胞を全身に持つことになる。このX染色体不活性化の過程は、一九六〇年代に遺伝学者メアリー・ライアンによって初めて確認された。〝Xの抑制〟がどのように起こるのかを解明するには長い年月がかかったが、現在では、ある遺伝子が一連のイベントのスイッチを入れると、不活性化された染色体凝縮が固い束になり、転写機構が近づけなくなることがわかっている。すべての遺伝子は残っていて、細胞分裂時に律儀に複製され継承されるが、染色体の形がその存在を隠し続ける。

遺伝子活性を制御するDNAへのエピジェネティックな変化のなかには、細胞が分裂して成熟すると自動的に起こるものもある。それぞれの細胞型が、エピジェネティック修飾の独自の特徴的なパターンを持つことになる。これも、受精卵から胚、そして成熟した生物への発達が、単に遺伝的プログラムを読むことではない理由のひとつだ。そこでは、プログラムに対するエピジェネティック編集の絶え間なく変化の激しい過程が、時間と空間を通じて起こり続けている。

二十世紀半ば、イギリスの発生学者コンラッド・ハル・ワディントンは、エピジェネティックな細胞分化の過程を比喩で表してみた。彼は、初期胚の細胞がさまざまな可能性でできた地形を横切る場面を思い描いた。山頂から旅を始め、川の支流のように分岐している谷間へ下っていく。各分岐点で、細胞（より正確には、分裂細胞の系統）はその後の運命について決断する。たとえば、肺と心臓、どちらの前駆細胞になるか。合意されたルールとして、細胞はいったん谷間まで下ってしまえば、決して後戻りして上へ向かうことはできない。

分化は早い時期に始まる。じつのところ、胚盤葉上層の多能性胚性幹細胞のなかでも起こっている。分裂する接合子からつくられた最初期の細胞の全能性は失われていく。初期細胞の一部は早くも、ワディントンの地形の谷間へ向かって下りつつあり、その道は胎児の体の一部ではなく、胎盤か卵黄嚢へと続く。原腸胚の内胚葉、中胚葉、外胚葉の三層を構成している細胞は、さらに分化して、さらに選択肢の幅が狭まる。

胚発生の初期に細胞の〝運命〟の特殊化が起こるからこそ、生殖細胞はごく早いうちに形成される必要がある。どう考えても、形成されたばかりの胚に卵子や精子はまだ〝必要〟ではない――が、多能性を大幅に失う前に、育つべき細胞を取っておかなくてはならないのだ。なにしろ生殖細胞は全能性を持つ接合子をつくる必要があるので、もし染色体がすでにたくさんの修飾や抑制を受けていたら、それができなくなってしまう。確かに、生殖細胞もいくらかエピジェネティックな遺伝子の抑制を受ける。ただしこれも、ふたつの配偶子が結合して全能性を持つ接合子をつくるときには取り払われなければならない。

生殖細胞へのこの特別な分配を除けば、エピジェネティックな変化は一方向にしか進まないらしい。これによって、ヒトの体組織が成長していくあいだどうやって自らの同一性を記憶し維持しているのか、つまり、なぜ皮膚細胞が分裂してさらに多くの皮膚細胞をつくり、自発的に筋細胞や幹細胞にならないのかが部分的に説明できる。言い換えれば、細胞複製は、単に染色体をコピーすることよりいくらか複雑なのだ。細胞に同一性を与えているエピジェネティックな染色体修飾もコピーする必要がある。

要するに、人体の各細胞には、人間ひとりひとりと同じく、系統がある。接合子で始まる先祖の歴史は、ひと握りの生殖細胞を除いて（もし子どもを持てばだが）墓場で終わる。たとえば肝細胞は、胚性幹細胞から、中間的な特徴を持つ歴代の先祖を介して生まれ、ますますはっきりと特殊化され、融通性を失っていく。細胞系統というこの概念は、アウグスト・ヴァイスマンが体細胞（〝死すべき〟細胞）と生殖細胞（〝不死の〟細胞）の基本的な違いをまとめたとき、初めて明確にされた。

こういう方向へ物語を進めると、新しい可能性が見えてくる。発生過程にある細胞では、進化中の生物と同じように、遺伝子が変わることがある。細胞分裂のたびに、ゲノムの三十億の塩基対のいくつかが誤写され、娘細胞が変異を獲得するおそれがある。細胞はそういう間違いを避けるよう多大な努力を払い、分子でできた校正機構のようなものを使って、複製の間違いをチェックし

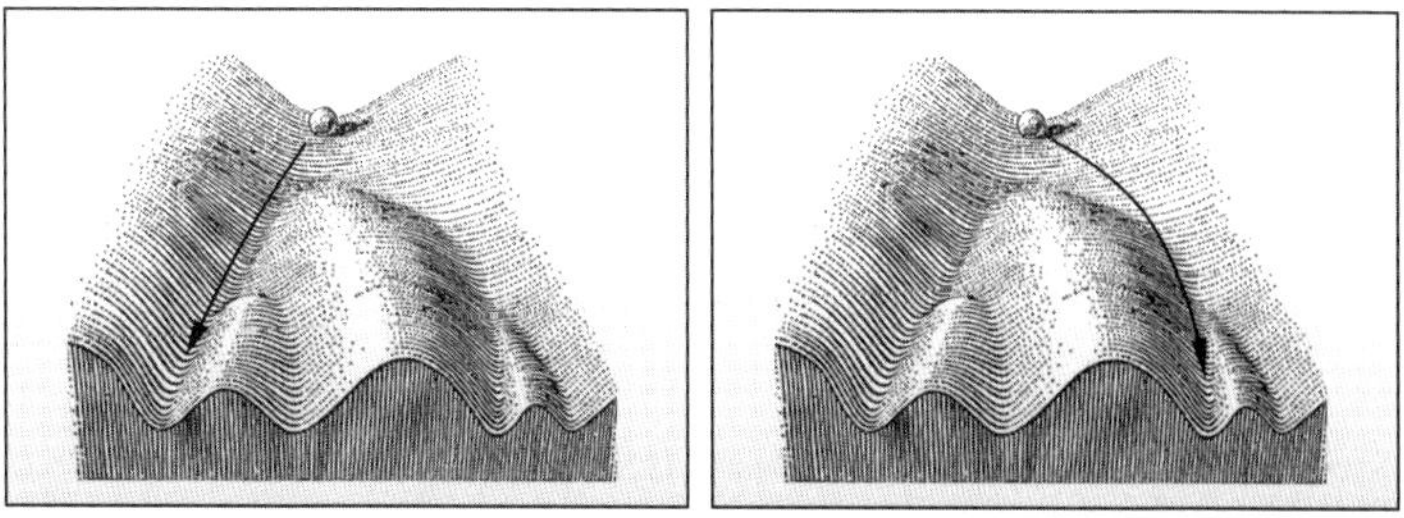

ワディントンの地形。ボールは異なる細胞系統の軌道を示す。接合子が最初に分裂し始めると、全能性というただひとつの谷間を出発して、最終的に、成熟し分化した異なる種類の細胞の谷間に行き着く

ている。それでも、数があまりにも膨大なので、変異は避けられない。推定では、ヒトの三十七兆個ほどの細胞の染色体内には、約一京個のゲノム変異があるという。[24] わたしたちの遺伝子はひとつ残らず、生きているあいだのどこかの時点で体細胞変異を起こしているのだ。

幸運なことに、ほとんどの変異はなんの問題もなく、遺伝子が仕事をする能力に影響を及ぼさない。しかし、結果を伴うものもある。最も悪名高いのは、遺伝子変異が細胞機能障害を招き、がんを引き起こす場合があることだ（157ページ参照）。しかし、有害かもしれない変異でさえ、発生後期に生じれば少数の細胞にしか現れないので、問題ない場合もある。一方、初期胚の発生過程で起こる体細胞変異は、その系統のあらゆる細胞に受け継がれ、発達中の体を、わずかだがおそらく重大な違いがあるゲノムを持つパッチワーク、あるいは〝モザイク〟にする可能性がある。〝モザイク現象〟に関わる病気はたくさんあり、がんはその一種にすぎない。モザイク現象を招く体細胞変異は、特に脳神経細胞によく見られ、ある種の自閉症など、さまざまな脳障害や認知障害の原因になっていると考えられる。良性の変異でさえ、外見にはっきり（つまり表現型として）現れることがある。たとえば、ブラシュコ線と呼ばれる縞模様の皮膚色素沈着や、ポートワイン母斑と呼ばれる赤い皮膚斑点などを引き起こす。

とりわけ異常だがめったにない種類のモザイク現象は、男性の胚細胞がY染色体を娘細胞に渡し損ねて、X染色体だけが受け継がれ、自動的に〝雌性細胞〟が発生してしまうときに起こる。この場合、胚のなかに男性と女性の特徴が混じり合うことになる。めったに見られないが、この状態は細胞の自律性を思い出させる。（接合子から判断すれば）男性になることを〝意図〟している体のなかでも、細胞が従う包括的な命令はなく、〝女性化〟した細胞は、周囲の〝男性〟の性質に合わせる義務は感じないだろう。

つまり、細胞系統にのっとった遺伝子変異はランダムだ。一方で、異なる細胞型と組織を生じさせるエピジェネティック修飾は、おおむね規則正しく、細胞のなかであらかじめ定められている。何があっても起こるわけではなく、無事に進行しているかぎりは発生プログラムの一環として決められているという意味だ。しかし、エピジェネティックな変化のなかには、あらかじめ定められていないものもある。そういう変化は、たとえば相互作用する遺伝子ネットワーク内の無作為性から生じた不測のイベントなど、細胞や生物の偶発的な環境に反応して起こるようだ。これは、同じゲノムを持つ一卵性双子が、だんだん違う容姿になっていくひとつの理由でもある。ふたりは環境から異なる刺激を受け、その刺激がそれぞれの遺伝子のエピジェネティックプログラムに影響を及ぼす。クルクミン（カレーの香辛料のなかに入っている）やレスベラトロール（ブドウに含まれる）など、食用化学物質の一部は、がん細胞のクロマチンの折り畳み構造にエピジェネティックな影響を及ぼすらしく、葉酸（豆類や穀類に含まれる化学物質）の不足は、ＤＮＡに対するメチル基付加のエピジェネティックパターンを変えることがある（赤ワインやチキンティッカマサラでがんを防げるかどうかはまた別の話）。薬物や汚染物質も、よかれ悪しかれ、細胞のエピジェネティック（および遺伝的）プログラムへの影響を介して作用する可能性がある。

ワディントンが〝エピ遺伝子型《ジェノタイプ》〟という概念――本人は「遺伝子型と表現型のあいだのあらゆる複雑な発生過程」と呼んだ――を一九四二年に提唱したことを考えると、近年エピジェネティクスが、生物学に〝革命を起こしつつある〟分野と描写されているのは、少し奇妙に思える。おそらく、細胞が遺伝子のパンチカードに制御された自動ピアノにすぎないという単純すぎる見かたから始めれば、つまり、初めから間違った物語を読まされていれば、そんなふうに感じられるのだろう。

とはいえ、エピジェネティクスが細胞と分子のスケールでどう働くのかが以前より詳しく理解されるようになったのは、ここ数十年のことにすぎない。その理解には、まだ多くの空白がある。現在では、〝全権を握る〟遺伝コードに干渉し調整を行うエピジェネティックなコード、という観点から語る研究者もいる。しかし、エピジェネティクスは動的な過程なので、〝コード〟というのは間違った比喩かもしれない。確かに、たとえば線維芽細胞に見られるエピジェネティックの典型的な特徴はあるだろう。しかし、ヒトのエピジェネティック状態は常に変化していて、個人の履歴にも左右される。

細胞のエピジェネティック状態の偶然性を認識することこそが、生物学における本物の革命を支えている。わたしの皮膚細胞からつくられたミニ脳の成長が証明しているように、細胞の運命の特殊化は、不可逆的ではないからだ。細胞系統という進化論的な比喩にあまり執着すると、それはばかげたことに聞こえる。初期の人類アウストラロピテクスに（より正確には、わたしたちホモ・サピエンスと初期のヒト科の共通祖先に）戻れると言っているようなものだろう。

しかし細胞にとっては、そういうことが可能なのだ。ヒトの肉体の履歴は、後戻りも修正もできる。だとすれば、その履歴をどう変えられるのか、どう扱えばいいのかに伴う可能性が一変する。それを達成する方法については、のちほど見ていくことにしよう。

遺伝子とエピジェネティクスと細胞の相互作用が組み合わさってヒトがつくられるうえで、たくさんの偶然性と状況が関わっていることは、まったく驚くには当たらない。もちろん環境は、大きな、おそらく壊滅的ですらある役割を果たすことがある。妊娠中の母親の血流に薬物（合法、非合法を含め）やアルコール、ホルモン、環境汚染物質が入り込むと、発生過程が妨げられ、たとえば胚や胎児に変形が生じるかもしれない。

わたしたちはこれを、進むべき道を進むか、針路をそれてしまうかという、単なる〝個人の計画〟の問題だと考えがちではないだろうか。しかし、本章の締めくくりとして、人間を接合子の遺伝子の〝読み出し〟にたとえるような単純すぎる見かたが、ひどい誤解を招きかねないことを示すもうひとつの形をお見せしよう。人間――その体、その性質の染色体遺伝――は、そう簡単にひとつの細胞型に凝縮できない。人間社会が多様になれるのと同じように、ひとりひとりをつくり上げている細胞の社会も多様になれる。

たとえば、二卵性双子はそれぞれが、互いに混じり合った赤血球を持っている場合がある。赤血球は人体のなかで特異な存在で、染色体を持たない。細胞分裂ではなく、骨髄内にある特別な種類の細胞の形質転換によってつくられる。赤血球は、細胞表面についたタンパク質分子の化学構造によって、特定の一般的な型、つまり血液型に分類される。通常は、各人が決まった血液型の赤血球を持つが、双子の場合、それぞれの血液型が混じり合っていることがある。

一九四〇年代、アメリカの生物学者レイ・オーウェンが、子ウシの二卵性双子を使ってこの事実を発見した。一九五三年には、イギリスの医師アイヴァー・ダンスフォードとロバート・レースが、異なるふたつの血液型を持つヒトという同様の事例を見つけた。ミセス・マッケイと呼ばれる人物で、献血前に検査を受けた。ミセス・マッケイには存命の双子のきょうだいはいなかったが、困惑する医師に、三カ月で亡くなった双子の男きょうだいがいたと話した。こういう血液型の混合が起こるのは、双子が子宮内で血液循環システムを共有し、造血細胞を交換するからだろう。生まれたずっとあとになっても、おそらく生涯にわたって、その細胞が血液をつくり続けるらしい。

ひとつの生物のなかでふたつ以上の〝生物学的個体〟の細胞が存続し、生物学的機能を実行している状態を、**キメラ**と呼ぶ。ロバート・レースは、ミセス・マッケイの事例を表現する際にこの言葉をつくったが、論文に人目を引くタイトルをつけようとしただけだと認めている。

人間は、それよりずっと劇的な方法でキメラになれる。全身が、ふたりの別の人間に由来するらしい細胞のパッチワークになることもある。たとえば、子宮内で二卵性双子の胚が、発生の最初期で融合する場合がある。ヒト胚がどのくらい〝予期せぬ事態〟に適応できるのかを実演するかのように、この融合物は、ふたつの異なる配偶子の遺伝物質を持つ細胞から成る、解剖学的に正常な個体を生み出せる。こういう配偶子を、テトラ配偶子と呼ぶ。たとえ異なる性の胚が融合した場合でも、これは起こりうる。したがって生殖器は、融合した胚のどちらの細胞群がそれをつくるかによって決まる。しかし、キメラの人の体は、通常のＸＸ／ＸＹ染色体での区別については、明確にどちらの性とはいえない。どちらでもあるのだ。

キメラ現象は、胚とそれを身ごもる母親のあいだの細胞交換によっても起こる。このふたつの〝個体〟は胎盤を介してつながっていて、先ほど説明したように、胎盤は両方の細胞が混じり合ってできている。しかし、胎盤は少しばかり漏れやすい防壁だ。だから、母親の細胞が胚と胎児に組み込まれる可能性がある一方で、発達中の子どもの細胞が母親の体に入ることもある。

じつのところ、ある程度の交換は、マイクロキメリズムとして知られ、正常なことだ。たとえば、男の子を妊娠した女性の多くは、いくらかY染色体の細胞を獲得する。一九九〇年代にこの交換が明らかになったとき、研究者を驚かせたのは、こういう胎児細胞が、低レベルではあるが、出産後も長年のあいだ母親の胎内に存続し、活性状態を維持していることだった。しかし、マイクロキメリズムは体細胞のごく一部に影響を与えるだけだが、テトラ配偶子を生む胚融合のような過程は、遺伝的にとことんまでまれな人間をつくる。いくつかの臓器と器官はひとつの胚から、ほかのいくつかはもうひとつの胚からできているのだ。

もしわたしが〝ふたりの人間〟の肉体の混合から生まれたなら、どんなふうになるのだろう？　そういう個体は、実際にふたりの人間がひとつに混じり合っている、とつい言いたくなる。しかしそれは、ひどく奇妙で役に立たないものの見かただ。融合前の双子の胚を、〝人間〟と見なす意味がどこにあるだろう？　これらの細胞群は、ひとつの個体を生み出しただけだ。それは単に、発生および生殖生物学の気まぐれが、胚に独特の個性を与えるために、単純すぎる決定を切り崩すひとつの方法にすぎない。〝人間〟というのは高次の概念で、遺伝子や細胞のレベルに引き下げて語るべきではない。

それでも、わたしたちの習慣的な考えかたや法律さえもが、こういう発見によって疑問を投げかけられている。テトラ配偶子を持つ女性の組織サンプルのDNA分析をしても、もしたまたまサンプルに本人の配偶子と同じ染色体が含まれていなければ、実の子が〝自分の子〟だと確認できないかもしれない。こういう事例は、アメリカで社会保障給付金申請のために母親の確認をする遺伝子検査で明らかになっていて、親のふりをしたと疑われ、ひどい非難にさらされることもある。事例のいくつかは、わたしたちが自分の肉体と遺伝子の特徴に、どれほど強く個性と自己認識という概念を結びつけているかを明らかにした。サイエンスライターのカール・ジンマーは、著書『笑顔がお母さんにそっくりね（She Has Her Mother's Laugh）』で、そういう事例をふたつ紹介し、キメラ現象の発見がその女性たちに「家族についてだけでなく、自分自身についてのいつまでも忘れられない疑問」を残したと語っている。ひとりの女性は、お腹を痛めて産んだにもかかわらず、自分が部分的にしか子どもたちの母親ではなく、ある意味ではおばなのだろうかと考えた。別の女性は「自分の一部が、子どもたちに受け継がれていなかったのだと思った」と言った。ジンマーはこう説明する。

わたしたちは姉妹やおばという言葉を、まるで生物学の確固とした法則であるかのように使う。しかし、いくら遺伝子本質主義に頼っていても、これらの法則は単なる経験則にすぎない。条件が整えば、たやすく破られてしまう。

しかしながら、わたしは考える。そういう言葉がすべての文化で同じように使われているわけではない。たとえば中国社会では、家族の親しい女性の友人を、血縁関係がなくても〝おば〟と呼ぶのが一般的だし、欧米では〝シスターフッド〟や〝ブラザーフッド〟はきょうだい関係とは関わりなく共感から発するつながりを表すのに広く使われている。多くの文化には、血筋や生まれに無理に押し込める必要のない柔軟な家族関係がある。

そう、ここでの問題は、生物学が生命の従来の分類や概念を壊すことではない。生物学が自我と自己認識、家族と親類、性と性別に関する社会を介した疑問を解決してくれるはずだと、わたしたちが思い込んでしまいがちなことが問題なのだ。生物学が、そういう役割を負うことはない。人間に責任を預け返して（とわたしには思える）こう言うだろう。「わたしではなくあなたのほうが、この問題を気にかけているようだから、あなたが自分で決めなくてはならないよ」

幕間1

# ヒューマン・スーパーオーガニズム

## ――細胞が共同体になるとき

胚を、発生のごく初期から〝わたしたち〟だと主張するのは、少しばかりずれた宗教的衝動に思える。創造の瞬間は、旧約聖書の「光あれ」と同じくらい重々しく唐突に告げられる。なぜなら、率直に言おう、世界は確かに、あなたが始まるとともに始まり、あなたが終わるとともに終わるからだ。それは普遍的な、経験に基づく人間の真実だ。そこで、釣り合いを取る意味でも、終わりと同じくらい唐突で包括的な始まりが必要になるらしい。一神教の伝統において、魂が、終わりまで連れ添うにふさわしい肉体に入る瞬間が。

しかし胚のこういうとらえかたは、ヒトの起源をめぐる真のすばらしさを見えづらくするし、何世紀にもわたって続いてきた肉体からの逃避を言い換えただけにすぎない。魂を、元から存在し永遠に続く非物質的なものとする主張は、人々が送る人生と細胞に息づく生命を同じ基準で比較できないことに対処するための、近代科学以前の試みだ。

なにしろ、細胞に息づく生命は、本当に驚くべきものなのだから。それは、地球上に初めて生命が現れた瞬間につながっている。生命は、生き物のあいだでバトンのように受け渡されるのであって、自らの始まりとともに新たにつくられるわけではない。妊娠中絶や胚研究についての議論では、〝生命がいつ始まるか〟が話し合われるが、それとは意味が違う。生命が始まったのは一度だけだ。四十億年ほど前のことで、どうやって始まったのかは誰にもわからない。生命は途切れない糸となって続き、原始的な粘菌や藻類から、カンブリア紀の奇妙な形の後生動物を経て、トガリネズミに似たあらゆる哺乳動物の祖先、さらには直立歩行して石器を使いこなす類人猿の先祖、そしてついに――この束の間の、輝かしい瞬間――あなたとなってここにいる。生命はただあなたを通り過ぎていくのだから、楽しめるうちに楽しんでおこう。

わたしたちが一細胞から成る接合子の生命について熟考し、法律と道徳律を定めるためにそれをヒトの姿と一致させようとするとき、あいまいさや不安、罪悪感が生じるのは、人間の存在が、共同体のなかで生きる細胞の集まりだからこそだろう。だとすれば、それがどのように起こったのかを考えてみる価値はある。

世界で最も魅力のない生物を選ぶ競技会があったとしたら、粘菌は有力候補だろう。バクテリアは絶滅させるべきただの〝ばい菌〟として悪く言われるが、今ではヒトの腸内にいる細菌がとても有益であることや、放射性廃棄物や流出油を代謝（分解）したり、温泉のなかで生き続けたりといった強大な力を持つことが知られ、なかなか高い評価を受けてもいる。一方で、粘菌は名前が示唆する以上の特徴は何もなさそうだ。役立つこともなく、おもしろくもない、ちょっと気味の悪いベトベトした生き物。

この生物は、動菌類と呼ばれる分類群に属する。アメーバの一種である単細胞生物で、あまりにも

〝原始的〟なので、長年のあいだ微生物学者たちは、動物、菌類、植物のどれに近いのか議論していた。現代の遺伝子研究によると、進化の観点から見れば、動物界や菌界と最も密接な関係にあるが、ちょうど三つの境界に位置している。つまり、動菌類は動物、菌類、植物が別々の道を行く進化の歴史のなかで、同時期に異なる分類群になった。

じつのところ、これが粘菌をきわめて興味深い存在にしている。彼らは、生きかたがひどく複雑になり始めるとき、つまり単細胞生物が多細胞生物に進化するとき何が起こるのか、その一端を見せてくれる。言い換えれば、細胞の共同体が、ヒトのような超個体《スーパーオーガニズム》になり始めるときに。

アメーバは、生き物を理解するに至った歴史のなかで、重要な役割を果たした。アメーバという言葉はもともと、決まった形を持たない微生物すべてを表すためにつくられた。バクテリアは決まった形を持つ。たいていは葉巻形の、先の丸い管状になっている。しかしアメーバは変幻自在な小塊で、体の一部を伸ばして偽足にして移動する。〝アメーバ状〟という言葉は、形のないドロドロした塊のようなものを表す日常語になっている。

しかしアメーバは、じつはきちんと定義された分類に属する生物ではない。動物だったり、菌類だったり、植物だったり、さらには原生動物だったりするアメーバの種もある。原生動物とは、バクテリアより〝複雑な〟単細胞生物だ（これについては後述する）。寄生するアメーバや、粘菌のアメーバもいる。ヒト細胞のなかにも、アメーバ状の行動を示すものがある。たとえば、バクテリアや他の病原体を取り込んで吸収し、〝食べる〟白血球などだ。

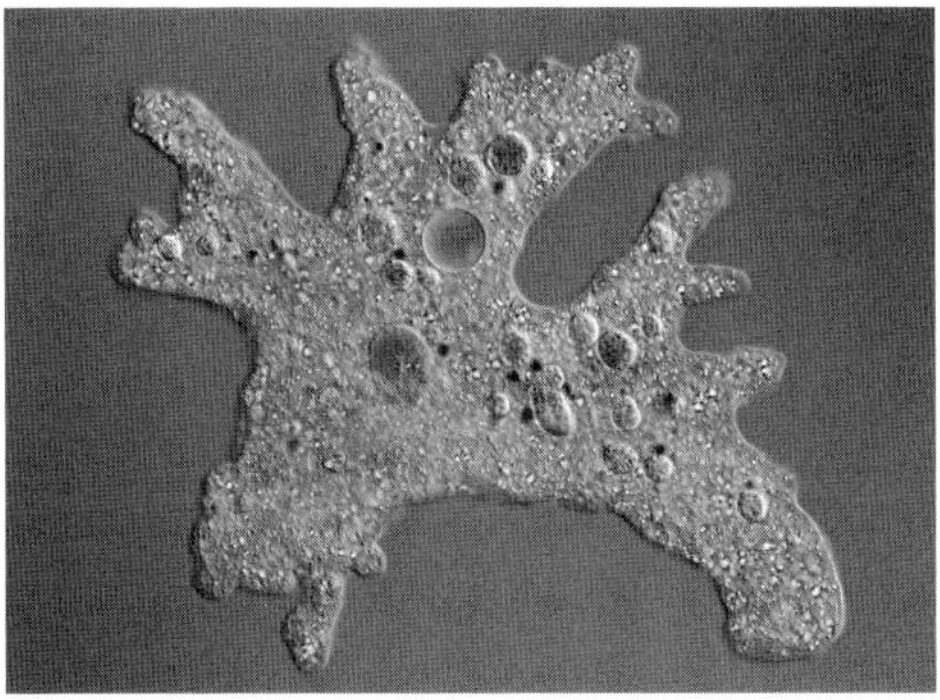
オオアメーバ。決まった形を持たない単細胞生物

アメーバは、十八世紀に、顕微鏡による海水の研究で、初めて報告された。一八三五年、フランスの生物学者フェリックス・デュジャルダンは、アメーバのゼリー状の中身に〝サルコード〟という名前をつけた。この物質は〝原形質〟と改名され、生体を構成する基本的な物質ととらえられるようになった。アメーバは生きた細胞の典型として見られるようになり、十九世紀後半の科学者のなかには、ヒトのような複雑な生物は、アメーバの群体の高機能版にすぎないと考える者もいた。イギリスの生理学者マイケル・フォスターは、一八八〇年にこう書いた。「形態学を学ぶと、高等動物は、独特な形で互いに結びついたアメーバと見なせるように思う」ドイツの生物学者で、生物のあいだに類似と相似を見つけることに尽力したダーウィン説信奉者のエルンスト・ヘッケルは、アメーバが一種の卵細胞であり、単独で増殖できることを証明した。「永続的な卵子だ」とヘッケルは述べた。

　アメーバ研究の全盛期だった。だがやがて、この生物では多種多様な生命についての理解を深めるには原始的すぎると見なされるようになった。しかし、たとえアメーバを見てゼラチン状の生物に興味がわかないとしても、キイロタマホコリカビについて知れば考えが変わるはずだ。この生物は、土のなかに棲んでバクテリアを食べ、微生物生態系のバランスを保つのに役立っている。そうすることで、ヒトの腸内微生物叢内の調和と同じように、土壌を健全にしてくれる重要な存在だ。だからキイロタマホコリカビの発見者が、アメリカの大草原で、土壌が干魃と風食で危機に瀕していた大凶作と大恐慌の年月にも働き続けていた農夫の息子だというのは、いかにもふさわしい。その男の名は、ハーヴァード大学の微生物学者ケネス・レイパーといった。

レイパーが興味をそそられたのは、キイロタマホコリカビが奇妙な生活環《ライフサイクル》を持つことだった。食物や水分が不足すると、細胞が個体性を放棄して、多細胞の超個体に変わるのだ。互いを引き寄せる化学信号を出すと、アメーバ状細胞が集まって何十万もの個体から成る数ミリメートル長の〝ナメクジ〟になる。そのナメクジは何度か形状の変化を経てから、一方の端が狭まり、もう一方の端が膨らんで、小さな植物に似た構造になり、茎を伸ばしてまっすぐ立つ。球状の頭部は〝子実体〟で、丈夫な胞子になった細胞が仮死状態で詰め込まれていて、ふたたび周期を始められる条件がそろえば、放出するよう準備されている。子実体のなかでは、かつては同一だった細胞が別個のものになる。分化して、特殊な能力を獲得するのだ。

そこには犠牲もある。胞子は生き延びるだろうが、子実体の支持組織は死ぬだろう。それがレイパーには不思議に思えた。自律性のあるこれらの細胞は選択をして、一部が他を助けるために自発的に不死性を放棄している。それは、ヒト胚の発生過程で、同一の細胞塊が別々の運命を持つ組織に配分される様子と似ていなくもない。一部は体細胞になって、人間とともに死ぬだろう。他の一部は生殖細胞となって、原理上は永遠に繁殖し続けられる。

しかも、ヒト細胞の協力行動が化学信号の交換に依存していて、それによってパターンや形状を自己組織化できるように、キイロタマホコリカビにも同じ働きが見られる。そのパターンはすばらしく、美しくすらあり、確かに粘菌にもう少し敬意を払うべきだと主張してもいいように思えてくる。共同体の細胞の一部はペースメーカーになり、断続的に化学物質を出して周囲に拡散させ、近くの細胞を誘導して偽足で一歩一歩移動させ、信号を出す細胞へと向かわせる。誘引化学物質は断続的に出されるので、細胞は波状に進み、同心円を描く水面のさざ波のように見える。最終的に、この動きは一体

キイロタマホコリカビの24時間の生活環。これらの形状のいくつかが、下の顕微鏡写真に順番に示されている。

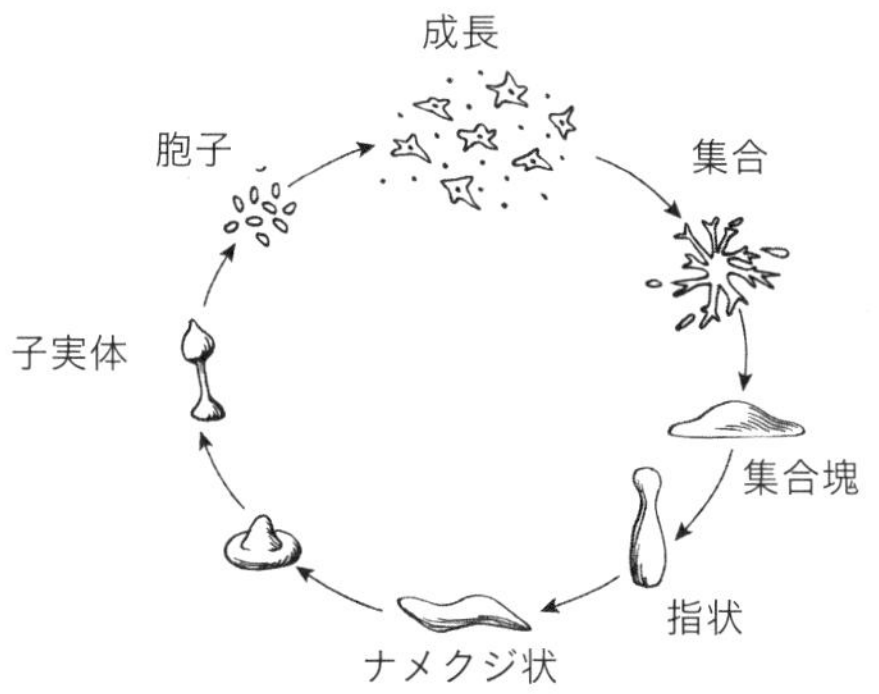


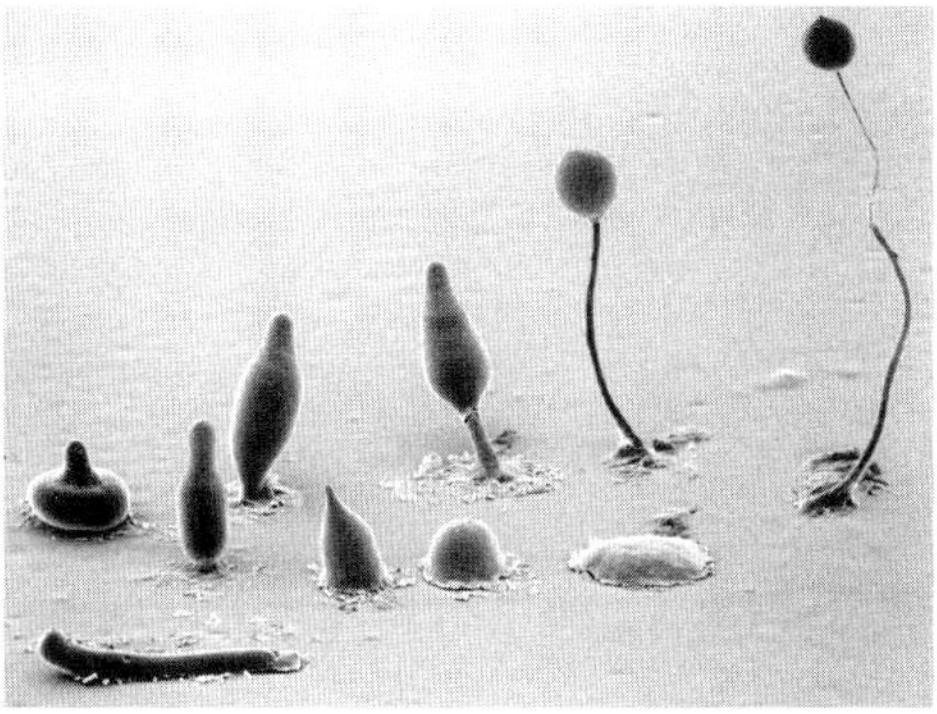

化した流れになり、子実体が育つ場所に収束する。

この行動は、細胞生物学におけるパターンの現れかたの典型的なシステムをわかりやすく示してくれる。ヒト細胞の行動とは違うが、いくつか類似点はある。キイロタマホコリカビが細胞共同体に波状に信号伝達分子を送り込む方法は、電気的興奮の波がヒトの心臓の細胞を通過して規則的な心拍を誘発する様子に、とてもよく似ている。

とはいえ、キイロタマホコリカビはずいぶん異質な生物に思える。分類をさらに不明瞭にするつもりか、細胞はバクテリアのように単純な分裂で繁殖することもあれば、三つの異なる〝交配型〟、いわば三つの異なる性別のうちふたつの性交で繁殖することもある。

しかし、自分の皮膚細胞が皿のなかでミニ脳に変わるのを見ていると、ヒトは本当にキイロタマホコリカビとそんなに違うのだろうかと考えざるをえなくなった。ヒトはひとつの自律的な生命だが、一個一個がまったく別の生物を生み出すかもしれない微細な存在の集合体でもある。群れを成すわたしの細胞は、独自のやりかたで繁栄していた。分裂して増殖するかもしれないし、密集して塊になり、そこから器官が育つかもしれない。わたしの一部ではあるが、離れて生きることもできる。

しかし、ヒトはキイロタマホコリカビのような超個体とはかなり違う。ひとつには、分離されたヒトの断片はどれも通常すぐに死んでしまうが、キイロタマホコリカビの子実体の断片を切り取ると、もうひとつの子実体に育つ。ヒトの細胞は全ライフサイクルのあいだとどまってともに働く必要があるが、キイロタマホコリカビの胞子は蘇生すると、育って共同体をつくることができ、そのなかで一細胞がふたたび自由に生きられる。キイロタマホコリカビにとって、多細胞生物であることは束の間の一段階にすぎない。

それでも、多細胞生物の起源は、これに少し似ていたはずだ。単細胞生物が、一時的に結合すること、特殊化された作業を担うこと、有性生殖することの利点を見出したのだ。その歴史は、人類にとって遠い過去——おそらく十億年前——の出来事と考えられていたので、ヒトの一部がそれを受け継いでいるようには思えなかった。しかし現在では、顕微鏡下で、その過去が決して失われてはいなか

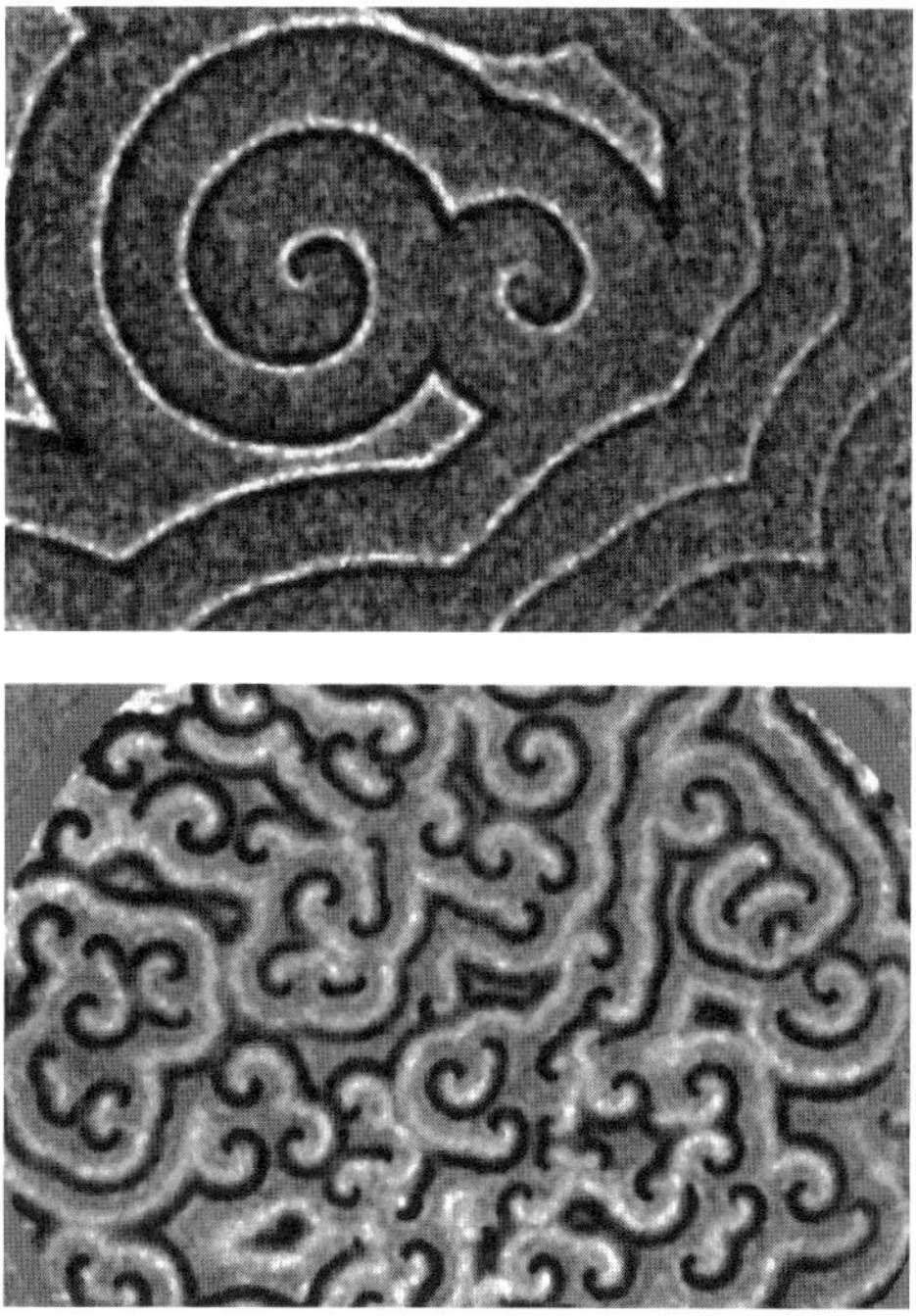

キイロタマホコリカビ細胞が凝集して、多細胞の子実体になるときに形成されるパターン

ったことが見て取れる。

近い過去にサルたちとのあいだに共通の祖先がいたこともそうだが、ヒトの起源が協力する細胞群体にあったことは、チャールズ・ダーウィンの進化論に対する不安をかき立てた。それは存在の鎖が、アメーバ状の〝原形質から成る粘菌〟にまでさかのぼれることを示していた。サルのような祖先の存在は、威厳を損ねることと見なされたかもしれない。しかし、人体を細胞にまで分解して、決まった形のない生き物のなかに自己を投影しろだなんて——非常識なほどの侮辱に思えた。今でもそう感じる人はいるだろう。

粘菌は、真核生物と呼ばれるドメインのなかで最も単純な生物のひとつだ。このドメインには、植物、菌類、動物も含まれる。自然界には、あとどんな生き物が残っているだろう？　単細胞生物だけだ。バクテリアと古細菌、いわゆる原核生物。

こういう区別が地位階層を示しているという概念を振り払うには、ダーウィン以後、一世紀半ほどかかった。要するに、進化とは生物の段階的な精緻化と改善であるという概念で、その頂点にいるのが何者かは言うまでもない。その勘違いを正す簡単な方法がある。ほかのありとあらゆる種類の生物が今もヒトと共存し、その多くは（ヒトが邪魔しなければ）繁栄していることを思い出せばいい。細胞数で比べれば、バクテリアはヒトを数千万倍上回っている。だとしたら、本当にいちばん成功しているのは誰なのか？

となると、疑問は、なぜバクテリアや他の原核生物は断固として単細胞のままでいる一方、真核生物の多くは多細胞生物なのかということだ。

真核生物（eukaryote）になることは、多細胞を得るのに必要な条件だが、じゅうぶんな条件ではない。eukaryoteは、〝真の／優良な果実〟を意味するギリシャ語に由来している。真核生物の細胞が、原核生物にはない果実のようなもの、つまり遺伝子を積んだ染色体がある密な細胞核を持っているからだ。原核生物も遺伝子を持っているが、独立した細胞内区画に隔離されてはおらず、真核生物の場合のように、遺伝子がいくつかの染色体に配分されてもいない。バクテリアの遺伝子はたいてい、DNAの二重らせんの輪一本に収まっていて、コイル状に巻かれ、細胞質のなかを自由に漂い、プラスミドと呼ばれる小さな環状のDNA断片をいくつか伴っていることもある。

染色体の構成は、真核細胞の構造が原核細胞より複雑であることの、ひとつの側面にすぎない。真核生物は核とともに、たいていはほかにも多数の区画、細胞膜に包まれた〝細胞小器官〟を持っている。ミトコンドリア、葉緑体、小胞体など、特定の機能を持つ器官だ。こういう細胞小器官がどんな役割を果たしているかはわかっているが、〝優良な果実〟、つまり核自体には謎がある。

よく耳にするのは、DNAを守っているという物語だ。しかし生化学者ニック・レーンも疑問を呈しているように、何から守っているのか？　細胞の残りの部分には、どんな脅威があるのか？

なるほど、ウイルスの脅威かもしれない。しかしもうひとつの仮説が、進化生物学者ユージーン・クーニンとビル・マーティンによって提示された。核がそこにあるのは、ゲノムからタンパク質が産生される過程を減速するためだというのだ。真核細胞のゲノムには、タンパク質をコードする遺伝子配列を分断するイントロンというはみ出し者のDNA断片がたくさんある（しかし原核細胞にはない）ことを思い出してほしい。そういうイントロンは、いわゆる〝ジャンピング遺伝子〟の侵入の名残かもしれないと考えられている。ゲノムの無作為な場所に自らを挿入するのが得意なＤＮＡ断片のことだ。真核細胞に見られるイントロンの多くは、太古の昔に受け継がれた。ヒトから酵母に至るさまざまな真核生物の、相当する遺伝子の同じ場所に見られる。つまり、真核生物のゲノムがジャンピング遺伝子の侵入にとりわけ無防備になったエピソードが、進化における遠い過去にあったらしい。[25]

理由はともあれ、現在ではイントロンは、タンパク質がつくられる前に、切り取られる必要がある。これは、ＤＮＡがＲＮＡに転写されたあとに起こる。ＲＮＡとは、リボソームと呼ばれる構造上でタンパク質合成が行われる際の鋳型になる中間分子のことだ。ＤＮＡからＲＮＡに転写された遺伝情報は、特別な酵素で編集されたあと、リボソームによってタンパク質合成へと導かれる。

バクテリアでは、転写からリボソームＲＮＡ、続くタンパク質への翻訳までの流れが、同時に起こる。ＲＮＡはまだ転写中に翻訳される。それが真核生物で起こると、イントロンの適切な削除を行う時間がなくなるだろう。しかし核によって、細胞膜のなかで行われる転写の過程と、外で行われる翻訳が分離されている。クーニンとマーティンによると、おそらく、この転写と翻訳の空間的分離のおかげで、確実に適切な仕事が行えるのだろう。

真核生物は原核生物より複雑なので、原核細胞が先に現れて、真核生物はそこから進化したと考えるのが自然だろう。それは実際に、化石記録（単細胞生物でさえなんらかの化石を残している）とＤＮＡ研究の両方で示唆されている。そこから、どのように進化の〝系統樹〟が枝分かれしたのかを推定できる。[26] しかし、原核生物と真核生物の違いはかなり大きく、進化にありがちなゆっくりした歩みに沿って一方からもう一方へどう変わったのかははっきりしない。

それに現在では、変化はそうやって起こったのではないと考えられてすらいる。むしろ、真核生物は、単純な細胞同士が唐突に結合したことで現れたらしい。

地球は約四十六億年前に生まれ、生命は少なくとも三十八億年前には誕生していたようだ。その後おそらく三十億年ほどは、単細胞原核生物しか存在しなかった。最初の多細胞真核生物は、およそ六億年前まで化石記録に現れていない。この最初の生物たちがどんな姿をしていたのかは誰にもわからないが、永続的に結合してひとつの個体になったキイロタマホコリカビのようなナメクジ状の集合体に似ていた可能性はある。あるいは、今日の海綿動物のどれかに似

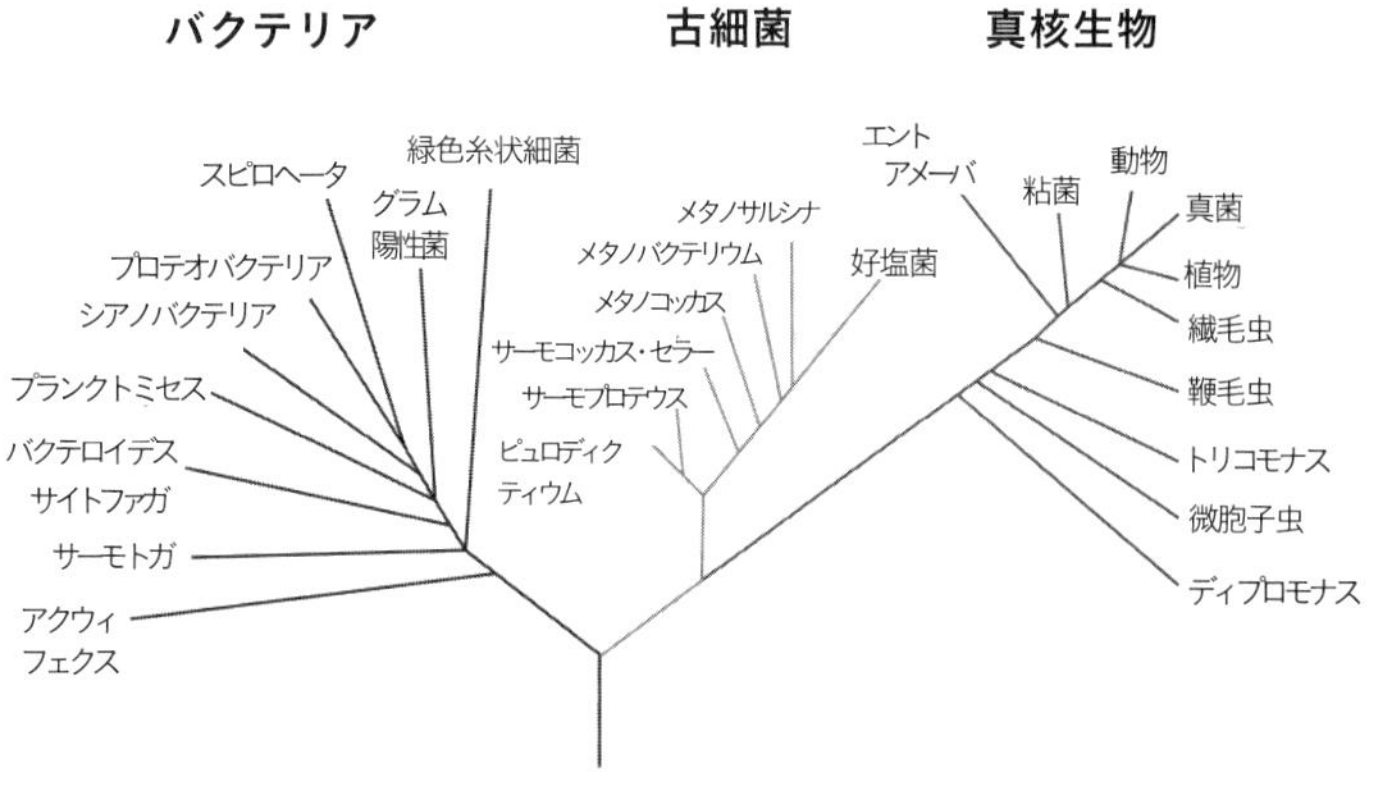


生物のドメイン。ご覧のとおり、多細胞動物と植物は、進化の観点から見れば系統樹の比較的小さい枝に位置し、ほとんどの生物は単細胞だ。この図では、ヒトがキイロタマホコリカビのような粘菌にどれほど“近い”かにも注目してほしい。

ていたのかもしれない。[27] どちらにしてもそれらは、藻類やある種のアメーバ（たとえばキイロタマホコリカビ）などの今日の原生生物と同じような、単細胞真核生物に続いて発生した。多細胞性は、多様な真核生物のあいだで何度も独自に進化した。つまり、さまざまな環境でのかなり優れた適応戦略ということになる。

それより大きな疑問は、そもそもどうやって真核生物が生まれたかだ。真核生物は、生物の三つの基本的なドメインのひとつを構成する。ほかのふたつは、バクテリアと、別種の原核生物である古細菌から成る。約四十年前まで、古細菌はバクテリアの亜群にすぎないと考えられていたが、その後、微生物学者のカール・ウーズが、微生物のＲＮＡから進化的関係を推定して、古細菌がはっきり異なる特徴を持つことを示した。その研究が意味したのは、まずバクテリアと古細菌を切り離してドメインを分けること、次に古細菌と真核生物を分離することだった。

真核生物が原核生物と違うのは、細胞核を持っている点だとわたしは言った。それは本当だが、原核生物がそういう核を獲得したから、真核生物に変わったというわけではない。あらゆる真核生物の最終共通祖先、〝原始真核生物〟がいつ生存していたのかは、驚くほど不確かだ。推定では、十億から十九億年前のあいだとされる。しかし一般には、この生物は今日の真核生物の重要な特徴の多くを持っていたと考えられている。たとえば大きな細胞内区画や細胞小器官などだ。おそらくそのなかでいちばん重要だったのは核ではなく、ミトコンドリアと呼ばれるエネルギー産生区画だろう。原始生物にとってはただの細胞小器官ではなく、細胞結合体内の対等のパートナーだった。

一九六〇年代、微生物学者リン・マーギュリスは、ミトコンドリアが、かつて独立した別個の原核生物で、共生関係をつくるために他の細胞に〝呑み込まれる〟ようになったものの名残だという考えを提唱した。一般的な真核生物の細胞小器官がそういう共生による合体で生じたのかもしれないという説は、二十世紀前半に提唱された古い考えだったが、マーギュリスは多くの反論やあざけりをものともせず、その見解を擁護した。現在ではそれが認められている。

とはいえ、何が何を呑み込んだのかという疑問は、今も議論の的になっている。ふたつの単細胞生物が石鹼の泡のように合体したのか（一部のバクテリアに見られるように）、それとも原核生物の一種が細胞を呑み込む生物に進化したのか（むしろアメーバやある種の白血球に似たいわゆる食細胞）。どのように起こったのかはともかく、ミトコンドリアの獲得は、細胞の能力を大幅に変えた。新しい高性能のエネルギー源（おまけに他の新たな成分や能力）を供給されたのだから。誰でも知っているように、ヒトはエネルギーが旺盛なら、協力的なチームや共同体の仕事などで、ずっと多くのことができる。進化的変化によって、生物は新たな〝生態的地位〟への進出が可能になるのかもしれない。環境のなかで、資源をめぐる競争が少ない新しい場所だ。細胞小器官の追加は、最初の真核生物たちに新たな機能を与えるとともに、文字どおり新たな地平を開いた。

それは、大きな進化の結果を伴うもうひとつの細胞の合体でも明らかだ。植物や緑藻類は太陽光を代謝エネルギーに変換する光合成ができる。必要な光吸収色素とタンパク質機構がある、葉緑体と呼ばれる細胞小器官を持っているからだ。これが光をとらえ、そのエネルギーを使って水素イオンを細胞膜へ輸送し、ダム壁の裏側に水を溜めるように電荷の蓄積をつくると、貯蔵エネルギーを引き出せるようになる。バクテリアのなかにも光合成を行うものがいるので、一般には、植物と緑藻類の真核生物の共通祖先は、光合成をする原核生物との合体で葉緑体を獲得したと考えられている。

こういう合体は、細胞がどれほど適応性と可塑《かそ》性を持つかを示している。高等動物も共生関係のなかで生きていることが多いが、混合してひとつの生物になる例は見られない。ウルチンクラブというカニは恐ろしい棘《とげ》のあるウニをただで背中に乗せてやる。捕食者から隠れたり、敵を阻止したりするのに役立つからだ。しかし、ふたつの生き物は一体化したカニウニにはならない。細胞にとってもたやすくはないが、可能ではある。言ってみれば、細胞の複製と代謝の基本過程には、もっと共通点が多いからだ。そういう合体が進化においてどれほど重要だったかについては、今も解明が進められている。微生物学者のジェームズ・シャピロは、「細胞融合がどれほど強大な進化力だったかについての理解は、まだ初期の段階にある」と言う。

そして、有性生殖とはなんだろう？　細胞の合体ではないにしても、配偶子の結合ではないか？これも、新たな可能性を開いたもうひとつの進化の革新だ。つまり、結合したふたつの細胞がじかに遺伝子を交換できることを意味する。これはじつのところ、バクテリアが日常的に行っている遺伝子の水平伝播の別バージョンだ。水平伝播によってバクテリアは、世代間で起こるゆるやかな変異で得られるものより、ずっと劇的で急激な再編成ができる。それが肝心な点だ。セックスは、進化のもうひとつの方法といえる。先に触れたように、それは、本当に多くの種に見られる多くの選択肢のひとつだ。特に、真菌の有性生殖の多様さには驚かされる。

形態について観察すると、機能についての疑問がわいてくる。真核細胞は細胞小器官や核、分割されたゲノムなどを持ち、見るからに原核細胞より複雑だ。しかし、原核生物は申し分なく機能している。そこで生物学者はすぐさま、真核生物はその追加された複雑さから何を得ているのだろうと疑問をいだく。その内部構造を築いて維持するには、エネルギーと材料を大量に消費しなければならないことを考えるとなおさらだ。進化は理由のない変化を起こしにくく、[28] たいていはその変化が適応に有利であることが理由になる。変化を獲得した生物を新たな進化の生態的地位へ進ませることで、生存と繁殖の見込みを高める。それが自然選択というものだ。

　つまり、地球上に真核細胞が現れたことが、多細胞生物の存在を可能にした。キイロタマホコリカビの例が示すように、単細胞が劣っているとはかぎらない。多細胞性は、ある環境では単独でいるより生存の見込みを高めるかもしれないが、だからといって、多細胞が普遍的に〝優れて〟いたり、細胞を〝生き延びやすく〟したりするわけではない。真核細胞の多くは、単独でうまくやっている。

　わたしたち多細胞の人間が進化したのは、多くの細胞がひとつにまとまる共同体になったことで複雑さが増したからではなく（誰がそんなことを気にする？　と五百穣個［穣は十の二十八乗］のバクテリアなら言うだろうか）、もちろん、多細胞でいることで現在誇っている高度な認知力へ導かれたからでもない（またバクテリアたちが、「さっきも言ったけど……」）。多細胞生物は、生き延びるための新しい生態的地位を見つけた。進化に〝目的〟があると言えるのなら、単にそういうことだ。

　それでも、多細胞性が進化の過程で発生するのは必然的なことだったのか？　むずかしい質問だ。おそらく、リアルなコンピューター・シミュレーションで原核生物の進化を再現するなんらかの方法を見つけないかぎりは、科学的な答えは出せないだろう。もしかすると、それはまれな特性なのかもしれない。おそらく宇宙には、たとえ何十億年たっても原核生物の段階を決して超えない生物圏を持つ、地球に似た惑星が数え切れないほどあるのだろう。あるいはもしかすると、太陽が消滅する前に、そういう惑星のほとんどの生物圏がいずれ移り変わる見込みはじゅうぶんにあるのかもしれない。これは、宇宙がどのくらい〝知的〟生命体に満ちている可能性があるのかという疑問につきまとう、たくさんの謎のひとつにすぎない。

第3章

# 不死の肉体
## ――組織を体外で培養する方法

自分の皮膚をニューロンに変えるバイオ錬金術を受ける前から、わたしの一部がペトリ皿のなかで生き続け成長できるのは、奇妙で不思議なことに思えた。生体組織が最初に生体外で育てられたとき、そのわざが不死を約束する超自然的な魔術に見えたのも当然だろう。

二十世紀初頭の出来事で、生物学者の多くも、そういう展開になるとは考えていなかった。新聞記者たちが予測する永遠の命とは、実験室で育てられた新しいさまざまな体の部位で使い古しの部位を交換し、無限に命を維持できるというものだった。そういうことをもっともらしく信じさせる科学者もいたので、このときばかりはジャーナリストたちも、死を〝条件次第の過程〟、細胞培養を〝不死〟と表現する扇情的な見出しをつけた。

科学が神話の領域に入り込んだときに起こる典型的な事例だった。つまり科学者は、他のどんな人にも劣らず、空想的な言い回し、引喩や連想を受け入れやすい。気がつけば、テクノロジーは大昔の夢を増幅させ、事実と虚構のあいだの境界がどこにあるのか、誰にもわからなくなっている。

こうして、細胞から成るヒトの性質があらわになったことをきっかけに、古い分類や確信が揺らいであいまいになり、人間存在の基本的事実とされてきたものをいくらか再考せざるをえなくなった。

自分たちが誰で、何者なのかが、はっきりしなくなってきたのだ。

体組織が生き延びるにはひとつの体が必要だと、ずっと信じられてきた。そこにはもっともな理由がある。指を切り落とせば、その指はおしまいだ。細胞は代謝を停止し、腐敗していく。そしてたちまち死んだ組織、ただの材料になってバクテリアに代謝される。

細胞を殺すのは、外傷ではない。切り落とされた指をすばやく体に接合し直せば、機能を回復させられる。まるで、指を維持するには、体からなんらかの重要なエキスを吸うことが必要であるかに見える。医学と外科学の経験で以前から実証されてきたとおり、組織は統合された体の一部だからこそ生きられるという感覚があった。個体は、断片にはできない方法で存続する。十九世紀後半、フランスの生理学者クロード・ベルナールは、体が環境をつくるのだと考え、生命を維持する〝内部環境〟と名づけた。その環境がなければ、細胞は死ぬしかない。

しかし一九〇七年、アメリカの発生学者ロス・ハリソンは、そうとはかぎらないこと、というより、おそらく内部環境を人工的につくり出せることを示した。ハリソンは、皿のなかで組織を培養液に浸して、生体外で生かし続けた。

ハリソンは、自分が目覚ましい何かを成し遂げたとは考えていなかった。体外で生体組織を培養することが本当の目的ではなかったからだ。それは目的達成の手段にすぎなかった。神経細胞、つまりニューロンがどうやって育つのかに関する長年の議論に決着をつけようとしていたのだ。ニューロンは、細胞としては奇妙な様相を呈している。たいていひょろ長く枝分かれしていて、その神経細線維は微細な根のように見える。[29] この細線維は連結〝ワイヤー〟であり、ニューロンはこれを使ってネットワークに加わり、電気的インパルスを互いに送り合う。十九世紀後半の生理学者たちは、ニューロンがそもそも個別の細胞なのか、確信が持てなかった。イタリアの生物学者カミッロ・ゴルジは、そうではなく神経系は連続的なネットワークだと信じていた。ライバルのスペインの病理学者サンティアゴ・ラモン・イ・カハールは、神経細胞が別個の存在であることを確信していた。ゴルジとカハールが、一九〇六年に神経系の研究に対してノーベル生理学・医学賞を共同受賞したときでさえ、ふたりは和解していなかった。ゴルジはやや下品な形で、受賞スピーチをカハールの立場に対する反論に利用した。

　ハリソンはこの問題に決着をつけるため、両生類の胚組織の断片から採取した神経細胞を、瓶に入れた培養液のなかで生かし続け、成長させた。今日の目から見ても、これは問題に対するきわめて理にかなった手段に思える。細胞が、挿し穂から育つ木のように、別個の存在つまり個体として育つのかどうか見てみようというわけだ。しかし、ハリソンの実験が注目に値するのは、胚体の外で組織が生き続けるかもしれないという大胆な考えに関してだけではなかった。それは、十九世紀末の生命研究における、もっと一般的な衝動を示してもいた。その時代の生命科学者に対して使われる趣のある古風な呼び名——生理学者《フィジオロジスト》、医師《フィジシャン》、動物学者《ズーロジスト》、解剖学者《アナトミスト》——によく表れているように、当時の生物界の研究では、生物全体だろうと、構造や器官だろうと、微小な細胞だろうと、注意深い検査、観察、分類を行う傾向が強かった。しかし一八八〇年代ごろから、組織と胚をはがしたり分離したり、成長を制御したりするため、生物に介入し操作を加えることがますます一般的になった。生命研究は、観察科学から本物の実験科学に変わりつつあった。つまり、**生物学**になりつつあった。ハリソンの両生類の胚組織の培養は、明らかにその精神に基づいていた。生き物を変化させることで学べるというのは、まだかなり新しく異論の多い考えだった。こうして、細胞の中心的役割が認識されるようになった。ハンナ・ランデッカーが言ったように、「動物の体をばらばらにするだけでなく、ばらばらのまま放置することで、自律性のある、生体外での、動的な細胞の生命が、生物学のために現れた」。

ハリソンは、神経線維が新たなニューロンの生成、つまり細胞の増殖によって伸びることを発見した。さらに、神経芽細胞と呼ばれる細胞（数種のニューロンを生み出す特殊化された幹細胞の一種）がどんなふうにまわりの組織に反応するかを調べた。皮膚細胞近くの神経芽細胞は、感覚（たとえば触覚）のニューロンに成長する一方、筋細胞近くのニューロンは、運動ニューロンと呼ばれる筋運動を引き起こす種類のニューロンに成長する。これは、細胞が分化するとき、周囲の組織の性質によって細胞の運命が決まるらしいことを初めて報告した事例のひとつだった。

細胞が生体外で生き延び増殖できることを示したハリソンの実験で、生体組織について基本的な何かが明らかになったことは、すぐには認識されなかった。両生類は昔から、特殊であることが知られていた。サンショウウオは、欠損した脚を再生できる能力を持つ、脊椎動物のなかでも異例な存在だ。しかも、生物のなかには、もっと驚異的な再生をやってのけるものもいることが、すでに知られていた。ヒドラと呼ばれる淡水ポリプを半分に切ると、それぞれの断片が欠損部分を再生する。ミキサーでほとんど構成細胞まで分解しても、再構築できる。協力し合う細胞群体としての進化の歴史が、ここにも残っている。

しかし、ニューヨークのロックフェラー医学研究所（現在のロックフェラー大学）に所属するフランスの外科医、アレクシス・カレルは、一九〇八年にハリソンが研究について語るのを聞き、結論と同じくらいその手法も重要であることをすぐに理解した。[30] カレルはゴルジとカハールの論争にはあまり興味を持たなかったが、生体組織を生かし続けることには大いに興味を引かれた。以前から、移植手術の実験をしていたからだ。動物の臓器や四肢を取り除いてから、縫合し直すのだ。カレルの縫合技術は伝説的であり、一九一二年、切断された動脈や静脈の接合術での業績を称えてノーベル賞が授与された。移植手術の主な問題は、体から取り出されているあいだ器官を生きた状態にしておくことだった。ハリソンの手法はそれに役立つだろうか？

ほんの数カ月のあいだに、カレルとロックフェラーでの助手だったモントローズ・バローズは、ハリソンの手法を採用して驚異的な働きをし、やがて、他の哺乳類（ヒトを含む）や鳥類、胚や成体、健常および異常サンプルから採取したさまざまな組織型を培養できるようになった。ヒト組織は維持がむずかしく、たいていはほんの数日しか持たないことがわかった。しかしカレルとバローズは、ニワトリの胚の心臓から採取した組織で思いがけない成功を収めた。心臓の組織を使うと、細胞が電気活動の波の発生と調整を行って自発的に鼓動するので、組織が生きているかどうか瞬時にわかることも利点だった。それは便利であると同時に、きわめて象徴的でもあった。なんらかの宿主から独立して〝心拍〟を生み出せる能力ほど、細胞の自律的な生命を雄弁に物語るものがあるだろうか？

カレルはこれまでになく長期にわたって、そういう組織を維持できるようになった。一九一一年には、ニワトリの心臓の組織を何週間も鼓動させ続けた。細胞は、すりつぶしたイヌの胚組織からつくったあと回転させ（遠心分離機にかけ）て不可欠な〝エキス〟を抽出した培養液に浸してあった。当時この溶液が不老不死の薬のように見えたであろうことは、想像にかたくない。そしてカレルは、死が条件次第であると語り、培養中のニワトリの心臓を〝不死〟と呼ぶことで、自分の研究に対する一般人の受け止めかたをそちらの方向へさりげなく押しやった。

修道士のような知的でまじめな外見にもかかわらず、カレルは売り込みが得意な、演出効果を心得た人物だった。細胞培養がきわめてむずかしい技術であることをことさら強調し、自分の技術をいっそううまく売り込むのに役立てた。カレルの主張によれば、その工程は「よく訓練された助手たちの完璧なチームワーク」を必要とする「繊細な外科手術」を行うようなものだった。謎めいた雰囲気を増すために、カレルは自分を含む研究所の全員に、フードつきの黒いガウンを着させた。汚染と光の攪乱《かくらん》作用に対する保護対策という名目の、劇的効果を狙ったただの演出だ（成否が、組織サンプルのバクテリア感染からの保護にかかっていたのは本当だった――当時は感染防止用の抗生物質がなかった）。奇跡に近い力を持つというカレルの評判が高まるとともに、そういう悪ふざけのせいで、他の科学者たちはその分野に参入する気を失い、カレルには競争相手もあまりいなかった。それでも、細胞培養をうまくやり遂げた他の研究者も数人いた。とりわけ、ケンブリッジ大学のストレンジウェイズ研究所は注目に値したが、そこでもやはり、培養方法は、忠実に守らなければならない魔法の呪文の様相を帯びていた。

カレルは神話の領域に入り込んでいて、自分でもそれを知っていた。「カレルの新たな奇跡、老化から逃れる方法を示す」「おそらく死は不可避ではない」と新聞は書き立てた。カレルの不死とおぼしきニワトリの培養心臓が二十周年を迎えたとき、《ニューヨーク・タイムズ》は、現在どういう状況にあるのかを、ご想像どおり、はっきりと示した。「来世紀、もし感染や飢餓、身体的外傷、毒物を駆逐できたなら」、不死のニワトリの心臓は、「宗教的な遺物と同じくらい神聖なものとして崇められるかもしれない」。

ロックフェラーの上司たちは顔をしかめたが、カレルは科学研究のみに身を捧げる男というイメージを巧みにつくり上げながら、同時に効果的な演出で自らの名声を高めた。そしてノーベル賞受賞によって新たな段階へ進み、一九三〇年代には飛行家のチャールズ・リンドバーグと共同研究を行った。一九二七年に〈スピリット・オブ・セントルイス〉号で初の大西洋横断単独飛行を成し遂げてから、ほぼ間違いなく世界で最も有名な男になったリンドバーグは、科学者ではなかった。しかし腕のいい機械工であり、移植用の器官の生存を維持できるよう血液を灌流《かんりゅう》させるためのポンプや、その他の機器を設計した。一風変わった、思いも寄らない組み合わせだが、率直に意見を言い合える実り多い関係だった。リンドバーグにとって、カレルは父親のような存在だった。ふたりは、名声に縛られない信頼と愛情を互いに感じていた。一九三八年、カレルは黒いガウンと白い頭蓋帽を身に着けて、リンドバーグと、ふたりが設計したポンプとともに、《タイム》誌の表紙に登場した。見出しにはこうあった。「老いの泉を探し求めるふたり」

だが、ふたりが本当に探し求めていたのは、彼らの考える西欧の優れた文明というものを維持する方法だった。カレルは白人至上主義者で、優生学を人類の〝優れた血統〟を保持する手段と主張していたからだ。その信条によれば、十八世紀の啓蒙運動の嘆かわしい発明である民主主義は、白色人種全体に負担をかけながら弱い者、劣った者、病気の者を保護する社会をつくっていた。カレルはドイツの軍国主義にフランス人として本能的な警戒心をいだきながらも、ヒトラーの民族純化の主張に賛同した。リンドバーグは、さらに踏み込んだ行動を取った。まじめで少しばかり単純な男だったこともあり、一九三〇年代にドイツを訪れたとき、ドイツ空軍のおだてに乗せられて、熱狂的にナチ政権を支持した。ヨーロッパの緊張が高まると、リンドバーグはアメリカ大統領ローズヴェルトに敵対を避けるよう懇願し、ヒトラー政権が白人西欧文化を維持するうえで最大の希望を与えてくれると論じた。ナチスの侵攻時にフランスにいたカレルは、ヴィシー傀儡《かいらい》政権の招待に応じて、人間の〝完璧性〟という理想を追求するため、いわゆる人間問題研究所を設立した。一九四四年、パリの解放後、対独協力行為を告発され、裁判を待つあいだに死亡した。

カレルとリンドバーグにとって、生体外で生命を維持することは、文化そのものを保持する幅広い計画の一部にすぎなかった。この問題はほどなく、別の形で人種的な論争に巻き込まれることになった。のちほど、細胞生物学と発生学を優生学と結びつける考えかたが、決してなくなっていないことについて見ていこう。

カレルのニワトリの培養心臓は、不死ではなかった。いったいどうやって何十年も生かし続けていたのかははっきりしない（サンプルは、カレルの死の四年後にようやく廃棄された）が、元の細胞がそんなに長く増殖できたはずがないことは、ほぼ確実だ。一九六〇年代、細胞生物学者レナード・ヘイフリックは、哺乳類の細胞が三十〜七十回ほどの限られた回数しか分裂できず、その後自らに課した細胞死の過程で終わりを迎えることを示した。それは、がんを引き起こしかねない細胞損傷と体細胞変異の蓄積を食い止めるため、進化によって備えつけられた予防措置だ。ヘイフリックの推測によれば、カレルの培養は、汚染か、浸されていた〝胚エキス〟に残っていた細胞のどちらかによって、意図せず補充されていたのかもしれない。カレルがちょっとした不正を働いていた可能性も、排除はできない。哺乳類にとっては、今もそれが不死になる唯一の道だからだ。

組織培養が始まって間もないころは、マスコミと大衆だけでなく生物学者も、その意味するところを理解するのに苦労した。瓶に入った不死の心臓は、ゴシックファンタジーの世界から抜け出てきたもののように聞こえるし、実際《インディアナポリス・ニュース》は、カレルの研究を「エドガー・アラン・ポーの最も病的な物語のぞくりとさせる恐怖に、それが真実であって突飛な想像の産物ではないという戦慄《せんりつ》が加わったもの」と書いた。トマス・エジソンは、自らの心霊主義的な傾向を最新テクノロジーと混合せずにはいられない人物で、カレルの器官保存実験についてこう述べた。

もしいつか、命が消えたあとの人体がかように保存され、生命を吹き込む血液や体液の注入によって、無限の時間が過ぎたあとで正常機能を回復させられる段階まで科学者が到達するのなら、死後の意識の存在が突き止められる可能性もあるのではないだろうか。

もちろん、体の復活は古くからある神話だ。しかし組織培養は、これまで誰も想像できなかった肉体の不滅という展望を示した。それをはっきり主張したのは、ケンブリッジ研究病院の初代院長、トマス・ストレンジウェイズだった。ほどなく彼の名を冠するようになる病院は、研究目的で慢性病患者を受け入れる個人出資による施設として、一九〇五年に設立された。しかし一九一九年ごろ、ストレンジウェイズは、関節リウマチを研究する方法として組織培養に関心を向けるようになり、ニワトリの軟骨を生体外で培養し始めた。やがて病院は患者の受け入れをやめて、成体細胞の理解に専念する完全な研究所になった。ストレンジウェイズは、成体細胞を自律性のある生きた存在と見なしていた。

一九二六年の〝死と不死〟と呼ばれる講義で、ストレンジウェイズは聴衆に、身の毛がよだつポーの物語に匹敵するようなイメージを提示した。死体を細かく切り刻んでソーセージをつくるところを想像してほしいと言ったのだ。その人間が完全に死んでいることを疑う人はいないだろう。しかし、とストレンジウェイズは言った。もしソーセージが冷蔵保存されていれば、何日あるいは何週間かたったあと、ひと切れの肉を取り出して、生きた細胞を培養できるかもしれない。

主張を証明するために、ストレンジウェイズはその場でソーセージからつくった培養組織を取り出した。彼の言葉を真に受けるとすれば、その肉は地元の肉屋で買ったそうだ。ともかく、ソーセージはある意味ではまだ生きていた。

しかもこの物語は、ポーが書いたとしてもおかしくない結末を迎えた。講義から自転車で戻ったあと、ストレンジウェイズは脳出血を起こし、二度と意識を回復しなかった。同僚に、自分の思考実験を実際に試してもらいたかったのではないだろうか。冷酷に聞こえるかもしれないが、そう思わずにはいられない。[31]

ストレンジウェイズ研究所での組織培養に関する研究は、生物学者ジュリアン・ハクスリーと共同執筆者のH・G・ウェルズ、ウェルズの息子のジョージ・フィリップ・ウェルズによって、生物学がいかに〝生命を制御しつつあるか〟の例として、『生命の科学』（一九二九年）に引用された。彼らはソーセージの物語を踏まえ、もしストレンジウェイズがジュリアス・シーザーの時代に生まれていたとしたら、「ことによると、あの偉人の断片が今も生きていたかもしれない」と書いた。

組織と肉体の変わりやすさについては、ウェルズが、おそらく彼の最も暗く鮮烈な著書『モロー博士の島』（一八九六年）で探究した。語り手のプレンディックは、ある島に置き去りにされる。そこでは、国を追われ気が触れたイギリスの外科医モローが、動物たちを生体解剖によってヒトに似た生き物に改造する実験を行っていた。ウェルズの著書は明らかに、ジュリアン・ハクスリーの「組織培養王（The Tissue Culture King）」という短篇の下敷きになった。彼の文学の才能を示す唯一の例だ（残念ながら、弟のオルダスの才能と同水準とまでは言えないが）[32]。その物語は一九二六年に学術誌《イエール・レビュー》でまじめなデビューを飾ったあと、翌年にはSFパルプ雑誌《アメージング・ストーリーズ》でさらに幅広い読者のもとに届けられた。この雑誌は、新しい科学とテクノロジーの文化的な受け取られかたがわかる、よい指標になっていた。

「組織培養王」では、一片の肉がまさに、カレルの死なないニワトリの心臓から《ニューヨーク・タイムズ》が想像したのと同じ、神聖な遺物になっている。物語のなかで、アフリカ奥地に住む部族の王ムゴベは、またもや似たような悪徳生物学者ハスクームに自分の肉体を培養させ、信仰の対象をつくらせる。モローと同じく、ハスクームは奥地という環境を利用して、科学界の仲間たちには禁じられるか拒絶されるはずの実験を推し進める。

語り手は部族――脚が八本ある巨人やずんぐりした小人など、身体的奇形のある人々もいる――にとらえられ、彼らの町に連れていかれる。そこで語り手は、住人たちのありとあらゆる肉体的な特異性に気づく。ハスクームが人体に対する支配力を誇示するために施した改変の数々だった。

十五年前にとらえられたハスクームは、部族に〝偉大なる魔法〟を見せることで命拾いした。持っていた顕微鏡を使って、ヒトの血液が個々の小さな血球から成るさまを見せたのだ。それから部族民を説得して、原始的な実験室をつくるのに協力してもらい、それを〝陛下の工場〟、あるいはハスクーム自身の考えでは〝神聖な組織培養研究所〟に変えた。「わたしの心は、一九一八年、ニューヨークの生物学者の友人に、有名なロックフェラー研究所を見に連れていってもらったあの日に戻っていた」と語り手は言う。「組織培養という言葉を聞き、わたしはふたたび、アレクシス・カレル博士と白衣姿のアメリカ娘たちが培養基をつくったり、滅菌したり、顕微鏡検査をしたり、培養を行ったりする場面を、ありありと思い浮かべていた」

王の肉体的な存在に神聖な権威があることに気づいたハスクームは、ムゴベを説得して、「局所麻酔下で陛下の皮下結合組織のごく一部」を採取させてもらう。ハスクームはこれを培養して生きた肉の断片にし、超自然的な力があるお守りとして臣下に配った。さらなる崇拝の対象として、語り手が物語の冒頭で目にする双頭のヒキガエルなど、グロテスクな形態の動物も育てた。語り手は逃げ出したあと、歯切れの悪い道徳的考察で締めくくっている。社会を進歩させる力としての科学に対し、深い信頼を公言している著者から出た言葉だけに、いっそうそぐわないように思える。

わたしの物語の明らかな教訓については、人々の手にゆだねることにしよう。そして、力を好むゆえ、あるいは物事の仕組みについて真実を知ることを求めるがゆえ、労働者たちの労働によって徐々に蓄積されてきた力で、何を為すつもりなのかを考えてもらいたい。

ヨーロッパ中心的な見下した態度と他の文化に対する偏見を超えたところで、ハクスリーの物語はこのように、生き物の形態や物質の変わりやすさをあらわにする生物学の新技術に対して、相反する感情を吐露している。まるで、科学者ハクスリーがはっきり口にできない思いや恐れを表現する手段を、小説が与えてくれたかのようだ。そういう点で、小説はウェルズに対しても似たような役割を果たしたらしかった。ウェルズはノンフィクションの著書で、ほとんど熱狂的ともいえる科学への支持を表明していた。オルダス・ハクスリーが『すばらしい新世界』でヒトの培養が行われる見込みについて自分なりの考えかたを示したことを、未来に対する裏切りとして激しく非難した。

ストレンジウェイズ研究所では、一九二六年に創設者が亡くなったあと、研究者たちは組織培養の科学を普及させる取り組みを進めた。トマス・ストレンジウェイズの後継者は、ホーナー・フェルという名の若い動物学者で、研究について一般講演や執筆を行った。その業績は、病理学者ロナルド・キャンティがつくった顕微鏡下での細胞の動きや増殖を低速度撮影した映画でも、派手に宣伝された。これらの映画は《タイムズ》で批評され、ラムゼイ・マクドナルドとヨーク公のためだけに上映されたこともあった。スクリーンでは、動物の大きさに引き伸ばされたアメーバ状の塊が、独自の命を育んでいた。

一九三〇年、フェルは、〝細胞の命〟と題されたＢＢＣラジオの放送で、国じゅうに情報を広め、細胞を独立した生物と見なすべきだとほのめかした。フェルが語ったところによれば、組織培養は、人工的な形態の生命をつくり出すどころか、体の複雑な影響から自由になった本当の細胞の姿を見せてくれる。

しかし、それは本当に望まれた自由なのか？　生物学者たちは、がん性腫瘍が、秩序を失って気ままに増殖した細胞によって引き起こされることを認識するようになっていた。培養された細胞は、健康な組織よりそれに近いのではないかと懸念する生物学者もいた。『生命の科学』でハクスリーとウェルズ父子は、臓器細胞を〝「ロンドンの」街で仕事中〟の人々になぞらえる一方で、培養細胞は〝法定休日のリージェントパーク、少しばかり怠惰な自由の光景〟に近いと書いた。そのイメージはかなり優しく暢気《のんき》に思えるかもしれないが、表面下には、社会秩序の崩壊、原始的な〝自然の状態〟――それどころか（モローの獣人のような）進化度が原始段階へ逆戻りすることに対する恐怖があった。フィルヒョウが歓迎していたらしい反権威主義的な無秩序に対する情熱はなかったにしても、そこには政治的な色合いの強いフィルヒョウの細胞説の強い影響が残っていた。

だから、有力なメディアで、細胞培養に対するストレンジウェイズ流の楽観的な見かたが、もっと暗い何かに凝縮していったことは、驚くまでもなかった。ハクスリーの物語に先立って、同じ一九二六年、《アメージング・ストーリーズ》の少し前の号に載ったのは、「悪意ある存在（The Malignant

Entity)」という小説で、培養細胞が箍《たが》を外して創造者とほか数人を貪《むさぼ》り食い、最後に毒殺されるという物語だった。

体の外で、あるいは体を超越して生きる組織は、気味の悪い物語のありふれたテーマだ。切断された手がずるずると獲物に迫るイメージは、若いオリヴァー・ストーンが少しばかり軽率にB級映画『キラーハンド』を撮ることにする前に、悪趣味な表現として知られていたし、ポーの「告げ口心臓」(一八四三年)では、殺人犯が床下に隠したばらばら死体の心臓が鼓動し始める様子が描かれた。ゾンビの物語は〝生ける屍《しかばね》〟の手足や肉塊が独立して動く設定であることが多く、こういう認識も、いくらかはカレルが行った組織の維持や延命の研究に由来している。

カレルの研究は、《アメージング・ストーリーズ》に載った一九二七年の小説で、ふたたびモローのモチーフと混ぜ合わされた。題名から――「生ける屍の災い(The Plague of the Living Dead)」――ゾンビものとしての展開が予想される。またもやおなじみの追放された生物学者、ここではファーナムと呼ばれる男が登場し、とある遠い国で怪しげな実験を行う。偏見に満ちた当時だからこそ、著者が野蛮さや人種間の征服について空想を膨らませることが許されたような場所だ。カリブ海のある島で、ファーナムは火山の爆発によって死んだ住人を血清で蘇生させようとして、最後にはゾンビの集団に追われることになる。「ファーナム博士は、ふたりの男がばらばらに切り刻まれたり引き裂かれたりしたあとも、体の別々の部位が生き続けているという束の間の幻を目にした」四十年後、ジョージ・ロメロはこのイメージを、ごく政治的な低予算のホラー映画に流用し、その古い物語の偏見をひっくり返してみせた。『ナイト・オブ・ザ・リビングデッド』の主人公は黒人男性で、最後には白人の保安官にゾンビと間違えられて射殺されてしまう。それが現代の集団リンチを象徴していることはあまりにも明白だ。

文化およびフェミニスト理論家のスーザン・メリル・スクワイヤーは、文学を〝科学の無意識〟だとする単純な二元論の誘惑を断ち切るべきだという鋭い助言をしている。それでも、ハクスリーの「組織培養王」を見れば、文学の表現方法がさまざまな形で科学の社会的な意味をゆがめる可能性があるのは明らかだ。ストレンジウェイズ研究所に関わった研究者たちも、詩を通じて自分たちの細胞研究を説明する気を起こしたとき、同じ轍を踏むことになった。一九三〇年代に研究所を訪れたコンラッド・ハル・ワディントンは、自分の思いを詩で表現し、胚発生を指揮する〝オーガナイザー〟（85ページ参照）の働きを、個体の自律性と集団の傾向がダンスを踊っているようなものとして描写した。

今やあらゆる別々の部分が結ばれ
特定のパフォーマンスへと向かう
だが個々の内側は今も自由に
自らの仕事をこなしている。

一方、ストレンジウェイズ研究所の研究者アーサー・ヒューズによる、同僚ペタル・マルティノヴィッチが行った哺乳類の生殖器の組織培養を描写した詩は、『すばらしい新世界』の冒頭シーンを踏まえているようだ。

精巣と卵巣
並べて体外に移植され
マルティノヴィッチに育てられる
ガラスの容器のなかで。

同僚の詩作に対するマルティノヴィッチの反応は、どれほど研究者たちが細胞を擬人化するのが好きで、細胞や組織培養を生物自体とあらゆる点で同程度の自律性と行為主体性を持つ代役に仕立て上げ、自分の研究に対する細胞の目を通した見かたを取り入れたがっているかを示している。

ストレンジウェイズ研究所ではどこかの若者が
血管の岸（いつも左側）に座って追いかけている
無数の小さな生き物たちを
生まれは似通っていても異なる特徴を持ち
すばやい流れに乗って運ばれてゆく
力強いうねりと大きな振動を伴って――
未だ知ることのない運命へと。

ストレンジウェイズ研究所の科学者たちが、いったいどんな衝動に駆られて、明らかに異例な方法で自分たちの研究をとらえる気になったのかはよくわからないが、ホーナー・フェルも、細胞の目を通した風変わりな見かたを取り入れていた。「そこにはロマンチックな何かがある」フェルは言った。「生きた細胞を体外に取り出して、ガラス容器のなかでそれが生きて動いているのを、まるで少年が瓶に入れたオタマジャクシを眺めるように眺めることには」

カレルの研究が一助となり、組織培養は、ヒトの細胞を含むあらゆる種類の細胞に対する一般的な処置になった。とはいえ、新聞の見出しは目前に迫る不死を公言しているというのに、まだまだヒトの培養組織を生かし続けるのはむずかしかった。

しかし一九五一年に、状況は一変する。ボルティモアのジョンズ・ホプキンズ病院のアメリカ人医師ジョージ・ゲイは、ヘンリエッタ・ラックスという名の三十一歳の患者からがん細胞を摘出したとき、その細胞がこれまでに見たどのサンプルとも違っていることに気づいた。ラックスはその年の後半に子宮頸がんで亡くなったが、彼女のがん細胞は培養基のなかで、見たところ際限なく増殖を続けていた。並外れた生命力を見せたこのいわゆるヒーラ（ＨｅＬａ）細胞（このように提供者の名前を慣習的に匿名化した略語で識別される）は、やがて世界じゅうのヒト細胞に関わる実験の標準株となった。特に、生きた人々を危険にさらさずに薬物を試験する際に使われた。ゲイは、ウイルスを培養する宿主組織としてヒーラ細胞を使い始めた。ウイルスは、コロニーをつくるための細胞がないと存続できないからだ。一九五四年までには、そういう研究からポリオウイルスのワクチンが生まれていた。生物学者ジョナス・ソークの発見によるものだ。

ヒーラの物語は新聞記事やテレビのドキュメンタリーや書籍で何度も語られているが、最も力強く包括的な作品は、レベッカ・スクルートの『不死細胞ヒーラ　ヘンリエッタ・ラックスの永遠なる人生』だ。題名が示すとおり、この物語には隅から隅まで神秘的な修辞が混ぜ込まれてしまったので、全体の文脈を明らかにする眺望の利く地点を見つけるのはむずかしい。ハンナ・ランデッカーは、どこに危うさがあるかを明確にしている。こういう物語は、「簡単には理解できない何かをどうにか説明するための反応だろう。つまり、人間の命が持つ可能性の条件が、根本的に変化した」とランデッカーは言う。ヒーラは、「ヒトの体細胞の思いも寄らない自律性と可塑性の生きた証拠」だった。

その本は、寓話の形を取っている。適切な倫理規制が設けられる以前の時代の、マイノリティーや、医学について不利な立場に置かれた社会集団に対する虐待を訴えているのは明らかだ。ラックスの細胞が本人の承諾なしに保存されゲイに利用されたのは、当時は通常の慣行だったが、物語では、一九五〇年代に貧しい黒人家族と現代医学研究の世界を隔てていた深い溝が強調されている。ボルティモアの病院はすでに、黒人社会からは広く恐れられていた。そこの地下室では、黒人患者が実験台にされているといううわさが流れていたからだ。これは、アメリカ北部と南部のあいだの断絶に関わる人種間の緊張と不信から生まれた、ただのパラノイアではなかった。ジョンズ・ホプキンズ病院では秘密の実験は行われていなかったが、一九三二年、アラバマ州のタスキーギ大学で、未治療の梅毒の経過を研究するために黒人の小作人が募集されていた。応募者たちは無料の食事と医療を提供されたが、一部が梅毒に感染し、有効であることが知られている抗生物質ペニシリンで治療された人は誰もいなかった。この研究は驚くべきことに、内部告発者が実態を暴露するまで四十年も続けられた。[33]

しかし、ヘンリエッタ・ラックスの物語は、搾取の物語よりも複雑だ。ひとつには、当時の生物医学研究に対する人々の理解と、研究の動機とのあいだにあった隔たりが挙げられる。ラックスの家族は長年のあいだ、彼女に何が起こっていたのかをめぐって戸惑い、動揺していた。医者が彼女の細胞を盗み、そこから利益を得て、その利益の分け前を親族に渡さなかったのではないかと疑った。彼らが混乱して怒るのも無理はなかった。しかし、ゲイ自身は決してその細胞で金儲けをしようとは考えなかった。ときには手ずから――シャツのポケットに試験管を入れて保温しながら――細胞を求める同僚のもとに届けた。手術室から研究所へのヒト細胞と組織の持ち込みは、当時は完全に許容範囲と見なされ、公然と行われていた。科学者も一般の人々も、そこに不適切な何かがあるとは感じていないようだった。

さらにヘンリエッタ・ラックスの事例は、組織培養がつくり出したヒトと細胞の分類上の混乱を際立たせた。細胞生物学の知識を何も持たず、その過程をいっさい説明されなかった家族は、もしかするとヘンリエッタ本人がなんらかの形で生かされていて、いまだに苦しんでいる可能性はないのか、よくわからなかった。こういう誤解や恐怖は、ラックス一家の学校教育の不足や権力者に対する疑念のせいで生まれたのだと、つい考えたくなる。もし彼らが正しい情報を入手していたなら、解決できていたはずの問題だと。そして実際に、作家のスクルートが親身にラックスの娘に付き添って、二〇〇一年にジョンズ・ホプキンズ大学の研究所を訪れ、若い研究者にヒーラ細胞を見せられたとき、家族の懸念はいくらか解消された。しかし、ラックス一家の反応は根本的に、まったく理にかなっている。〝ヘンリエッタ・ラックスの不死の命〟をどう考えればいいのか、本当にわかっている人などいないのだから。

たとえば、ゲイの死後、一九七一年に機関誌《産科婦人科学》に掲載された追悼文の描写について考えてみよう。著者らによれば、ゲイが採取した組織サンプルは、

ヒーラとしての患者ヘンリエッタ・ラックスを不死の存在にした。今では二十年が経とうとしている。未来の研究者たちの手で育てられれば、永遠に生きるのだろうか？　現在すでにヘンリエッタ・ラックスは、まずヘンリエッタとして、次にヒーラとして、合計すると五十一歳になる。

学問に関わる著者が、細胞と人間をこんなふうに奇妙に同一視するとは、どういうことなのだろう？　彼らはラックスの家族と同じくらい、事態を把握できていない。おまけに著者は、《アメージング・ストーリーズ》のぞっとする物語と同じような、制御できなくなった細胞塊の物語を差し出し、こう書くのだ。「もし最適な培養［！］条件下で制約なく増やすことが許されていたら、今ごろは世界を征服していただろう」

世界を征服していた。ランデッカーによれば、ヘンリエッタ・ラックスの物語のこういう改作には、「質量、つまり彼女が今ならどのくらいの重さになるのかへの絶え間ない関心」がある。その数字

――ヘンリエッタの腫瘍から採取した細胞を使って培養したヒーラ細胞の質量――は、ある科学者の概算によると、二〇〇〇年代初期には五千万トンになるらしい。こういうばかげた意味のない数字があらわにしている――あるいは隠している？――のは、死を免れない肉体からこぼれ出た生命という概念をとらえる試みだ。

あまり上品とはいえない表現だが、わたしたちはふたたび、こちらを見下ろすカレルの奇怪なニワトリとともにいる。けれども今では、この特大の威圧的な存在は、家禽《かきん》ではなく黒人女性で、その影のなかには、アメリカを悩ませるあらゆる人種的な不安が潜んでいる。

この奇怪なイメージを裏返したにすぎないのが、ラックスを、全人類の利益のために永遠の命を与えられた天使のような存在に変えることだ。雑誌《コリアーズ》に掲載されたヒーラ細胞についての一九五四年の記事では、そんなふうに描かれていた。ランデッカーによれば、「平凡な女性が夢にも思わないある種の永遠の命を与えられた」ボルティモアの主婦として――彼女が貧しい黒人だったという事実には触れていなかった。現在では、ラックスを人種のせいで都合よく利用された無力な犠牲者とするべきなのか、それとも、遺骸が常識を超えて増殖し、神聖な遺物となった現代の聖人のようなものとするべきなのか、はっきりしない。

ヒーラの物語では、人種は常につきまとう避けがたいテーマだ。一九六〇年代後半、遺伝学者スタンリー・ガートラーは、ヒーラ細胞には高い侵襲性があり、研究で使われるヒトや他の動物から採取したたくさんの細胞株が汚染されるまでになっていると主張した。ガートラーは、生物学的な〝マーカー〟の存在を探すことでヒーラ細胞を見つけようとした。ヒーラ細胞に特有の、赤血球の代謝に関わる酵素の遺伝的変異体だ。ガートラーの指摘によれば、このマーカーはアフリカ系アメリカ人にしか見られないということだった。

じつのところ、この時点で初めて、それまで明かされていなかったヒーラの提供者の人種が問題になった。ヒーラ細胞は〝黒人〟で〝女性〟となり、〝攻撃的に〟止めようもなく他の細胞株――たいていは白人から採取したものを汚染していた。一部の研究者が書いたように、群れからはぐれたヒーラ細胞がたった一個あれば、培養物ひとつを〝滅ぼす〟ことができた。

〝生物学的事実〟の中立的な報道に隠れて、ときに科学はなんと危険な物語を語ることか。

そもそもヒーラ細胞は、ふつうのヒト細胞ですらなく異常ながん細胞だというのに、なぜそんなに役に立つのかと、不思議に思うかもしれない。しかし、細胞が使われる目的にとって、それはあまり問題にならない。たとえばワクチンを探求するためや、一九八〇年代から行われているHIVとAIDSの研究にとっては、ウイルスの宿主として、がん細胞は完璧に機能する。同様に、薬剤候補は、ふつうのヒト組織にとって有毒なら、ヒーラにとっても有毒かもしれない。

それでも確かに、ヒーラを他の細胞から際立たせ、これほど活発でたくましい細胞株にした何かがある。それはヒーラが持つテロメアに関係があるらしい。染色体の末端にあるDNAの構造で、複製されるたびに分解され短縮されていく（160ページ参照）。一般的にがん細胞はテロメアを修復する酵素をつくるので、こういう形の細胞の老化を防止できる。とはいえ、ヒーラ細胞はとりわけこのわざに熟達しているようだ。

ひとつはっきりしていることがある。ヒーラはもはや、単なる特殊でめずらしい種類の細胞ではない。何度も増殖を繰り返せば、その細胞株にたくさんの変異が蓄積されるのは避けられないことだ。細胞株は進化し、ありとあらゆる選択的な過程にさらされている。実際、進化生物学者リー・ヴァン・ヴェーレンは、今日ではヒーラをヒトとは異なる別の種と見なすべきだと論じた。ヴァン・ヴェーレンはそれを、ヒーラサイトン・ガートレリ[34]と呼んだ。ヒトがヒトから育てた微生物のようなものだ。決して生物学者全員がその考えを認めているわけではないが、生物と細胞共同体のあいまいな境界を思い出さずにはいられない。ヴァン・ヴェーレンの考えでは、ヒーラは何十年ものあいだ生体外で培養されて、いわば進化の軌道を逆に進まされ、〝より単純な〟状態の存在になった。

　しかし、それでもヒーラは、ヒトDNAを――実際に、ヘンリエッタ・ラックスのDNAを――持っているのでは？　いや、そうともいえない。バクテリア株と同じく、細胞は進化し、優勢な状態に適応して、まったく異なる栄養必要量と代謝過程を持つ独特な形態――異なる〝個体〟といえるものに発達する。二〇一三年、ヨーロッパの研究者たちはひと株のヒーラ細胞のゲノム配列を解析し、予想どおり、無秩序状態であることを見出した。多くの細胞はいくつかの染色体の余分な複製で、多くの遺伝子は余分な複製を得たり、大幅に改造されたりしていた。これらの変化の一部は元の腫瘍に存在し、そこから生じているのかもしれないが、多くはあとから現れた可能性が高いようだ。どちらにしても、その発見は、ヒーラが実際どこまで正しく人体の代役を務められるのか、ましてやその細胞が半世紀前に死んだ〝不死の〟女性の代理だといつまで主張し続けていられるのかという疑問を投げかける。おそらく驚くべきなのは、染色体異常の蓄積が――そのせいで原理上でさえ、たとえばヒーラを使ってヒトのクローンをつくることは不可能だが――細胞自体の生命力をまったく減少させていないらしいことだ。染色体異常に対するこの回復力は、ヒーラ細胞がゲノムのほんの一部しか使う必要がないことを示している。必要なのは、分裂し続けることだけなのだ。

組織培養は、ほかの生物学的進歩にはありえない形で、個体の生命と細胞の生命のあいだ、組織と体のあいだの関係を複雑にする。その複雑さは、新たな物語を求めている。スーザン・メリル・スクワイヤーが〝人間を再構築する〟試みと適切に表現した仕事を。

ヒト組織は現在、まるでポリマーかセラミックに似た材料であるかのように扱われている。その姿勢に、失礼なところはない。わたしの印象では、組織培養を行っている人々は、自分の研究の倫理面を注意深く考慮している(そして、しなければならない)。それでも、ジュリアン・ハクスリーの奇妙な物語が認めていたとおり、組織は単にそれだけの存在ではない。単に活発で反応しやすい材料、生物医学的な資源、便利な病原体の宿主媒体や薬剤の試験台というだけではない。社会科学者キャサリン・ウォルドビーとロバート・ミッチェルは、器官および組織の移植と提供の研究について著した『ヒト組織の経済(Tissue Economies)』でこう述べている。

体から組織バンク、実験室、そして別の体へと移動する組織は、自己認識をめぐる多様な存在論的価値、血縁関係や老化、死、信念体系、倫理規範をめぐる感情的価値、研究の威信に関わる認識論的価値と体系、さらには使用価値と交換価値をもたらす。

それらの価値のいくつかは利益につながり、合法的でもある。組織に対する研究は、許容の境界を定めるための法的枠組みなしでは稼働できない。驚いた（とはいえ少しも不満ではなかった）のは、わたしの線維芽細胞がいったん生体外で分裂してしまえば、もはや法的にはわたしの一部ではなく、細胞株と分類されるとわかったことだった。そのおかげで組織培養を使う科学者たちは、個人（生死にかかわらず）のゲノムを持つ生体から得た知識に対して知的所有権を主張できる。個人的には、セライナとクリスが〝わたしの〟細胞から商業的かつ科学的価値を伴う知識を引き出してくれたらうれしかっただろう（残念ながら、予期したとおり、ちっとも特別な細胞ではなかった）。しかし、取引は常にこんなふうに進むわけではない。一九八四年、ジョン・ムーアという名のアラスカ州のエンジニアが、カリフォルニア大学ロサンゼルス校の元主治医デイヴィッド・ゴールドに対して訴訟を起こした。ゴールドが、ムーアの脾臓《ひぞう》からがん細胞を切除し、儲かる〝不死の〟細胞株を取り出したからだ。この腫瘍細胞は、体の免疫系を刺激して感染症と闘うタンパク質を産生することがわかった。

　法廷は、ムーアには細胞に対する財産権も、そこから発生する利益に対してのいかなる権利もないと裁定した。それは単なる〝廃棄された組織〟――ごみのようなものだった。[35] この決定は、人の命を救う生物医学的研究に利益をもたらした。もし細胞株を生み出した組織の元の提供者全員が所有権を主張できるなら、研究にとってとてつもない妨げになっただろう。また、ムーアのがん細胞をタンパク質の実用的な供給源に変えるには、ゴールドの側にかなりの技術的な創意が必要だったと認められたことからしても、筋が通っていた。しかしそれは、提供者から被移植者へ権利を移すのに役立つ規制制度を反映してもいる。たとえばイギリスでは、余剰の胚を研究で使用することに同意した体外受精患者は、商業的な付帯条件をつけず、〝贈与物〟として寄付しなくてはならない。それを使う研究者が、その組織から得たあらゆる利益に対して財産権を主張できるとしてもだ。

それについて悪いことは何ひとつない。先ほども言ったように、そのおかげで価値ある研究が行えるのだ。しかしそれは何より、組織が今では商品であることを思い出させる。

どこかで聞いたことのある考えかたではないだろうか？

もしこれこれの日に、これこれの場所で、
証文に記されたとおりの金額を
お返し願えない場合は、違約金として
あんたの体のどこでも好きな場所から
その白い肉をきっかり一ポンド
切り取ってもいいということにしていただきたい。（ウィリアム・シェイクスピア『ヴェニスの商人』第一幕第三場）

シャイロックが、もしアントーニオの血（反ユダヤ的な緊張の高まりのなかでは〝キリスト教徒の血〟）を一滴もこぼさないなら、取り分の肉を取ってもよいと言われるとき、彼は無意識のうちに〝ヒト組織の経済〟のなかで働くようになった市場の力を垣間見ている。どの組織を、どのくらい、誰が何を、所有するのか？　公共の衛生福祉に関する社会政策の先駆者、リチャード・ティトマスは、一九七〇年代に「人体は商業関係を超えて存在する……その価値は本質的であり、数量化できない」

と論じた。しかし、希望的観測に近かった。現実には、組織の市場は――献血への支払いや臓器の闇取引も含め――人口全体に均等に分配されるあらゆる商品の通常パターンにならうだろう。そこでは結局、貧しい者が富める者に売ることになる。

シャイロックの要求から生まれた難題が存在するのは、それがゼロサムゲームで行われているからだ。シャイロックが得るアントーニオの肉一ポンドは、アントーニオが失う分と釣り合っていなければならない。組織培養が、そのゲームを根底から変える。肉と血の生成を、大量生産の工業工程にするのだ。アレクシス・カレルなら、アントーニオに安全な解決策を提案できただろう。シャイロックの行動は、〝悪いユダヤ人〟の問題に対する彼の疑念を裏づけたのかもしれないが……。

しかし、組織培養によって提起される社会的、哲学的疑問は、単にシステムの運用に関わることではない。わたしたちは何者なのかという疑問だ。法律による絶対的命令では解決できない。「それは何を意味するのだろう？」とウォルドビーとミッチェルは問う。

ヒトの体が、特定の人物だが厳密に言えばもはや人間としての自己で構成されていないものからできた断片に分解できるとすれば？　個人（厳密に言えばそれ以上分割できない単一体）の地位は、断片化の可能性に適応するため、どう変更されるだろうか？

わたしの一部――だが（少なくとも法的には）わたしの一部ではないもの――が、町の八キロ先の研究所にある培養器で脳に似た何かに育つあいだ、そのことを一度ならず自分に問いかけてみた。まだ答えは見つかっていない。

二〇〇八年、ニューヨーク近代美術館は、牛革ではなくマウスの組織からつくった小さな〝革ジャケット〟を展示した。マウスの胚性幹細胞に由来する細胞を、小さな衣服の形へと導くポリマー足場上で育てたものだ。このジャケットは長くは持たなかった。二、三週間〝デザインとしなやかな心〟という展示会を続けていたところ、袖が外れてしまい、おまけに細胞がポリマー足場から塊になって分離し始めた。展示会企画者のパオラ・アントネッリは、最後には培養過程を止めるしかなくなった。「あれを殺す決心をしなくてはなりませんでした」とアントネッリは言った。

それで、どうなったと思います？　その決心ができないような気がしたんです。わたしは昔から妊娠中絶合法化を支持する立場でしたが、突然こうして、ジャケットを殺すことを考えると眠れなくなりました……あの物体は、成長し始める前は生きてさえいなかったのに。

〝犠牲者のいない革〟と呼ばれるこの手工芸品は、西オーストラリア大学のシンビオティカ研究室に所属する〝バイオアーティスト〟オロン・キャッツとイオナット・ズールによってつくられた。このユニークな共同制作を行ったのは、組織培養のようなバイオテクノロジーを、実際に使うことで世に問う学究的な機関で働く扇動的なアーティストたちだった。アーティストたちによれば、〝マウス細胞のジャケット〟が向けた批判の矛先は、人間の消費財用に動物の皮革を製造することに伴う問題の解決策として、生体外で革に似た材料をつくるという考えだった。そしてあの作品は、テクノロジーが人間の消費の犠牲者をなくすより、覆い隠すために使われる手法を扱った、より大きな作品群の一部だった。

シンビオティカ研究室の初期作品のひとつが、〝ブタの翼〟だ。ポリマー足場上でブタの骨髄幹細胞からつくった三つの小さな翼に似た構造で、アーティストたちがヒトゲノム計画の周囲に感じ取った〝遺伝子の誇大広告《ジェノハイプ》〟に対する論評を意図していた。明らかに迫力に欠ける翼がポイントだった。キャッツとズールによると、その作品には、しぼんでいく〝失望の美意識〟が込められていた。

> 人々は……作品を観にやってくるだろう。空飛ぶブタや、バイオテクノロジーのさまざまな驚異が披露されると信じていたからだ。しかし、かわりに組織でつくられたちっぽけで慎ましやかな、切り離された翼と向き合うことになる。それでは決して空を飛べない。

このような芸術家の反応は、生物のテクノロジーをめぐる混乱と、そのテクノロジーの使いかたを探索する場を与えてくれるかもしれない。そういうものが商品になったらどうなるだろう？　何を生命と見なすのか、それに対してどんな義務が生じるのか？　どんなものが育つのかについて、物理的および倫理的な境界はどこにあるのか？　科学はこういう疑問をもたらし、押しつけてくるが、答えてはくれない。シンビオティカ研究室が作成した細胞組織の芸術は、疑念を持つべきこと、不安定で好奇心をそそり怪しく不穏であるはずのものに慣れてはいけないことを思い出させる。組織培養は一世紀前に始まったが、わたしたちはまだ、それが意味することと折り合いをつけてはいない。

幕間2

# ヒーローと悪漢
## ——がん、免疫、ヒト細胞の生態系

細胞の世界にも、人の世界と同じように、ヒーローと悪漢が住んでいる。友人であり救い手でもある細胞と、こちらの命を狙う細胞。〝よい〟バクテリアと〝悪い〟バクテリア。キラー細胞、不良細胞、ゾンビ細胞。細胞を生物にたとえる比喩はよく使われ、個性にあふれている。

病原菌、いわゆる〝ばい菌〟は、この風変わりな面々のなかにたやすく溶け込んだ。彼らは外から来た侵入者であり、ヒトが常に闘っている見えない敵だ。しかしがん細胞は、闘うのがむずかしいのと同じ理由で、概念化がむずかしい。それらはヒトの一部、ヒトの暗部だからだ。

がんは、ほかのどんな病気とも違う。あるウイルス感染が引き金になることはあるものの、ウイルスやバクテリアのような病原体が根本的な原因ではない。じつのところ、謎の一部、そしてがんを〝治す〟のが医学にとってこれほど困難な理由の一部は、たくさんの原因がすべて同じ症状をもたらすことだ。腫瘍になった細胞の無制御な増殖。それが、破滅的なほどの生理学上の大混乱を引き起こす。

ときどき言われるが、がんは現代病ではない。昔からヒトとともにあり、他の多くの動物種をも苦しめている。死を招きかねないそういう病気を、機能障害、衰弱、浸潤——〝戦争〟しなくてはならない疾患——という点からとらえてしまうのはもっともなことだが、それががんを理解したり受け入れたりするのに役立つかどうかはわからない。細胞が自然に行っていること、つまり多細胞生物であることの避けられない結果と考えるほうが理にかなっているように思える。

　徐々に普及してきた有益な考えかたのひとつは、進化の観点からがんをとらえることだ。すると、細胞共同体としてのわたしたちの性質をめぐる謎に光が当たる。ヒトの細胞は分裂するにつれ、体の発達を妨げるような進化の影響を抑えるメカニズムを獲得した。バクテリアの場合は、増殖してコロニーが広がるにつれ、細胞分裂中にランダムな変異が起こり、これが生存に有利な自然選択の多様性を与える。抗生物質への耐性が高まるのはそのせいだ。抗菌薬が存在すると、偶然いくらか耐性を獲得したバクテリア細胞はきわめて有利になり、すぐにコロニーで優位を占めるようになる。バクテリアに対して抗生物質を使えば使うほど、耐性を生む選択圧が強くなる。

　ヒトの場合も、成長と組織補充のあいだ細胞が分裂して増殖していくうちに、ＤＮＡ複製の写し間違いから多様性が生じることが予想される。確かにそれは起こっている。先に触れたように、人体はゲノムの正確な配列のなかに、いくつもの小さな違いを抱えている。たいていの場合、その変異はなんの影響も及ぼさないが、なかには、たとえば一部の細胞をすばやく分裂させるなど、繁殖上の利点を次世代に伝えるものもあると考えていいだろう。

　そういう〝利己的な〟細胞の増殖こそが、がんを引き起こす原因なので、それを食い止めることが生物自体の繁殖を成功させるために重要になる。人体には〝生体内進化〟を能動的に制御するいくつかの機構が備わっている。それがなければ手に負えなくなっているだろう。まず、細胞分裂時のＤＮ

A複製の正確さが、〝校正〟酵素によって入念に確認される。細胞周期を調節し、ブレーキとして働いて細胞分裂を抑制する遺伝子がある。さらに、ヒトの免疫系は絶えず病的な細胞分裂を警戒している。だから、がんは免疫抑制から起こることもある。

一説では、がんは体の機構が細胞の増殖を食い止められなくなった結果というより、むしろ細胞をストレスにさらす環境要因に対する自然な反応だとまで言われる。その反応は、太古の進化の時代からゲノムにコードされているが、通常は抑制されている。「変異によって誘発はされるかもしれないが、根本的原因は、遠い昔に深く埋め込まれた緊急サバイバル・ツールキットの自己活性化にある」物理学者ポール・デイヴィスはそう論じる。議論の余地がある少数派の意見だが、たいていの病気の物語に比べて、がんにはどれほど新たな物語が必要かがよくわかる。進化の観点からすれば、がんは、細胞の予期される行動のひとつにすぎない。文明化と社会化によって、人間が残酷で自分本位で原始的な衝動を抑える必要が生じたように、動物の体の細胞は抑制と協力を学び、それをしっかり守らせるために管理されなければならない。トマス・ホッブズが『リヴァイアサン』で言ったのと同じことだ。つまり体は、政治的統一体と同じく、〝自然状態〟の抑圧に依存して生きている。がんにとっては、無政府主義者にとってと同じく、抑圧された生きかたはおぞましく残忍で短い人生なのだ（ここで、比喩警報のスイッチを入れておくよう改めて注意しておこう）。

戦闘的なイメージ――〝がんとの闘い〟――は、自分自身の細胞と組織を制御するというより、侵入したなんらかの病原体を撃退しているかのような印象を強める。そういう混乱が起こるのは、外から体に侵入するものが、実際にがんを誘発することがあるからだ。通常なら腫瘍を抑える細胞調節機構を阻害して、がんを引き起こす。

最初期にがんと環境要因を関連づけたのは、一七七五年のイギリス人医師パーシヴァル・ポットの発見だった。若いころ煙突掃除夫として働いた男たちのあいだで、異常にがんの発生率が高かったのだ。現在では、すすには発がん性化学物質が恐ろしく大量に含まれていることがわかっている。原因要素を理解するのがむずかしかったのは、こういう関連性があまりにも多様に思えたからだ。

X線を例に取ってみよう。一八九五年に発見され、最初の数十年間は、おもしろく有益でさえある放射線と考えられていたが、やがて皮膚がんや白血病に関連していることが明らかになった。放射能も同じだ。ウラン鉱（瀝青《れきせい》ウラン鉱）の労働者たちは、とりわけ肺がんになりやすいことがわかり、マリ・キュリーと娘のイレーヌ・ジョリオ＝キュリーは、間違いなく放射性物質の実験が原因のがんで早くに亡くなった。こういう病気がもっと一般的なライフスタイル、たとえば何を食べるか、どこに住んで働くかなどと結びつけられるようになったのは、一九五〇年代に喫煙と肺がんの関連が発見されてからだった。一部が食品や添加物にも使われている多くの化学物質に、今では発がん性、つまりがんにかかるリスクを高める傾向があることが知られている。事態をさらに複雑にしているのは、一部のがんがウイルス感染と関連していることだ。たとえば性行為で感染するがおおむね無害なヒトパピローマウイルスは、特に子宮頸がんのリスクを高める可能性がある。

長い時間がかかってようやく事実が解明され、こういう外部物質が、細胞分裂の制御に重要な遺伝子に、なんらかの形で変異を引き起こす可能性があることが認識された。がん原遺伝子（プロトオンコジーン）と呼ばれるこういう遺伝子の一部は、細胞周期に重要な役割を果たしていて、ある変異――ときにはDNA配列内のたったひとつの塩基に生じた変異――によって、制御できない分裂を誘発するがん遺伝子（オンコジーン）と呼ばれる不完全な形に変わってしまうことがある。Myc（ミック）と呼ばれる遺伝子は、プロトオンコジーンのひとつで、多種多様な役割を担っている。[36]また、がん細胞の形成を活発に阻害する遺伝子に、がんを誘発する変異が生じることもある。たとえば細胞分裂をゆるやかにしたり、損傷したDNAを修復したり、細胞に死ぬべき時を教えたりする遺伝子のことだ。これらは腫瘍抑制遺伝子と呼ばれ、もし変異がその機能を妨げれば、細胞は大混乱に陥ってしまうかもしれない。p53と呼ばれるそういう遺伝子のひとつは、細胞周期のブレーキ機構の部品だ。そのスイッチが入っていると、周期を止めてDNAの修復を始めるか、DNAが修繕不能なら細胞死へ導くことができる。p53の活性化とその波及効果はどちらも複雑だが、すべてのがんの約半分は、なんらかの形でp53と関わっていると考えられる。

がんを誘発するこういう遺伝子変異は、なんらかの発がん性化学物質や放射線（たとえば紫外線やX線など）の作用によって体内に生じることもあれば、細胞分裂中に自然発生的に起こる場合や、遺伝が原因となることもある。近年では、遺伝子変異が主として無作為に現れるのか、それとも生活習慣のせいで生じるのかについて議論されるようになった。いかにも紛糾しそうな疑問だ。がんは〝運が悪いだけ〟なのか、それとも〝自ら招いたこと〟なのかという含みがあるのだから。

健康な細胞には、腫瘍抑制遺伝子を持つことに加えてもうひとつ、がん細胞にならないようにする重要な機構がある。もし遺伝系に不具合が生じれば、細胞はいわば自ら招いた死を迎える可能性が高い。自殺するといってもいい。実際、死はあらゆる体細胞系統の運命だ。細胞は、ヘイフリック限界（130ページ参照）と呼ばれる一定の回数分裂したあと、自動的に死ぬ（アポトーシスと呼ばれる過程）。ヒトの場合は約五十回だ。これは理にかなっている。細胞分裂するたびに、DNAの複製になんらかの間違いが起こるのは避けられないからだ。三十億の塩基対をふた組コピーするのに、完璧な忠実度を実現できる酵素機構などない。だから、無限に複製される細胞は、ゲノムに欠陥と異常がどんどん増えていくだろう。つまり、限界を設けてそういう劣化した細胞を死なせ、新しい系統の産生によって細胞を補充したほうがずっといい。

　また、アポトーシスは、体の成長と維持に適切な役割を果たせなくなった細胞にも日常的に起こっている。たとえばそれは、主要な細胞集団から分離されてペトリ皿で培養されている細胞で起こる。細胞が本来〝社会的な〟存在で、他者との関係のなかだけに存在理由を見出し、周囲からの信号に頼って存続していることを示すひとつの根拠だ。生物学者マーティン・ラフは言う。「どうやら、ヒト細胞がただひとつ単独でやっているのは自分を殺すことで、たいてい彼らが生き続けている唯一の理由は、他の細胞が絶えず刺激を与えて生かしておくからだ」

　細胞の死は、発達中の組織から体を形づくることにも関わっている。胚内で櫂《かい》のような塊で始まる、発達しかけた手足の指のあいだから組織が取り除かれるのは、細胞が死ぬからだ。もしこれが起こらなければ、手足の何本かの指が、アヒルの足のように（アヒルには適応上のもっともな理由があるが）、水かき状の皮膜でつながれたままになる。

　しかしがん細胞は、アポトーシスを逃れ、分裂し続けることができるので、腫瘍はどんどん成長する。細胞に内蔵されている〝分裂カウンター〟を阻害しているのだ。このカウンターは、巧妙な仕組みから成る。染色体の末端にはテロメアと呼ばれるDNAの延長部分がある。ここはタンパク質をコードしない、ただの末端のキャップだ。染色体が複製されるたび、テロメアには複製しきれない部分が残り、徐々に短くなっていく。テロメアが完全に摩滅してしまうと、染色体の保護されていない末端に不具合が起こり――たとえば互いに融合するなど――混乱が生じて細胞は成長できなくなり、死を迎える。

がん細胞は、テロメアを修復するテロメラーゼという酵素をつくることで、これを避ける。初期胚の細胞も、同じような修復を行う必要がある。そもそもヒト細胞にテロメラーゼ遺伝子があるのは、そういうわけだ。しかし通常は、その後ほとんどがスイッチを切られる。[37] がん細胞の場合、この遺伝子がふたたび目覚める。

このように、細胞が悪性腫瘍になるまでには、満たすべき多くの条件がある。単純に、どこかのDNA損傷が破滅的な過程を開始するわけではない。抑制のない増殖を可能にするには、細胞周期のブレーキを取り外す必要がある。細胞は腫瘍抑制因子から逃れ、アポトーシスを避けるためにテロメラーゼ遺伝子を始動させ、免疫系から隠れていなければならない（これについてはのちに詳しく述べる）。さらに、腫瘍の奥深くにある細胞に栄養を供給し続けるため、体が新しい血管をつくるように仕向ける必要がある。そして最終的には、転移という破壊的な過程で、体じゅうに広げることを可能にしなければならない。

ともすれば、そのすべてが体系的な目的のある計画のように聞こえる。だから、がん細胞が往々にして悪党、裏切り者、殺し屋と見なされるのも無理はない。一部の研究者はこれを驚くほど目的論的な観点から表現し、前がん状態の腫瘍細胞は、抑制されない増殖を確実にするため、利己的な努力に励み、ありとあらゆる卑劣な〝策略〟を使うと言う。まるで細胞に〝システムの裏をかく〟意図があるかのようだ。一方で、細胞の自然防御は、大惨事を防ぐための勇敢な苦闘として描写される。たとえばp53遺伝子は、がんの専門家ロバート・ワインバーグの言葉によれば、「生と死の仲裁者であり、細胞の健康状態を監視し、細胞機構が損傷すれば死の警報を鳴らす、常に警戒を怠らない守護者」だ。ずいぶん重い責任がある。

がんを命に関わる恐ろしい敵と見なすわたしたちの感覚と一致するそういう言葉には、教育的な価値がある。しかし、比喩は比喩でしかないことを常に念頭に置いておくことが大切だ。別の場合、別の目的でなら、がん性増殖を病理学上の異常ではなく、細胞に本来備わった何かと受け止めるほうがうまくいくかもしれない。なにしろ、がんの発生は間違いなく、最初にヒトに与えられたのと同じ、進化の〝命令〟によって起こるのだから。それは、ヒトが細胞の共同体として現れ、存在し続けていることの偶然性を思い起こさせる。個体として、ありふれた人間としてのわたしたちは、繁殖しコミュニケーションを取る形成細胞のなかに存在する可能性から生まれた、起こりうる結果のひとつにすぎない。

先ほど、がん細胞が増殖するには免疫系を避けなくてはならないとわたしは言った。この物語のなかでは、免疫細胞は体内の警察で、ウイルスやバクテリアのような侵入者だけでなく、自分自身の

〝反社会的な〟細胞にも警戒しながら体内を巡回している。がん細胞が悪漢と見なされるとすれば、免疫細胞はヒーローだ。

しかし、今日までに得られた理解によると、免疫系はそれよりずっと多くの働きを持つ。確かに、侵入者を発見してとらえて消化する、リンパ球と呼ばれる細胞もある。しかし免疫系は、病原体ではなく組織の機能不全に関わる多くの病気でも、重要な役割を果たしている。脳や心臓の病気、肥満、関節炎、糖尿病などだ。ひとつには、免疫系が体の病気や機能不全に対するほぼ既定の反応、つまり炎症と修復を制御しているからだ。免疫学者リディア・リンチによると、「どんな病気になろうと、免疫系を無視することはできない」。

ここ数十年で、免疫学ほど進歩を見せた生物学の分野はほとんどない。その一方で、門外漢にとってこれほど近寄りづらく、不可解な頭字語にあふれ、例外と複雑さに縛られている分野もほとんどない。従来のイメージは、少なくとも大まかな輪郭としてはかなりわかりやすかった。免疫系は、B細胞とT細胞と呼ばれる特殊化した多様な白血球を産生して、バクテリアやウイルスなどの病原体を撃退すると考えられていた。これらの細胞の表面には多数の〝受容体〟タンパク質があり、そのなかのどれかが侵入者をしっかりとらえるのに適した形をしている。侵入者をとらえると（と物語は続く）、免疫系の機構は、たとえば感染した細胞を殺して食べる細胞傷害性T細胞、いわゆるキラーT細胞を招集して、異物の除去を本格的に開始する。一方、T細胞は、表面にあるHLAタンパク質（略語は気にしなくていい――これも実態とかけ離れた名称だ）と呼ばれる分子から、自身の細胞を認識する〝訓練〟を受ける。別の人と完全に一致するHLAタンパク質を持つ人はいないが、移植用の組織の適合性を決める一般的ないくつかのクラスに分類される。

おおむね正しいが、全体像とは程遠い。一例を挙げると、多様な受容体を持つB細胞とT細胞の生成は、適応免疫系と呼ばれる、免疫反応のほんの一部を構成しているにすぎない。一九八〇年代後半、免疫学者チャールズ・ジェンウェイは、ほかにも自然免疫系があり、一般的な病原体に対する標準化された受容体を持つ免疫細胞を配備している、と述べた。他の研究者たちがジェンウェイの大胆な説を実証し、二〇一一年にはそれに対してノーベル賞が授与された——が、悲しいことに、二〇〇三年に亡くなったジェンウェイにとっては遅すぎた。自然免疫系は、独自の〝キラー細胞〟一式を持つ一方で、適応免疫系を呼び起こすこともできる。それは防御の最前線であり、植物や真菌、他の原始的な多細胞生物では今も優勢な、太古からの進化の戦略だ。新種の病原体を認識するための柔軟性が低いことと引き換えではあるが、ずっと速く反応できるという利点がある。それに対して適応免疫系は、過去の遭遇を記憶するので、ワクチン接種に基づく免疫をつくる。

免疫反応の重要な一面は組織の炎症であり、体の防御が働き出したという信号の役割をする。とはいえ、免疫細胞が誤報に反応するのはよくあることだ。たとえばそのせいでアレルギー反応が起こり、実際にはなんの脅威にもならない異物を体が破壊して排除しようとするあいだ、鼻水や皮膚のかぶれなど、さまざまな不快な症状を伴うことがある。また、免疫は〝友人〟と〝敵〟を識別するきわめて重要な仕事をしくじって自身の細胞を攻撃してしまい、〝自己免疫〟疾患を起こすこともある。たとえば、関節リウマチ、1型糖尿病、筋ジストロフィーなどだ。

そういう機能不全は通常、一連の免疫機構で回避されている。たとえば、ある種のT細胞は免疫反応を調節し、仕事が完了したら反応を停止する。この調節の一部にはCTLA－4というタンパク質が関わっていて、その生成のスイッチが入るのは、なんらかの異物の発見によってT細胞が活性化したあとだ。CTLA－4は、〝今すぐ速度をゆるめろ〟という指令を出し、ブレーキ、あるいはいわゆる〝免疫チェックポイント〟として働く。

近年、がん治療の最も刺激的で有望な戦略のひとつに挙げられているのが、腫瘍細胞を見つけて選択的に破壊する免疫系だ。がん免疫療法は、こういうチェックポイント分子を操作し、その機能を阻害して免疫反応のブレーキを外させ、がん細胞に対して最大の力が発揮されるようにする。これには、T細胞上の特定の標的分子をつかんで、その免疫チェックポイントを止めるよう設計されたタンパク質性医薬品を使う。

免疫系でがんを狙うという発想はずっと昔からあるが、チェックポイント法は実際に効果を示し始めており、長期的な寛解が得られた症例もある。一九九〇年代にその草分けとなったのは、CTLA－4の操作に焦点を当てたカリフォルニア大学バークレー校の生物学者ジェームズ・アリソンと、PD－1と呼ばれるもうひとつのチェックポイント遺伝子（異なる種類のがんには、異なるブレーキのほうが効果的と考えられる）を研究した京都大学の本庶佑《ほんじょたすく》だった。アリソンと本庶は、その研究によって、二〇一八年のノーベル生理学・医学賞を共同受賞した。

がんとの闘いに免疫細胞を使ううえでの問題点は、当然だが、がん細胞がいつもの侵入者とは違うことだ。自分自身の細胞が、生物自体を危険にさらす状態に変わっている。免疫系が、体内の自身の細胞を無視する能力を苦心して獲得したとすれば、どうしてがん細胞を攻撃できるだろう？　しかし、じつのところ免疫系は、がん細胞と正常な細胞を区別する能力をいくらか持っている。細胞に腫瘍形成を促す変化だけでも、巡回するT細胞が警報を鳴らすにはじゅうぶんかもしれない。とはいえ、がん細胞のほうも、監視を逃れる能力をいくらか獲得している。微妙な均衡状態にあるかくれんぼだ。薬や化学物質で介入してがん細胞を免疫系から見えやすくしようとすれば、他の有害な自己免疫反応を誘発するリスクを冒すことにもなる。開発中の方法のひとつは、患者のT細胞を遺伝子操作して、腫瘍細胞に限定して攻撃させ、他の細胞は無視させるというものだ。もうひとつは、患者の腸内の微生物（後述）を微調整し、治療効果を向上させる方法だ。ある種の腸内細菌は免疫系の反応を高めるが、あらゆる人の腸内に存在するわけではない。

現在、イピリムマブと呼ばれる免疫チェックポイント阻害剤が、アメリカ食品医薬品局（FDA）によって、皮膚がんに対する使用を認可されている。一連の治療には十万ドル以上かかるが、特に他の免疫向上剤と併せて使った場合、有望な結果が出ている。がん免疫療法は、ここ数年で外来治療に大きな威力を発揮し始めた。こういう治療を受けた患者のなかには、以前は致命的だった病状から驚くべき回復を見せた人もいる。ある女性はグレープフルーツ大の肺腫瘍から回復し、ある六歳児は末期に近い白血病から救われた。がん免疫療法は、特に皮膚がんと血液がん（黒色腫と白血病）の治療に有効なようだ。ワシントン州のフレッド・ハッチンソンがん研究センターの研究者たちは、初回臨床試験の結果を報告した。それによると、治療を受けた患者の半数以上が完全な寛解に達し、ある特殊な白血病に関しては、患者の九十四パーセント――ほとんどが末期と診断された患者――で症状が消滅した。リディア・リンチによると、がん免疫療法のおかげで、「今では、『がん研究界の』禁句である治癒という言葉が使えるようになっている」。

がん研究も免疫学も、体の統合性という感覚がいかに脆《もろ》いかを示している。人間は自分が、外的な脅威に囲まれた環境のなかを進んでいく統合された存在であるように感じているが、細胞レベルでは、多種多様な物質間の絶え間ない恐ろしく複雑なやり取りに、自分の健康と存在をゆだねている。その物質の役割は、よくも悪くも、内容次第であると同時に、状況次第でもある。そして、自分の細胞のもくろみにまだ呆然とするほどではないとしても、体内の約半数[38]の細胞が〝自分のもの〟ではないことを考えに入れておかなくてはならないだろう。

それらはヒトと共生している生物の細胞だ。たいていは相互の利益になる形で、全身の内外に棲んでいる。いわゆる微生物叢（マイクロバイオーム）の最もよく知られている構成要素は、腸内のバクテリアで、（何よりも）消化を助けている。人々がプロバイオティクス食品やヨーグルトでせっせと補っている〝よいバクテリア〟だ。しかし微生物は皮膚上や口中、他の多くの部分にもいる。バクテリアだけでなく、真菌（イースト菌など）や古細菌と呼ばれる別の種類の原核単細胞生物もいる。合計すると、こういう微生物の共生者は体重のうちの一〜二キロ分にもなる。

わたしたち自身の細胞が、これらの仲間との共生に適応した。どうにか仲よくやっているだけでなく、互いに助け合っている。腸内細菌は健康のためにとても重要なので、母乳には、わざわざ細菌に栄養を与えるためにつくられ、赤ちゃん自身には消化できない糖質が含まれている。お返しに腸内細菌は、食べ物の消化だけではなく、体の構築と修復を手助けする。たとえば、腸の内膜を補充したり、体が脂肪を蓄える過程に関わったり。基本的な生化学過程まで、共生微生物に外注している生物もいる。シロアリと数種類のゴキブリは木を食べるが、消化はできないので、腸内細菌がつくる酵素で行っている。コナカイガラムシは、二種類の共生バクテリアの酵素を使って重要なアミノ酸のいくつかをつくっている。

胚発生自体が、部分的には微生物叢に指揮されているらしい。こういう共生生物は、ゼブラフィッシュ、ショウジョウバエ、マウスなど、さまざまな生物の発生過程に必要な、ある種の遺伝子を活性化させることが示されている。たとえば、マウスの免疫系と消化器系の正常な発達は、バクテリアが出す化学信号に依存している。健康や交配や生殖までもが、共生生物に制御されているのかもしれない。ショウジョウバエのバクテリアは、宿主の交配選択に影響を及ぼすフェロモンをつくる。

ヒトの微生物叢も、こういう相互作用に関わっている可能性が高い。ヒトゲノムが、正常に機能する人間を組み立てる内蔵型の〝指令書〟だという考えは、ますます揺らぎつつある。高等生物が微生物叢を完全に抑制した実験室条件下で育てられた場合、でき上がった生物はたいてい健康状態が不安定だ。

ヒトの健康にとって微生物叢の役割はとても奥が深く、少しばかり空恐ろしくさえある。体内の生態系のバランスは病気によって変わりやすく、原因と結果を区別するのはむずかしいかもしれないが、微生物叢を操作することで、病気を治したり、少なくとも症状を緩和したりできると考えるのももっともだ。ヒトの腸は、迷走神経と呼ばれる長い神経で脳とつながっている。微生物叢は、その導管を伝ってわたしたちの精神状態になんらかの影響を与えているのかもしれない。ある研究によると、プロバイオティクス――特定の種類の有益なバクテリア――はストレスや抑うつなどの治療に使える一方で、腸内微生物バクテロイデス・フラジリスは自閉症のいくつかの症状に関わっているという。そういう主張にはまだ議論の余地があるが、ヒトの微生物叢が消化を助けることよりはるかに大きな影響を及ぼしていると考えるのは、決してばかげたことではない。

ヒトの体の細菌叢は、きわめて個別化されている。同じものを持っている人はほかにいない。しかもこの生態系は、ジャングルの生態系と同じように、細菌叢が占拠している領域によってさまざまだ。左手と右手の微生物叢でさえ、異なっているだろう。また、微生物が持つ機能は、体のどこにいるかによって変わるかもしれない。あるバクテリアは腸では有益だが、血流内では病原となるかもしれない。生物学のたいていの物語と同じく、文脈がすべてだ。

どうやら、ヒト以外の細胞から成るこの共同体は、免疫系に許容されているに違いない。実際、免疫系は、敵意のある侵入者を撃退することと同じくらい、微生物叢を管理することに関わっているのかもしれない。しかも逆に、体の微生物叢が、免疫機構になんらかの影響を及ぼしているようにも思える。免疫機構を乗っ取って、常在でない微生物から自分たちを守らせていると言ってもいい。

ヒト細胞と寄生している生物の細胞とのあいだに、密接で重要な相互作用があることを考えれば、わたしたちは微生物叢を大切に育てる必要がある。抗生物質治療を受けたあと、その正常なバランスが崩れると、どれほど気分が悪くなるかは誰もがよく知っている（もちろん、そういう薬で副作用が出るのはそれだけが原因ではないが）。だからこそ、すべての表面を殺菌剤で覆うのがよいと考える文化には警戒すべきだ。大部分のバクテリアは、ヒトにとって無害なのだから。同時に、微生物叢に関わる多くの偶然性は、〝よい〟細胞や〝悪い〟細胞といった単純な分類のしかたに対して、改めて警告を発している。サイエンスライターのエド・ヤングはこう言う。

〝よい微生物〟や〝悪い微生物〟などというものはない。
こういう言葉は、子どもの物語だけで使われるべきだ。自然界の取り散らかった、御しがたい、文脈によって決まる関係を描写するには適していない。

いわゆる〝複合生物〟——ホロビオントと呼ぶ人もいる——の生存に貢献している、宿主と共生微生物の緊密な関係は、進化論を複雑にしている。もし微生物叢がホロビオントの生存見込みに積極的に関わっているなら、自然選択はどの生物に対して働いているのか？　とはいえ、微生物叢は元のまま受け継がれるのではない。あなたの微生物叢は母親のものといくつかの特徴を共有しているだろうが、そっくり同じではない。産みの母に寄生する微生物の一部は、あなたが産道を下りていくとき、のちには体の接触や授乳中に引き渡される。しかし一部は、乳児期にまわりにいた他の人たちを含む、別のどこかから得られる。つまり、進化の考察に微生物叢をどのように組み込むべきかははっきりしない。宿主の遺伝子プールとはまったく別の遺伝子プールと見なすべきか、あるいは少なくとも一部はつながっていると見なすべきか？[39]　進化生物学者たちの意見は分かれている。ベテラン研究者のひとり、W・フォード・ドゥーリトルは、こう論じる。もしかすると、一貫して進化している生物とは、宿主でも共生微生物でもなく、たとえば代謝パターンなど、彼らがともに実行している過程のことなのかもしれない。ドゥーリトルはこれを、歌が人に歌われて（進化しながら！）時代を超えて受け継がれることにたとえている。生き延びて、その道のりで進化するのは歌なのだ。

一部の研究者は、宿主と共生者のすべての遺伝子から成る〝ホロゲノム〟を持つ生物と考えるべきだとまで論じている。そういう発想を退け、あざける研究者もいる。とはいえ、これから見ていくように、どうやって生物学を個体に分けて語ればいいのかは、明白とはいいがたい。どちらにしても、ゲノムとしての自己のあいまいさには、標準的な新ダーウィン主義の進化に対する見かたと矛盾するところは何もない。問題は、それが物語を語るのに役立つ方法になるかどうか――あるいはもしかすると、どんな物語を語ろうとしているのかにある。

第4章

# 運命の思わぬ展開
## ――細胞を再プログラムするには

そこにあるのは、ただの小さなピンク色の塊、手術器具でわたしの上腕からえぐり取った組織の断片にすぎなかった。気が弱すぎて、切り取られる場面は見ていられなかったが、試験管のなかの塊は、十代のころ模型の兵士と戦車を組み立てていたとき、刃の鋭い工作用ナイフを持つ手がすべって、うっかり削り取ってしまった指の皮を思い出させた。切開部分が血で満たされる間もなくメスの刃で生み出された自分の組織が、ある種の形成材料に変えられるのを見ることには、恐ろしく魅惑的な何かがある。

わたしの一部は、ただのミニ脳というだけでなく、他のニューロンの源にもなる予定で、培養されて薄い層をつくり、巻きひげ状に広がっていった。蛍光染色剤が、それをかなり美しい模様に変えていた。

十年ほど前なら、こんなことは不可能だと多くの生物学者が考えただろう。わたしの腕の組織になることは、特定の細胞系統の不可逆的な最後の運命と見なされた。この先彼らにできるのは、自身を新しいものと取り替えることだけで、そのたびに組織は少しずつつくたびれ、弾力性はしわの地図のなかで損なわれていき、ついにはわたしの全身が動かなくなる日を迎える。しかし、今は違う。こうして、新しい命と新しい個性を与えられた。細胞にとって、再出発するのに遅すぎることはないようだ。

このように、細胞に何ができるかに対する見かたに大変革が起こったことが、本書の核となっている。細胞をただ培養していたとき以上に、細胞をプログラムし直すことで、生物学的時間という概念に対する縛りが断ち切られる。たったひとつの命の話どころか、ヒトが生まれ出た胚には、物語が際限なくある。ヒトの肉体は解放されたのだと言ってもいい。手に入れた自由で何をすべきなのかを、これから探っていくところだ。

初期細胞には、なんでもできる。

先に見たとおり、あらゆるヒトの始まりであるたったひとつの受精卵、接合子には、全能性がある。つまり、胚発生に必要なあらゆる種類の組織に発達できる。細胞は分裂してヒトをつくる過程で、少しずつその能力を失っていく。

一部の細胞は、特殊化して胚に栄養を与える胎盤になり、胚をしかるべくつくり上げる細胞は、成熟した人体のあらゆる組織型をつくれるように多能性を保つ。それが胚性幹（ES）細胞だ。存在することは昔から知られていたが、哺乳類の胚性幹細胞がようやく発見され分離されたのは、一九七〇年代から八〇年代にかけてだった。ケンブリッジ大学に勤める生物学者マーティン・エヴァンズは、一九八一年にマウスの胚盤胞から胚性幹細胞を培養することに成功し、[40] これによって二〇〇七年のノーベル生理学・医学賞を共同受賞した。幹細胞を培養するうえでむずかしいのは、特定の組織型に分化するのを防ぐことで、それは針先を立ててバランスを取ろうとすることに少し似ている。初めて達成されたのは、線維芽細胞など、すでに運命が決まった他の細胞層の上で育てる方法を使ったときだった。その細胞層が、多能性を維持するのに必要なタンパク質を幹細胞に供給したからだ。以来、そのタンパク質が特定され、培養液に直接加えられるようになった。

一九九八年になってようやく、ウィスコンシン大学マディソン校のジェームズ・トムソンと、ボルティモアのジョンズ・ホプキンズ大学のジョン・ギアハートがそれぞれ単独で、ヒトES細胞の分離と培養に成功した。トムソンは体外受精した胚からES細胞を採取して胚盤胞の段階まで培養し、ギアハートは流産した胎児から採取した初期の生殖細胞から培養した。

胚が発達して胎児になるまでには、ES細胞は消えてしまうが、分化のレパートリーを減らした一部の幹細胞が、臍帯《さいたい》血《けつ》に残る。体内のいくつかの細胞も、ある程度の〝幹細胞性〟を保持し、特定の組織に必要ないくつかの細胞型を再生できる。ほとんどの組織はこういう〝成熟〟(いわゆる体性あるいは成体)幹細胞を含んでいて、たとえば傷を治す際に組織を補充するために登場する。骨髄のなかにある成体幹細胞は造血幹細胞と呼ばれ、体内のさまざまな種類の血液細胞

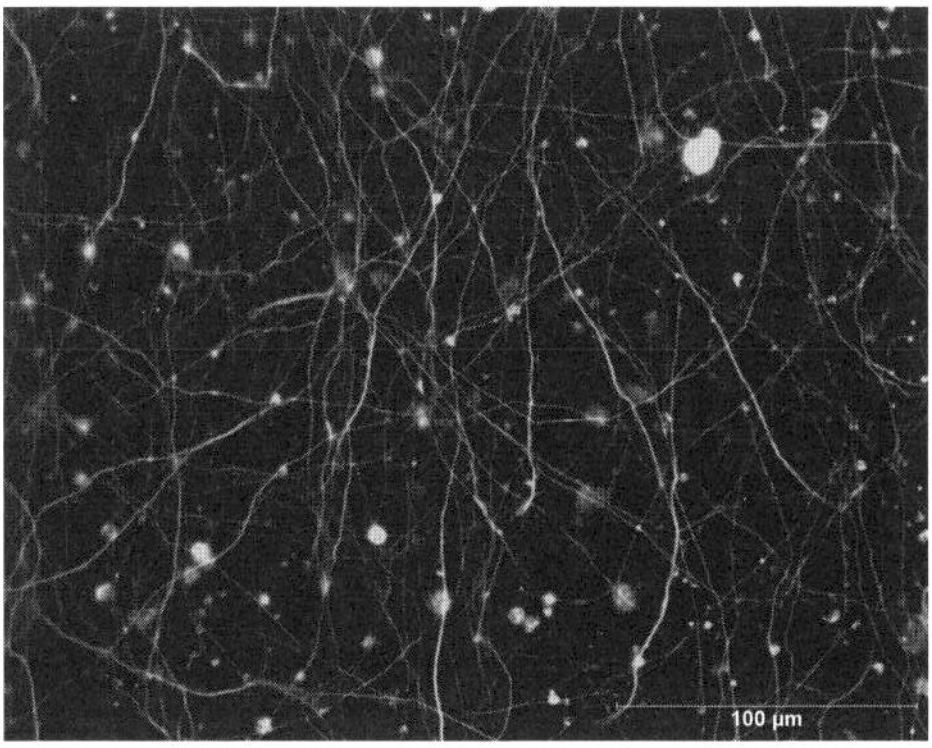

生体外で層状に育っていくわたしのニューロン

をつくることができ、長年にわたって、化学療法で損傷した白血病患者の造血細胞を補充するための移植に使われてきた。そのいくつかはリンパ系前駆細胞になり、次にさまざまな種類のリンパ球など、免疫系のリンパ細胞に特殊化する。他の造血細胞は骨髄系前駆細胞になり、さらに赤血球、炎症や血液凝固やアレルギー反応に関わる好塩基球、免疫に関わる主要な白血球の一種である好中球へと特殊化する。一方、脳内の成体幹細胞は、そこに多くの独特な種類の細胞をつくれる。ニューロンと、いわゆるグリア細胞などの神経細胞ではない細胞の両方がある。[41] こういう組織特異性幹細胞は、ある種の組織を絶えず再生させることができる。皮膚細胞は一般に一カ月ほどしか持たず、血液細胞は四カ月ほどだ。一部の成体幹細胞、たとえば筋肉をつくるものなどは、外傷など特定の環境信号に反応したときにのみ働く。そういういくぶん特殊化された幹細胞が、周囲の細胞にならった完全な分化への圧力にいったいどうやって抵抗しているのかは、まだよくわかっていない。

つまり、成体幹細胞は、ヒトに組織を再生する能力をいくらか与えている。しかし、それはきわめて限定的だ。失った脚を再生することはできない。ただ、サンショウウオにはできる。両生類らしくいつもどおり湖畔で過ごしていると、サギがやってきて、パクリ！――片脚を失ってしまった。でも問題はない。安全な場所へ急いで逃げると、細胞が作動し始めて、傷を増殖細胞の塊が覆い、やがてなくした脚のかわりが生えてくる。

なんともうらやましい。ヒトも、病気や怪我で損傷した腎臓のかわりを再生できたらどうだろう？ あるいは、脊柱の神経細胞を新しくして、麻痺が残る背骨の骨折から回復できたら？ 指や手や脚など、ありとあらゆる組織型が再生できたらどうだろう？

失われた、あるいは損傷した組織の再生は、一九七〇年代に幹細胞の特性が理解され始めて以来、科学者たちの課題となってきた。すでに、体外受精・不妊治療で廃棄された胚から採取したり、臍帯血から取っておいたりしたヒトES細胞が培養され、火傷《やけど》患者に対する〝人工〟皮膚移植用の組織として利用されている。医療で幹細胞を利用する試みのなかには、外科手術で必要なところに幹細胞を送り込み、周囲の組織がそれを適切な運命へ導いてくれることを期待する方法がある。まだ臨床試験中の幹細胞治療としては、血流のなかに幹細胞をじかに注入して、標的にたどり着くことに望みをかける方法もある。幹細胞は、もしすでに筋肉や心臓組織など特定の運命へ向かう途上にあるなら、標的にたどり着く手段を持つ。

しかし、そこには多くの障壁がある。そのせいで、幹細胞治療はこれまでのところ、初期の約束をほとんど果たせずにいる。ひとつには、望ましい組織に発達するよう幹細胞の運命を制御するのがむずかしいことが挙げられる。医療や手術に完全な多能性を持つES細胞を使った場合、間違った運命を獲得して、腫瘍性増殖を引き起こすかもしれない。胚やドナーから採取して患者に移植した幹細胞は、通常のあらゆる臓器移植と同じく、免疫系に拒絶されるおそれがある。さらに、ヒトの多くの器官は、まだ複製の方法がわかっていない複雑なパターンと構造をつくって並ぶ数種類の細胞を含んでいる（わかってきたことを次章で見ていこう）。

倫理的な問題もある。一部の国では、ES細胞の利用は、研究でヒト胚を扱うこと（そしてその破壊につながること）への反対から大きな議論を呼んでいる。そういう懸念によって、二〇〇一年、アメリカ大統領ジョージ・W・ブッシュは、連邦政府の資金による研究で、新たにつくったヒトES細胞を使用することを禁じ、幹細胞医学および治療に関わる科学研究を大きく妨げた。[42] 日本にも同様の規制がある。

こういう障壁があったので、一部の研究者は、ヒト胚や胎児を扱わずに幹細胞を手に入れる別の方法はないかと考えた。しかし、もし多能性幹細胞が、特殊化された後戻りのできない運命を負わされる前に、ほんの束の間しか存在できないのなら、いったいどうやって手に入れればいいのだろう？

ほんの十年ほど前まで、ほとんどの生物学者は、細胞の運命を片道の旅と決めつけていた。幹細胞はいったん特定の系統に収まってしまえば、後戻りはできないと考えられていた。第二章で、分化した細胞では、いくつかの遺伝子がスイッチを切られる一方で、別の遺伝子はさらに活性化し、細胞が特定の組織に必要な形で発達して機能できるようにする過程を見てきた。多くの研究者は、分化の際に必要なくなった遺伝子が、永久に失われる――ゲノムから削除はされなくても、永遠に不活性化されると考えていた。

一九二八年、ハンス・シュペーマンは、染色体の活動が系統を経るにつれて次第に制約されていく過程を調べ始めた。そして、顕微鏡下で精巧な器具を使い、イモリの受精卵から染色体を摘出したあと、空になった卵に他のイモリの胚細胞の核（他の染色体を含む）を挿入した。その後も卵は、移植された染色体の遺伝的プログラムに導かれて完全な胚に成長することがわかった。この〝核移植〟は、新たな細胞を、核が取られた細胞のクローンにする。シュペーマンの実験は、複雑な動物のクローニングを意図的に行った初の例となった。[43]

細胞をプログラムし直す染色体の能力は、どのくらいの発達段階まで持続するのだろうか？　一九三八年、シュペーマンは、完全に分解した成熟細胞――体内組織から採取した体細胞――を核ドナーとして使い、同じ実験を行うことを考えた。しかし実行に移すことはできず、〝途方もない〟アイデアとして提案しただけだった。

科学史が繰り返し示しているように、誰かの途方もない思考実験から生まれたアイデアが、別の誰かの研究課題になることもある。一九五二年、フィラデルフィアのランケナウ病院研究所のロバート・ブリッグズとトマス・キングは、胞胚と呼ばれる段階（哺乳類の胚盤胞にほぼ等しい）まで発達したヒョウガエルの胚を利用した。この段階までには、細胞は数千個に増え、特殊化し始めている。胚から細胞を採取し、その核を、別のヒョウガエルの核を除去した未受精卵に移植した。卵は完全に形成されたオタマジャクシに成長し、いったん分化が本格的に始まったあとでさえ、染色体が多能状態を保てることを示した。

こういう実験には、軽く扱われがちだが、立ち止まって考えてみるべき要素がある。新しい核を得てオタマジャクシに成長した卵子は、受精し*ていなかった*。分裂して胚になるのに必要だったのは、精巧な針でちょっとつつくこと、機械的なひと刺しを加えることだけだった。一方では、たいしたことではない。卵子は単数体、つまりひと組の染色体しか持たないので、ふつう独力では発生できない。精子からのもうひと組が必要だ。しかし胚細胞の核がすでに二倍体で、〝核を除去された〟卵子にその核が移植されるなら、必要なものはすべてそろう。しかしまた一方では、完全なひと揃いの染色体を与えられれば卵子から胚発生を簡単に誘発できるなら、細胞の目から見た性交である受精自体が、あまり重要ではないように思える。これまで見てきたように、受精には、もうひと組の染色体の到着よりも多くの意味がある。しかしどうやら、それほど多いわけではないらしい。

　ブリッグズとキングの実験は、胚細胞が発達した胚への道を進むあいだ、なんらかの形で原則として多能性を保っていることを示した。しかし、そこには限界がある。ふたりの研究者が、神経胚と呼ばれる胞胚よりもわずかに遅い段階で胚細胞の核を使うと、卵子は正常に発達しなかった。多くの生物学者が結論づけたところによれば、細胞の染色体はしだいに後戻りできない形で多能性を失い、のちに決まった細胞系統へと発達する。もしかすると、ＤＮＡの一部を失うこともあるのだろうか？

　イギリスの発生生物学者ジョン・ガードンが、必ずしもそうではないことを示したあとも、それは一般的な見かたであり続けた。一九五〇年代後半、オックスフォード大学動物学科の大学院生だったガードンは、二十年前にシュペーマンが空想した実験の一種を行った。体細胞の染色体を含む核の移植だ。実験には、アフリカツメガエルを使った。このカエルには、ホルモンの注入で必要に応じて卵を産ませることができるという便利な特質がある。ガードンは最初、核ドナー細胞として胚段階のカエルの腸にある分化した皮膚様細胞を使った。それでも、移植された側の卵子は、完全に成長したカエルになった。生まれてきた生物はドナー細胞の遺伝子を持つので、これもクローンだ。その後ガードンは、心臓や肺の細胞など、さまざまな胚組織型を使って核移植を行った。

　とはいえガードンは、成熟したカエルの体細胞を使って同じ結果を得ることはできなかった。その種の核を移植された卵子の一部はオタマジャクシになったが、それ以上は育たなかった。

　ガードンの実験について、分化したドナー細胞だけの能力で卵子の発生が起こったという報告に懐疑的な研究者もいた。彼らは、空にしたと称する卵子に、発生過程を補助する遺伝物質の痕跡が残っていたのではないかと考えた。しかも、ドナーの核は胚発生を指揮できるかもしれないが、ときどき以前の宿主細胞の記憶に似たものを示すことがあった。たとえば筋細胞の核は、筋特異的なタンパク質を、胚がつくるべき量より多くつくり続ける。だから、ガードンの核移植実験で、成熟した体細胞の染色体の能力について何が言えるのかはよくわからなかった。

一九九〇年代になってようやく、成熟した染色体の多能性が、体細胞核移植によってはっきり立証された。一九九六年、イアン・ウィルマットとキース・キャンベルが率いるスコットランドのロスリン研究所の研究者たちは、成熟した雌ヒツジの乳腺細胞から核を採取して、核を取り除いたヒツジの卵子に移植し、そこからヒツジのドリーを育てた。成熟細胞からつくられた初めての大型哺乳動物のクローンをめぐる大騒ぎと、それが触発したSF的な物語は、細胞の再プログラムという観点から見た実験結果の意味を、いくぶん不明確にした。要するにドリーが示したのは、成熟した体細胞が、完全な生物をつくるのに必要な遺伝子をすべてそのまま持っていて、ふたたび活性化できるということだ。[44]

卵子には明らかに、体細胞の核の多能性を再活性化するなんらかの固有の能力がある。卵子は発生を開始すると、核ドナー細胞と同じ遺伝子構成を持つ胚性幹細胞をつくる。これを胚盤胞の段階で胚から採取し、組織修復に利用できるかもしれない。治療型クローニングと呼ばれる技術だ。ソウル大学校に勤める韓国の生物学者ファン・ウソクは、二〇〇四年、これをヒト細胞で成し遂げたと主張し注目を集めたが、のちに捏造《ねつぞう》データに基づいた結果であることが明らかになった。ファンは起訴され、執行猶予つきの有罪判決を受けた。こういういちかばちかの科学では、不正が絶え間ない障害になっている。ファンが主張したことを本当に成し遂げた人は、まだいない。

しかし、たとえヒトの治療型クローニングが可能であることが示されたとしても、医療用の幹細胞の供給源としての問題がつきまとう。ひとつには、ヒトの卵子が簡単には入手できないことが挙げられる。しかも、この方法でヒト胚をつくり続ければ、多くの人々が、目的を達成するための単なる手段として実行することに反対するだろう。この方法自体を原則として禁じている国もある。

ガードンの実験が示し、クローンのドリーが立証したのは、成熟して分化した細胞でさえ、幹細胞の遺伝的能力を保持しているということだ。通常この能力は、分化が進むにつれて、エピジェネティックな遺伝子調節がいくつかの遺伝子のスイッチを切ることで停止される。そういう不活性遺伝子をふたたび目覚めさせるためには、体細胞がかなり劇的な経験をする必要があると、広く考えられていた。核を卵子にはめ込まれるというのは、確かにかなり衝撃的な出来事だ。核という細胞内区画は、細胞のヴィネグレットソースに浮かぶ単なる油の塊のようなものではなく、精密に織り込まれた構造を持つ。ウィルマットと同僚たちは、その移植を脳移植にたとえている。体細胞の核は、自分が胚細胞のなかにいると知ったら、激しいショックを受けるだろう。ひとつには、接合子の細胞は、成熟した体細胞よりずっと速く分裂するからだ。ときには染色体の複製に負担がかかりすぎて、持ちこたえられずに損傷することもある。

しかし、体細胞の遺伝子を、核を取り出して空の卵子に入れて胚に発達させることなく、リセットできるのか？　二〇〇〇年代初頭まで、ほとんどの研究者にとって、それは時間を逆転させるようなこと、あるいは、自分を赤ん坊のころの自分に変えるようなことに思えた。

思いも寄らない発想は、思いも寄らない人材によって追究されることが多い。日本の生物学者、山中伸弥はそういう人材のひとりだった。山中は異例な道をたどって細胞生物学の世界へ入ったので、他の科学者なら頭から退けるような疑問をいだく傾向があった。

熱心なラグビー選手だった山中は、当然のように、スポーツ傷害に興味を持っていた。しかし、一九八〇年代に外科医として訓練を受けたものの、あまり得意ではないことがわかった（ラグビーではなく手術が）。一九八九年、山中は大阪市立大学医学部に入学し、基礎医学研究の博士号を取得した。そして動脈の詰まりが原因で起こる心臓病と、遺伝子治療の可能性を研究し始めた。やがて山中は、腫瘍増殖に影響する遺伝子を研究するようになり、その過程でマウスの胚性幹細胞を利用し始めた。そして自分が研究している腫瘍抑制遺伝子が、マウスのＥＳ細胞を多能性状態に保つのに重要なものらしいことを発見した。

山中は、ヒト胚への依存のせいで、日本ではヒト幹細胞の研究がきびしく規制されていることに苛立っていた。胚なしで幹細胞をつくれないだろうか、と山中は考えた。もし幹細胞の多能性を担っている遺伝子を、成熟した体細胞のなかで活性化できたなら、幹細胞のような状態をつくれるのではないか？　山中は、関連する遺伝子の新たなコピーを体細胞に挿入するという単純な方法で、試してみることにした。

遺伝子治療研究のおかげで、細胞に新たな遺伝子を加える一連の方法はすでにあった。遺伝子治療の目的は、正常に機能する遺伝子のコピーを患者の細胞に注入して、患者のゲノムの病因となる変異した遺伝子を壊滅させることだ。細胞に新しい遺伝子を入れる最良の方法のひとつでは、ウイルスを運搬体として使う。

　先に触れたように、ウイルスは生物と無生物の境界で活動している寄生体だ。細胞生物のように自身を複製するかわりに、彼らは宿主生物の細胞の複製機構に便乗できる。ウイルスは宿主細胞のなかに自身の遺伝物質を持ち込み、宿主のＤＮＡに織り込んで、細胞分裂のときにウイルスも複製されるようにする。

　その過程には、わたしたちが深読みする以上の悪意など何もない。当然だが、ウイルスは宿主に問題を起こそうと〝意図〟してはいない。彼らが存在しているのは、それが可能だからだ。その営みが、進化的に安定しているとわかったからだ。実際、悪影響を及ぼさずに宿主と共存するウイルスもいる。たとえば、バクテリアを攻撃するバクテリオファージと呼ばれるウイルスは、細菌感染を防いでくれる。ウイルス同士で戦う者たちもいる。いわゆるＧＢウイルスＣは、ヒトにＡＩＤＳを発症させるとりわけ危険なウイルス性の病原体、ＨＩＶの活動を妨げる。それに、ウイルスが健康問題を引き起こすとき、それはウイルスに内在する何かのせいではなく、体の反応のせいであることが多い。インフルエンザウイルスに感染すると熱やくしゃみが出るのは、炎症と同じく、免疫系が活動を開始し、体の防御機能が働くからだ。[45]

　医療にウイルスを利用するのは、危険に思えるかもしれない。しかし遺伝子治療にとってウイルスが魅力的なのは、遺伝物質を細胞に運び込む能力があるからだ。ちょっとした遺伝子操作で、ある種のウイルスを、遺伝子に潜り込む能力を保ったまま無害にできる。遺伝子治療を開発している研究者たちは、そういうウイルスを**ベクター**と呼ばれる〝遺伝子運搬体〟として使う。

山中は、ＥＳ細胞のなかで顕著に発現する遺伝子を体細胞に導入するのに、そういうウイルスが使えるのではないかと考えた。遺伝子によって、細胞を原初の状態にプログラムし直せるかもしれないという発想だ。ゲノムがリセットされれば、続く細胞分裂で生まれる娘細胞に、それが受け継がれるだろう。

問題は、ＥＳ細胞で特に活発な遺伝子が何百個もあることだった。再プログラムには、そのすべてを加える必要があるのか？　それとも、ほんの一部でじゅうぶんなのか？　突き止める唯一の方法は、試行錯誤することだった。しかし、各遺伝子すべてのありえる順列は膨大な数にのぼる。山中は、「当時は、このプロジェクトは完了までに十年、二十年、三十年、いやもっと長くかかるだろうと考えていた」と語った。完了したとしても、細胞の再起動がうまくいく保証はまったくなかった。多くの人は、はなからあきらめるだろう。

とはいえ、候補の遺伝子のリストを少し絞ることはできた。ＥＳ細胞のなかで活発な遺伝子のすべてが、多能性にとって等しく重要なわけではないらしいからだ。重要な遺伝子のひとつはＯｃｔ４という名前で、細胞の分化を抑制すると考えられている。ＥＳ細胞のＯｃｔ４を遺伝子操作技術で停止させると、細胞が分化する。Ｏｃｔ４がどんな方法でこの役割を果たしているのかはまだはっきりしないが、これは**転写因子**のひとつとして知られ、他の遺伝子の活動、特に遺伝子が転写される速度に影響を与えるタンパク質をコードする。Ｏｃｔ４タンパク質は、この機能を実行するため、Ｓｏｘ２

という遺伝子にコードされる別のタンパク質と対になる。ふたつの遺伝子は、Ｎａｎｏｇという別の転写因子を調節する形でＤＮＡに結びつく。Ｎａｎｏｇも、ＥＳ細胞を未分化状態に保つ中核となっている。いわゆる〝マスター遺伝子〟で、細胞の全能状態から多能状態への移行に主要な役割を演じる。

こういうあれこれは、やや抽象的に聞こえないだろうか？　この遺伝子やあの遺伝子が別の遺伝子に何かをし、その相互作用が不可解な形で、細胞の状態の変化に関わっている。

しかし、そこが重要な点だ。一般に、どのタンパク質が実際に何をしているか、表現型への波及効果との関連がどれほど謎めいているかを、忘れないでほしい。Ｏｃｔ４とＳｏｘ２とＮａｎｏｇは、ＥＳ細胞の多能性を維持する――というより、細胞が特殊化しようとする本来の傾向を抑制する遺伝子調節ネットワークの一部だと言ったほうがいいだろう。この過程についてシンプルで明確な物語を語ろうとしても、本をつくるのに編集者と原稿整理係と印刷業者が果たす役割をきっちり定義するようなもので、がっかりするのがおちだ。

あるいは、細胞の運命を決定する過程を計算の一種と考えると、もっとわかりやすいかもしれない。たとえばＯｃｔ４遺伝子の活動のような入力信号があり、一定の細胞が果たす機能のような出力がある。具体的には、膵臓細胞でインスリンをつくったり、心筋細胞で電気的刺激をつくったりといったことだ。ヒト胚発生にとって、卵子が受け取る最初の入力信号は精子の侵入で、そこに母体組織から出される入力促進記号《プロンプト》が加わる。胚が成長するあいだも、周囲の細胞から信号が入り続ける。たとえば、拡散するタンパク質が位置決め信号となって、細胞にどこへ行って何になるべきかを伝える。こういう信号は、細胞の遺伝子プログラムの微調整や変更を行う。たとえば、細胞の活動を制約するエピジェネティック修飾の誘発などだ。山中は、細胞に転写因子を注入することで、別の種類の入力信号をつくり、細胞内部の計算にバイアスをかけて特定の種類の出力を生み出そうとしていた。

入力と出力から導かれる機構、その論理を説明するのは、それでもひどくむずかしく、物語という意味ではほとんど不可能かもしれない。ほんの数個の遺伝子の活動がどの時点でも決定的になりうる一方で、その活動は多くの遺伝子間の複雑に絡み合った相互作用を調節していて、事実上、入力と出力の関連は、まったくアクセスできないか、ぼんやりと部分的にのぞくことしかできない回路を持つブラックボックスだ。細胞生物学者と遺伝学者はときどき、回路図や矢印つきの漫画を描いて一連の事象を示そうとするが、それが、変化を起こす遺伝子とタンパク質のあいだの物理的な過程を論じているかどうかわからないまま、単に実験で測定された物事の相互関係にすぎないものを表している可能性はかなり高い。そのふたつを間違えれば、骨折り損、名称のつけ間違い、へたな物語、根拠のない自信につながりやすい。

それはともかく、Ｏｃｔ４とＳｏｘ２は明らかに、体細胞を誘導して幹細胞に似た状態に戻らせる山中の〝因子〟のよい候補だった。山中と同僚たちは、そういう因子を二十四個見つけた。そのなかのひとつ、ｃ－Ｍｙｃと呼ばれる因子は、細胞の増殖に関わる多くの遺伝子の発現を促進する、一種のマスター調節転写因子として働く。細胞分裂を指揮する遺伝子の相互作用のネットワークにおける中枢らしい。だからこそ、ｃ－Ｍｙｃの活動を阻害する遺伝子変異は、がんの一般的な原因となっている（１５８ページ参照）。一部の腫瘍では、ｃ－Ｍｙｃが過剰に働き、細胞の制御できない増殖を引き起こす。

そのころ京都大学に勤めていた山中は、ウイルスを使ってマウスの線維芽細胞に二十四個の因子候補を導入する方法を開発した。試すべきことが恐ろしくたくさんあった。山中はこう認めている。

「じつを言うと、その二十四個の因子のなかに答えがあるとは予想もしていなかった。まだまだたくさん選別をしなければならないと考えていた」

山中は、助手の高橋和利とともに実施した最初の実験で、二十四個の因子すべてを投入して一発勝負をかけた。ふたりが驚いたことに、それはうまくいった。マウスの線維芽細胞は、幹細胞のような働きを見せた。誘導によって多能性を持つようになっていたのだ。

しかしそれは、気が遠くなるほど複雑な混合物だった。候補を篩《ふるい》にかける難儀な過程を経て、山中と高橋は、ウイルスで導入した四個の因子だけで、幹細胞の働きを誘発できることを発見した。[46] Ｏｃｔ４、Ｓｏｘ２、ｃ－Ｍｙｃ、そしてＫｌｆ４という遺伝子だ。ふたりはこれらの再プログラムされた細胞を、人工多能性幹細胞（ｉＰＳ細胞）と名づけた。ｉＰＳ細胞は、胚盤胞段階の胚に付着させると、発生過程にある生物に簡単に取り込まれることがわかった。山中と高橋は二〇〇六年、この発見を報告し、翌年にはヒトの体細胞からｉＰＳ細胞をつくった。ウィスコンシン大学のジェームズ・トムソンも個別に同じことを成し遂げたが、結果報告が少し遅かった。

この発見は、〝倫理的な幹細胞〟の登場として歓迎された。ヒト胚を〝犠牲にする〟必要がないからだ。その名称はかなりわかりやすいが、やはり議論の余地がある。第一に、ｉＰＳ細胞が本当に胚性幹細胞のような働きをするのか、あるいは以前の分化した状態のエピジェネティックな記憶をいくらか保持しているのかという疑問をいだかずにはいられない。現在も議論は続いているが、いくつかの研究で示されたところによれば、分化した細胞のゲノムに導入されたエピジェネティック標識は、iPS細胞で完全に消去されてはいない。この〝エピジェネティックな記憶〟のパターンは、個体の体の異なる部位から採取した線維芽細胞でもさまざまで、ドナーの年齢によって変わることもある。医療に適用する際の疑問は、記憶が問題になるとすれば、どの程度の問題かだ。もしそういう細胞が、新しい組織や器官を育てるために使われるなら、エピジェネティックな記憶が、新たな仕事の成果に影響を及ぼすかもしれない。たとえば、iPS細胞からつくったニューロンが、ちょっとばかり皮膚細胞のような働きをしたらいやだろう。iPS細胞を生殖技術に使うこと、たとえばそれで移植や妊娠用のヒト胚をつくることを計画しているなら、その胚はある意味ですでに老化している可能性がある。

さらに、iPS細胞を〝倫理的な選択肢〟と見なすとすれば、ヒトES細胞を研究に使うことに非倫理的な何かがあるという考えをすでに認めていることになる。これは明らかに、二〇〇一年にジョージ・W・ブッシュが、胚研究に対して勧告を与えるために招集した生命倫理委員会で採択された立場だ。委員長を務めた超保守派のレオン・キャスは、本人の言う〝嫌悪の知恵〟を指針とするよう主張している。つまり、〝オエッ〟と感じさせる何かがあるとき、その理由がよくわからなくても、本能に耳を傾けてそれを禁じるべきだという意味の、しゃれた言い回しだ。そして驚くには当たらないが、委員会は、まだ存在していない一連のヒトES細胞を扱う研究に、連邦政府資金の提供を禁じる勧告を行った（すでに存在しているものを禁じてもあまり意味はないので）。この決定は事実上、アメリカでの幹細胞研究を妨げた（しかし、そういう立場を取っているのは決してアメリカだけではない）。

胚の道徳的地位に対するそういう規制的で独断的な立場に挑むもっともな議論もあるが、その論争はほかの機会に譲ろう。ここでは、その問題に客観的な決着をつけられる明確な事実はどこにもないと言うにとどめておく。純粋に実用的な面では、ｉＰＳ細胞は、禁止法を前にしての幹細胞の研究と利用に解決策を差し出すかもしれない。しかし、それが胚性幹細胞と完全に同等だという保証はなく、違いがある可能性は高い。

ジョン・ガードンと山中伸弥は、二〇一二年のノーベル生理学・医学賞を共同受賞し、彼らの業績は、臨床医学と医学研究の革命的な進歩の先触れになるものとして讃えられた。しかし、それが本当に意味するところは、もっと複雑だ。ノーベル賞の授賞理由では、彼らの研究が「細胞分化と分化状態の可塑性についての理解にパラダイムシフト」をもたらした、と発表された。もう少し率直に言えば、それは人の〝存在〟という概念を変え、もはや時間の経過にとらわれる必要をなくしてしまったのだ。

昔から、自己の出現という概念そのものが、この過程は一方通行であるという想定に基づいてきた。人は成長し、成熟し、年を取る、と考えられている。人体と呼ばれるコロニーにひとつの細胞を入念に挿入することは、ヒトを固有の歴史を持つ首尾一貫して境界の定まった生き物と見なせるのなら、概念上は問題ないと思われる。しかし、もし細胞塊の小さな一部を取って、テープを巻き戻し、初めから、やり直せるとしたら、この統一性は崩れ始める。

細胞系統に対する理解は、コンラッド・ハル・ワディントンの、丘と谷のある土地の地形という力強く直感的な概念に決定づけられた。しかし今では、片道と思われていた旅だけでなく、すべてが単純化しすぎだったことがわかる。実際には、〝地形〟などどこにもないからだ。

科学にはよくあることだが、自然を研究する能力の向上と進歩が、答えよりもさらに疑問を生み出し、自分たちにとって心地よい概念が、未熟な推量にすぎなかったことが示される。それが、細胞について起こっていることだ。現在では、個々の細胞の完全な遺伝子、ゲノム、転写の状態が、描写できるようになった。たとえば、いくつの異なる種類のタンパク質やRNA分子がつくられているかや、ゲノムの正確なエピジェネティック状態についてもだ。そういう研究で明らかになったのは、ある組織の、ある時点には、たいてい幅広く多様な細胞活動の状態があり、ワディントンのくっきりとしたなだらかな丘と谷を転がるボールで単純に説明がつかないということだ。

ハーヴァード大学のシステム生物学者アロン・クラインはこれを、オランダの画家M・C・エッシャーの有名な、決まった上下のないさかさまの階段の絵にたとえた。「遺伝子発現の空間には、少しそれに似た場所もあるだろう」クラインは言う。「そこには、うまく当てはまるような、地形という自然な概念はありえない。命令はいきなり変わるように見え、ボールは階段の周囲を無限に回り続けるかもしれない」そして、得られるのが細胞の状態のスナップ写真だけだとするなら、細胞がどうやってそこへたどり着いたのかを確実に知るのはほとんど不可能だ。「どのスナップ写真にも、同じ画像を生み出せる複数の異なる動的な過程がある」クラインは言う。

このことと、ゲノミクス自体が人類の豊かな多様性をあらわにしつつあることは似ている気がする。目的によっては、国家集団（フランス人、インド人、日本人……）や、慣例的に人種集団と呼んでいるもの、たとえば漢族、サハラ以南のアフリカ人、ヨーロッパ系白人などに、人々を分類するのは便利だ。しかし、こういうレッテルは、ゲノムレベルではほとんどなんの意味もない。人口統計上の目的で同種と見なされる集団のなかに、とてつもなく大きな遺伝的多様性が見られるのだから。たとえば、白人のスペイン人である誰かは、人口調査で同じ箱に分類された誰かと、まったく違う遺伝的遺産とゲノムプロファイルを持つことが判明するかもしれない。しかも、ゲノムの近縁性は、好きなだけ細かく分けられる。慣習的な人種や国籍や種族の区別について、根本的なものは何もないのだ。とはいえ、こういう分類は、きちんと注意して見れば、便利にもなる。

細胞にも同様のことがいえる。たとえば胚性幹細胞から赤血球までの道筋はひとつではないかもしれず、わたしたちが肝細胞とひとまとめにして満足している腎臓の細胞が、遺伝子活動のかなり異なるプロファイルを持つかもしれない。よく細胞型に特有のものとされる〝絶対的〟性質は、それを観察するのに従来使われていた道具の感度の悪さによって決まることが多々あった。たとえば、わたしのミニ脳や発生過程にある胚の画像で、細胞型の標識づけに使われる染色用化学物質は、特定のタンパク質に付着する染料だ。もし細胞がそのタンパク質を大量につくっていれば、染料を吸収する。つまり、たったひとつのタンパク質の産生が、細胞型の決定要素になるわけだ。細胞を分類するうえで、悪い方法ではない。多くの場合、特定の遺伝子のスイッチを入れること（そして対応のタンパク質を産生すること）は、運命の予測地図上における細胞の軌道を示すよい指標になるからだ。たとえば、たくさんのＯｃｔ４とＳｏｘ２を発現する細胞は、幹細胞になる傾向がある。とはいえ、それは広大な多次元空間におけるひとつのデータポイントにすぎない。ヒトには二万個あまりの遺伝子と約六万種類のタンパク質があり、細胞の状態を完全に説明するには、数千次元の空間のなかでその場所を見つける必要がある。

もちろん、その意味を視覚化することはできない。それでも、科学者たちは現在、そういうマッピングを始めるための実験道具や計算道具を開発している。そして、細胞の状態と系統のどちらもが、顕微鏡下で青または赤に光る細胞の二者択一の地図が示すよりもっと複雑らしいとわかってきた。

たとえば、クラインと共同研究者たちは、ゼブラフィッシュの胚細胞が、胚形成初期の割球《かっきゅう》と呼ばれる多能性状態からさまざまに特殊化した細胞型へ発達していく際の地形を地図にした。多くの細胞は、その遺伝子発現プロファイル全体を考慮に入れると、いくぶんあいまいな状態に置かれる。ワディントンの地形のかわりに、かなり大きな窪地がいくつかあって、ときどきそれらを分ける明確な稜線がないまま複雑な地形と結合し、輪や枝になって分かれたり再結合したりすることもある。細胞系統が取りうる道は多様で、必ずしもはっきりしていない。

もちろん、特徴のはっきりした細胞型がまったくないわけではない。「成熟した細胞はとても明確に定義されている」クラインは言う。「細胞型に最終的な機能を与える遺伝子を見ると、確かにいずれかの細胞型に特異的であることがわかる」しかし、まだ運命が決まっていない細胞は「連続体を形成する」。ある細胞がどの道を取るのかまったくわからない、広大な平原のようなものだ。

おそらく、ワディントンの谷のイメージを、いくぶん平坦な地形の周辺に都市や町、それらをつなぐ道路の緻密なネットワークがあるイメージに置き換えれば、もっと便利だろう。この〝細胞状態の地図〞は無秩序なわけではなく、構造と論理がある。しかしその構造は入り組んでいて、多次元で動的であり、単純な静止画では大ざっぱにしかとらえられない。

そしてこれが、現代の生物学だ。その見せどころは、きわめて複雑で変化の激しい構造へ進化していくシステムを考察するための、役立つ近似を見つけることにある。その構造のなかでは、通常の予測できる行動が現れるとともに、例外や思いがけない進路変更が加えられることも多い。だからこそ、細心の注意を払って比喩を選び、魅了されて罠にはまらないようにする必要がある。

ともかく、現在では胚の細胞ごとのマッピングによって、遺伝子の活性化がどうやって体の形成を始めさせるかについて、目が回るほど詳細な図面が見られる。二〇一九年、シアトルのワシントン大学の科学者チームは、マウス胚の器官が妊娠九〜十三日で現れ始めるときの細胞状態の〝地形〞を報告した。胚内の二百万にもなる個々の細胞の種類と特徴的な遺伝子の地図だ。これをまとめるために必要とされた膨大な量のデータと技術力には目をみはるものがある。しかし、おそらく何より有効なのは、発生を完全に理解するには、ここまで微細なレベル、おそらく情報を視覚化し意味をとらえる能力の限界で精査する必要があることを、単純に認識できることだ。今日までわたしたちは、初期の発生学の大まかな〝オーガナイザーによる発生の場〞から、遠い道のりを歩んできた。しかし同時に、ヒトどころかマウスがどうやって自然に発達するのかさえ、深く理解できるようになるのはまだはるか先のことだ。

セライナとクリスがわたしの線維芽（皮膚）細胞をiPS細胞に、そこからさらにニューロンに変えるのに使ったのは、山中の細胞再プログラム法だった。この技術があれば、成人の体細胞からさまざまな種類のオルガノイドを培養できる。幹細胞段階から始まって、発生過程でヒト胚の各器官が発達する様子を、生体外で、多少なりとも実際に近い方法によって再現する。

二〇一三年、細胞生物学者マデリン・ランカスターが、ウィーンの分子生物工学研究所に所属するユルゲン・クノブリッヒのもとで大学院生として学びながら、脳のオルガノイドを生み出したのは、偶然からだった。最初、幹細胞の培養基のなかに現れた白い斑点がなんなのか、わからなかった。次第に、真実が見えてきた。細胞は脳をつくろうとしていたのだ。

ミニ脳を育てるには、細胞培養にかなりの熟練を要するが、細胞自体に指導は必要ない。自らどんどん進めていく。「特別に洗練された生体工学は必要ない」クノブリッヒは言う。「細胞に、したいことをさせておくだけだよ」

「ただ適切な条件を整えて、細胞を三次元配置に維持して育ててやるだけで、［ミニ］脳は自己組織化して、自らを形成できる」ランカスターは言う。「最初、細胞が脳に似た構造を独力でつくれることに、とにかく驚かされた」とつけ加えるが、あとから考えてみれば、完全に筋が通っている。結局、そういう自己組織化は、「まさに胚がやっていること」だからだ。

ありとあらゆるオルガノイドが、胚性幹細胞とiPS細胞の両方から育てられる。細胞を刺激して、多能性状態から望ましい発達方向へ進めてやればいい。腎細胞になる運命を得た細胞なら、腎臓に似た構造に育つ傾向が強くなる。膵臓細胞は小型の膵臓のようなものを形成し、胃細胞は胃のオルガノイドになる。もちろん、これらの構造は本物の腎臓その他もろもろではないし、それらの縮小版ですらない。しかし、腎細胞の無秩序な塊でもない。オルガノイドは、本物の器官が持つ特徴のいくつかを帯びている。細胞は、それぞれの器官に見られる特殊化したいくつかの種類に分化することもあり、細胞が構成する組織は、胚発生で起こる細胞移動と分類の過程を通じて、本物に似た形につくられることもある。たとえば、マウスの腸から採取した幹細胞は自発的に、栄養吸収が得意な絨毛《じゅうもう》と呼ばれる突起がついた空洞のある区画に組織される。同じ方法で、ヒトのニューロンはミニ脳に成長して、大脳皮質に見られるさまざまに異なる層に分かれ、たとえば光に反応する原始的な網膜など、脳の他の部分や関連の器官によく似た構造を形成できるようになる。

とはいえ、オルガノイドには少しばかり助けが必要だ。ランカスターによれば、ミニ脳をつくるうえで大変革をもたらしたのは、マトリゲルというタンパク質ベースのゲルだった。これはニューロンを培養する際、軟らかく支えながら、ある意味で成長を促進する媒質として働く。こういう研究の先駆けとなったのは、日本の生物学者、笹井芳樹だった。二〇〇八年、笹井は同僚とともに、注意深く調剤したゲル媒質のなかで、マウスの胚性幹細胞から脳部位に似たニューロン構造——ミニ脳の先駆物質——を育てたと報告した。翌年、他の研究者たちが、成人の腸幹細胞から〝腸のオルガノイド〟を育てた。二〇一一年からは、供給源として、かわりにヒトiPS細胞が使われ始めた。

ランカスターの脳のオルガノイドは、二〇一三年に初登場した。しかし、オルガノイド培養の分野にとってきわめて重要な研究を行っていた笹井は、共同研究していたチームの不正をめぐるスキャンダルののち、自殺した。この研究者たちは、驚異的な新しい方法で、成熟したマウス細胞に幹細胞の

### ら「薬」、多ければ「毒」。静かなる暗殺者の秘密

# 毒と毒殺の歴史

ベン・ハバード／上原ゆうこ訳

毒を使った暗殺の歴史は、人間の歴史と同じくらい古い。本書では、クレオパトラ、ボルジア家、サド侯爵といった歴史上の人物から地下鉄サリン事件、現代のテロリストまで、毒と人間との関わりや、代表的な毒物の作用、効果をフルカラーで解説。

A５判・3000円（税別）ISBN978-4-562-05728-3

### 文化が花開いた黄金時代のヴィンテージ・ポスターの世界

# ・ミュージアム〕ポスター芸術の歴史

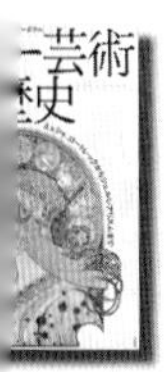


ミュシャ、ロートレックからシュルレアリスムまで

デイヴィッド・ライマー／海野弘解説／井上廣美訳

ミュシャなどのアール・ヌーヴォーやアール・デコ、ロシア構成主義、シュルレアリスムなどさまざまな芸術運動と印刷技術の発達を関連させて作品を解説する。美術史的・デザイン史的に重要なポスターを100点以上収録。

A４変型判・5800円（税別）ISBN978-4-562-05729-0

### フルな地図・表・グラフを豊富に用いて世界の「今」を解説

**第Ⅲ期　全5巻　刊行中！**

## 地図で見る 中東ハンドブック

ール・ブラン、ジャン＝ポール・シャニョロー／太田佐絵子訳　シリア、イエ　イラク、イスラエルなどで生じている中東の紛争で危険にさらされてい　は、国家、人々、市民社会の運命であり、ときにはばらばらに引き裂かれ　ともある。中東地域の今を120点以上の地図とグラフで解読し、今後のあ　き姿を読み解く。

A５判・2800円（税別）ISBN978-4-562-05698-9

## 地図で見る ドイツハンドブック

ェル・デシェ／蔵持不三也訳　ドイツは多様な顔をもつ国である。誰の目　明らかな経済的成功をおさめてはいるが、深刻な分断と向き合ってもい　本書は、100以上の地図および多くの資料やコンピュータグラフィックス　ちいて、このヨーロッパの大国の複雑さと挑戦を分析・評価するための、　ゆる鍵を提示する。

A５判・2800円（税別）ISBN978-4-562-05696-5

## 地図で見る ブラジルハンドブック

A５判・2800円（税別）ISBN978-4-562-05695-8

## 地図で見る イタリアハンドブック

2020年4月刊

A５判・2800円（税別）ISBN978-4-562-05699-6

## 地図で見る イスラエルハンドブック

2020年8月刊

A５判・2800円（税別）ISBN978-4-562-05697-2

### 世界が数字で満ちるまで

# 統計の歴史

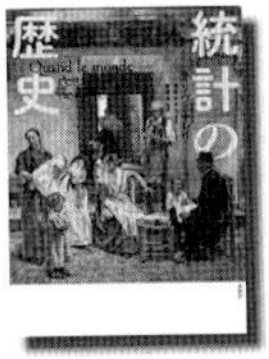


オリヴィエ・レイ／原俊彦監修／池畑奈央子訳

人口、経済発展、犯罪、衛生・健康管理など、統計は形ないものに形を与え、把握、比較、分析などにとても便利なツールである。ではその統計はいつ誕生し、どのように全世界に広まっていったのか。その歴史をわかりやすく紹介。

A５判・3600円（税別）ISBN978-4-562-05741-2

### 骨の進化から骨をめぐる歴史的発見、人種観まで

# 骨が語る人類史

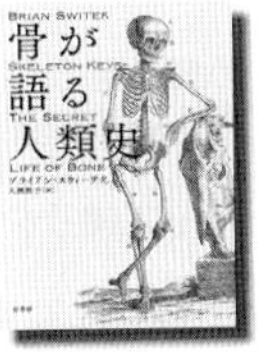


ブライアン・スウィーテク／大槻敦子訳

カンブリア期から現生人類までの生物の骨の発達の歴史、発掘されたヒトの骨からわかる過去の暮らし、リチャード３世の遺骨などの歴史的発見、骨に関わる人種差別と倫理観など、骨にまつわる興味深い古生物学、人類学。

四六判・2700円（税別）ISBN978-4-562-05724-5

### 全米各紙誌が絶賛！その男は救いの神か、希代の詐欺師か!?

# 未熟児を陳列した男

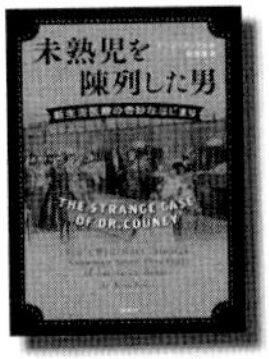


新生児医療の奇妙なはじまり

ドーン・ラッフェル／林啓恵訳

七千人もの未熟児の命を救った奇跡の箱――保育器を広めたのは、博覧会で未熟児たちを「陳列」した、自称「医師」の興行師だった。新生児医療の奇妙な始まりを描く、驚くべき歴史ノンフィクション！　貴重図版多数。

四六判・2400円（税別）ISBN978-4-562-05731-3

### 言語が消滅するとき、何が消えるのか？

# 最期の言葉の村へ

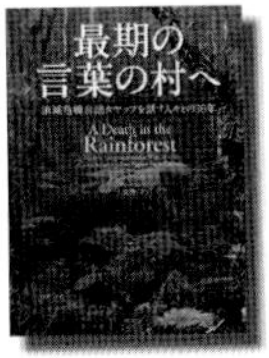


消滅危機言語タヤップを話す人々との30年

ドン・クリック／上京恵訳

いかにして古代からの言葉が消えていくのか。パプアニューギニアの村ガプンの人々と寝食を共にし、ネイティブ原語を30年間にわたって調査してきた言語人類学者によるルポルタージュ。西欧文明が村から奪っていったものは。

四六判・2700円（税別）ISBN978-4-562-05720-7

## 女性のお悩みを解決する頼れる一冊

# [決定版]東洋医学式女性のカラダとココロの「不調」を治す50の養生訓

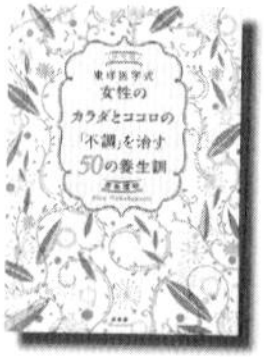


若林理砂

女子力、ホルモンバランス、加齢、更年期障害……女性を脅かす〈不調〉に負けない！予約のとれない鍼灸師による女性の美と健康を守る養生法。ペットボトル温灸、爪楊枝鍼、肩甲骨体操など、東洋医学の知恵で元気に美しく。

Ａ５判・1600円（税別）ISBN978-4-562-05746-7

## 島田荘司選第12回ばらのまち福山ミステリー文学新人賞受賞作

# 約束の小説

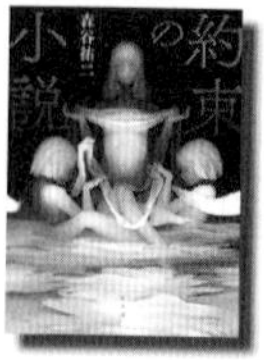


森谷祐二

医師の辰史のもとに父が死んだという知らせが届いた。名家出身の父の後継者として雪深い山に建つ屋敷を訪れた辰史。彼を待ち受けていたのは、頑固な祖母、掟で定められた許婚、そして帰りを快く思わない者からの脅迫状だった。

四六判・1800円（税別）ISBN978-4-562-05742-9

## 往復書簡の推理合戦があぶり出す真相

# 欺瞞の殺意

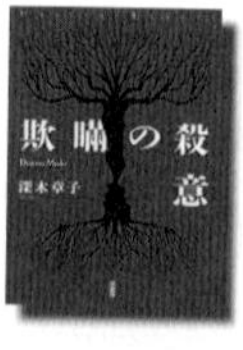


深木章子

無実にもかかわらず「自白」して無期懲役となった元弁護士と事件関係者との「往復書簡」は、「毒入りチョコレート事件」をめぐる推理合戦となり、やがて「真相」のぶつかり合いが思わぬ方向へ物語を導いていく。書き下ろし長編。

四六判・1800円（税別）ISBN978-4-562-05735-1

## 役者一家の深い因縁と衆人環視の死

# 仮名手本殺人事件

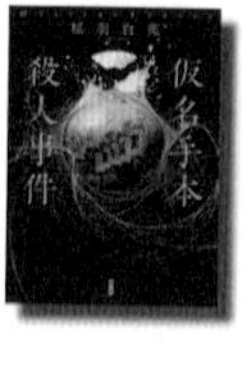


稲羽白菟

歌舞伎「忠臣蔵」の上演中、衆人環視の舞台上で絶命した役者。さらに客席にも男の死体が発見される。いずれも毒殺だという。不可能状況と現場に置かれた「かるた」。役者一家の錯綜する素顔が過去の因縁を呼び寄せる。書き下ろし長編。

四六判・1800円（税別）ISBN978-4-562-05736-8

## 女性建築家が提案する「楽しい自宅ライフ」

# 暮らしとこころに風を入れる「家

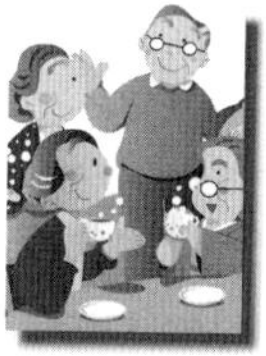

人がつながる　人が集まる

池上裕子

人生百年時代、居心地のいいコミュニテ
う！　自宅に人を受け入れ、無理なくほ
「家開き（いえびらき）」の極意をベテラ
指南。好きなことで人とつながる豊かな暮

四六判・1600円（税別）ISBN

## 太っているのは意志が弱いから――ですか？

# 「食べる」が変わる「食べる」を

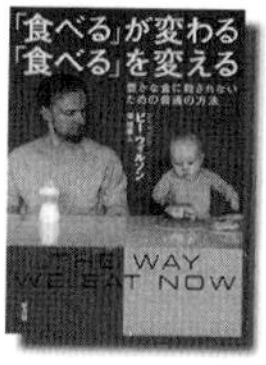


豊かな食に殺されないための普通

ビー・ウィルソン／堤理華訳

「食」は喫煙や飲酒よりも恐ろしい「死の
豊かに見えて実は貧しい現代人の食の
しかし単純な善悪論や完璧主義に陥るこ
に食べる大切さを世界的なフードジャー
示す。

四六判・2800円（税別）ISBN9

## 映画「ロード・オブ・ザ・リング」ほかのイメージ・アーティストによるトールキン

# ロード・オブ・ザ・リ

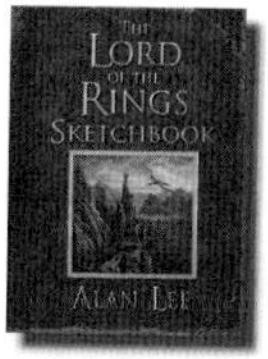


トールキンとアラン・リーのファンタジー

アラン・リー／山本史郎訳

『指輪物語』や『ホビット』をはじめとするトールキン
映画「ロード・オブ・ザ・リング」の製作にもかかわっ
するファンタジー画家として高い評価を受けているアラ
の世界のイメージをあますところなくデッサンで表現し

Ｂ５変型判・3800円（税別）ISBN978

## 映画「ホビット」などのイメージ・アーティストによるトールキンのファ

# ミドルアース

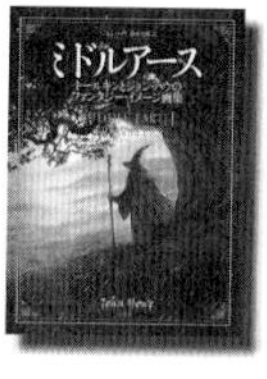


トールキンとジョン・ハウのファンタジーイ

ジョン・ハウ／山本史郎訳

映画「ロード・オブ・ザ・リング」と「ホビット」の製作
ジ・アーティストとして重要な役割を果たしたジョン・ハ
ルキンのファンタジー世界が展開される場所である
ス」のあらゆる情景を、想像力豊かに描きつくした

Ｂ５変型判・3800円（税別）ISBN978-4-

少し

[図]

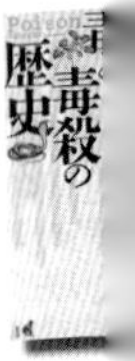


消費

[アー

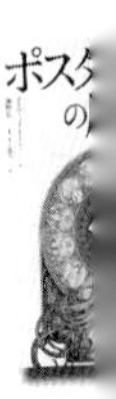

カラ

ピエ
メン
るの
るこ
る

ミシ
に
る。
を
あ

既
刊

絵
干

働きを誘発できたと報告していた。転写因子を注入するのではなく、たとえば酸にさらすなど、ストレスを加えるだけという方法だった。二〇一四年初めに発表され、現在では疑問が持たれている実験報告には、操作されたデータが含まれていることがわかった。笹井自身は結果の不正工作にはまったく関わっていなかったが、監督義務を怠ったせいで、年少の論文主執筆者の不正を許すことになったと見なされた。笹井は日本のメディアにきびしく批判され、研究資金として巨額の補助金を積極的に求めたことを責められた。その重圧はあまりに大きく、その年の八月、笹井は複数の遺書を残して死亡しているのが発見された。

生体外で育つオルガノイドはいずれ、本物にかなり近いものになって、移植や、損傷あるいは機能不全を生じた組織との交換に使われるかもしれない。また、腎不全、心臓病、さらには神経変性などの病気の治療に、個別化された適合器官を提供するかもしれない。おそらくそのうち、髪や爪を伸ばすのと同じくらい簡単に、新しい体の部位を育てるようになるのだろう。

しかし、その未来像はまだかなり遠くにある。次章では、人工的な組織や器官を培養する別の方法を見ていこう。ペトリ皿のなかで放っておくと、iPS細胞とES細胞は、あまりうまくないやりかたで器官をつくる。セライナとクリスが見せてくれた他のミニ脳の画像には、胸を締めつけられるような何かがある気がした。そのいくつかは有望な小さいこぶに覆われ、周囲の組織から送られるはずの、初期脊柱の神経束が置かれる場所を示す信号を探して伸びつつあった。しかし、そんな周囲からの指導はどこからもやってこない。

そういう基準枠がないと何が起こるかは、奇形腫（teratoma）を見ればわかる。いろいろな組織型から成る増殖で、間違った時や場所で分化を誘発された生殖細胞から、生殖器のなかにときどき自発的に形成される。適切な指導がないと、増殖する細胞は、筋肉、心臓、骨、歯など、多様な組織から成るでたらめで奇怪な束をつくる。一種の腫瘍で、良性もあればがん性もあり、子ども（新生児も含む）にも大人にも現れる。名前が示すとおり（teraは怪物を意味するギリシャ語のterasに由来する）、この場違いだがありふれた組織には、奇妙なだけでなく、少しぞっとさせる何かがある。歯や髪の毛は人体に属するもので、生物の無秩序な塊からひとりでに生えてくるべきではないと、どうしても思ってしまう。しかし、奇形腫が教えてくれるのは、正常な発生では、どこに何をつくるかがきびしく指導されているということだ。もしそのふたつの組み合わせが切り離されれば、結果として構造がないだけでなく不気味なものができてしまう。

オルガノイドはそこまで無秩序ではないが、本物の器官ほどきちんと構造化されているわけでもない。たとえばミニ脳は、複雑な脳の構造をいくらか見せるが、適切な形を取ることはない。それでも、ニューロンは互いに電気信号を送ることで機能していると見なせるなら、ミニ脳も奇妙な振動を生じてはいる。それは〝思考〟ではないが、思考の源になるものだ。

研究者たちは、ミニ脳がもっと脳に似たものになれるよう、発達中の胎児に届く〝環境信号〟をより多く与える方法を探している。胎児、そして生まれて発達中の乳児でも、特定の脳の部位は、他の部位との相互作用で形成されていく。部位間で互いに助け合うのだ。生体外では、特定の脳の部位に似るよう誘導されたオルガノイドを集めて、神経結合を育て、〝アセンブロイド〟と呼ばれる構造のなかで互いに〝会話〟できるようにすることで、そういう過程を模倣できる。モジュール方式でつくった改良型ミニ脳と考えてもいいかもしれない。

また、胎児の脳は、まったく脳の一部にはならない他の細胞型とも相互作用する必要がある。たとえば、中枢神経系の血管や免疫系の一部などだ。これらも個別に培養してから、オルガノイドに加えられるかもしれない。いわゆるグリア細胞は、改良型脳オルガノイドの特に重要な成分になりそうだ。当初はただの基質かニューロンの結合組織と考えられていたが、現在では脳内でもっとずっと複雑な役割を持つことが理解されている。[47]

発達中の脳に重要なもうひとつの信号は、体軸——特に胚形成の初期に確立される前後軸と上下軸（83ページ参照）を示すものだ。そういう信号は、前述のとおり、〝オーガナイザー〟として働く細胞によって供給される。オーガナイザーがモルフォゲンを放出し、その濃度勾配によって方向が確立される。それこそ、脊柱になりたがっているいじらしい小さな球が〝求めているもの〟だ。簡単な方法で、そういう方向信号を含めることが可能かもしれない。適切なモルフォゲンタンパク質を注入したゲルのビーズか管を、オルガノイドに埋め込めばいい。研究者のなかにはすでに、こういう方法によるもっと本物に近い〝次世代〟脳オルガノイドについて語る者もいる。

本当に〝思考〟できる器官をつくることに興味があるからではなく、本物の生きた脳に最も近い代替物として脳オルガノイドを使い、生きている人間には適用できない侵襲的で破壊的にもなる方法で研究できるようにするためだ。「生物学的な疑問を研究するのに、完全に形成されたヒトの脳を皿に入れる必要はありません」ランカスターは説明する。しかし、適切な側面をもっと似せられれば、関心を向けている本物の体の過程をさらによく把握できるという。

ランカスターはすでに、脳オルガノイドを使って、ヒトの脳の大きさがどうやって決まるのかを調べている。なぜ限られた大きさまで発達すると、それ以上大きくならないのか？　それは、小頭症という疾患、脳のサイズが異常に小さくなる発育異常が呼び起こした疑問だ。二〇〇七年にガボンとミクロネシアで始まり、太平洋沿岸諸国から南アメリカまで広がったジカウイルスの世界的流行以来、この問題は特に研究の焦点となってきた。ほとんどの人にとって、ウイルスの危険性はごく少ない。症状がまったく出ない人もいるし、ウイルスが体から消えるまでに発疹や軽い熱、頭痛程度で済む人もいる。しかし、妊婦にとっては話がまったく違ってくる。感染すると、子どもが小頭症になる可能性があるからだ。まれな症例では、ギラン・バレー症候群を引き起こす場合もある。神経の損傷によって麻痺や死につながることもある病気だ。

ウイルスが具体的にどうやって脳の発達を阻害しているのかはまだはっきりしないが、ミニ脳での研究が理解に役立つかもしれない。ランカスターとクノブリッヒ、その共同研究者たちは、小頭症患者からつくったｉＰＳ細胞で脳オルガノイドを培養し、健常なオルガノイドと比べて発達に異常があることを確認した。ジカウイルスに誘発される症例を除くと、小頭症は、ニューロンの分化に関わる遺伝子の変異に関連していることがわかっている。小頭症患者の脳オルガノイドに対応のタンパク質の正常型を導入すれば、ニューロンの生成が増加することも確認された。

また、ランカスターは、脳を大きく成長させすぎる要因にも関心を向けている。予想に反して、それはよいものではなく、自閉症のような神経障害に関連している。ミニ脳を使って、統合失調症やてんかんなどの脳疾患を研究している者もいる。セライナ・レイは、二種類の認知症、アルツハイマー病と前頭側頭型認知症の神経変性の過程を理解するために、ミニ脳をつくった。脳組織の萎縮は、神経細胞にタウとアミロイドベータというふたつのタンパク質が現れたときに始まり、正常な分子形状からゆがんだ形態に切り替わっていくらしい。この形態が互いにくっついてもつれた塊になり、それが脳に蓄積して、ニューロンの死を引き起こす。

セライナは、こういう病気の遺伝的素因を持っている人（全症例の一～五パーセントを占める）の細胞からミニ脳を培養することで、ニューロンが発達するあいだふたつのタンパク質がどうゆがんでいくかを突き止めたいと考えている。「ごく初期段階での病気関連の変化が見られることを期待しています」セライナは言う。「治療法の開発にとって、とても重要だから」病気のサンプルに見られるタウタンパク質は、健康なサンプルのものとは異なることがわかっている。

こういう研究は、ミニ脳だけでなく、他の組織型も含めたオルガノイド研究が近い将来どうなっていくかを象徴している。オルガノイドは、ヒト疾患の進行を安全かつ倫理的に調べるための器官と組織のモデルを供給してくれる。しかも、ヒトオルガノイドは、ヒト以外の霊長類に対する物議をかもす研究の必要性をなくしてくれるかもしれない。同様に、オルガノイドは薬を試験するのにも役立つだろう。臨床試験に移行する前に、毒性や思わぬ副作用で人命を脅かすことなく、器官全体への影響を見極めることができる。本物のがん性腫瘍に見られる細胞型と似た変異を持つ腫瘍オルガノイドが、抗がん剤の試験に使われている。いずれ実現しそうな魅力的な案として、iＰＳ細胞からつくったオルガノイドを使って、特定個人に最も効果的で害の少ない薬を見つける方法がある。この個別化薬剤スクリーニングは、最終的には高速試験用にオートメーション化され、チップ型の装置の上でオルガノイドを育て、センサーと運搬システムで小さな細胞培養同士を統合できるようになるかもしれない。ひとつの試験プラットフォームで複数の異なる種類のオルガノイドを培養できるようになれば、どこかの研究者が、少しばかり比喩的だが間違いなくアレクシス・カレルの未来像を彷彿とさせる〝ボディー・オン・チップ〟について語り始めるだろう。

わたしたちは、そのイメージの奇妙さをじっくりと感じるべきだと思う。とはいえ、ホムンクルスらしきものが細胞の平らな層の上に置かれて凶悪な装置に縛りつけられ、薬をたっぷり浴びせられているかのような、気味の悪い空想は必要ない。しかしそれでも、一八九〇年にドイツ系アメリカ人の生物学者ジャック・レーブが〝生体物質のテクノロジー〟と楽観的に想像したものを体現したかのように見える。生体工学によって、より正確で現実的なチップ上の〝ヒト模型〟が作成できるようになれば、そういう道具が医学研究のためにますます使いやすくなっていくだろう。

脳オルガノイドについての他の計画も、同じくらい劇的だ。ライプツィヒのマックス・プランク進化人類学研究所に所属するスウェーデンの古生物学者スヴァンテ・ペーボは、脳オルガノイドを使って、現生人類の絶滅した親戚であるネアンデルタール人を調べ、彼らの脳と、当時共存していた初期ホモ・サピエンスの脳の違い（あるとすれば）を突き止めようとしている。

ネアンデルタール人は、およそ二十五万〜四万年前に生存していたヒト属の一種だ。現生人類との交配が可能なほど近い親戚だったので、たいていの人（アフリカ系でなければ）はゲノムのなかに数パーセントの〝ネアンデルタール遺伝子〟を持っている。ペーボの研究所は、二〇一〇年、数体の化石から採取したネアンデルタールゲノムを継ぎ合わせて、配列決定を行った。現代人のゲノムとの違いを探ると、脳の発達に関連するいくつかの遺伝子に、ネアンデルタール人特有の変異が見つかった。

どんなふうに、どのくらい、それらの遺伝子はネアンデルタール人の脳と現代人の脳に違いを与えたのだろう？　今では、知能が低く〝原始的〟だというネアンデルタール人の典型的なイメージは間違いであることがわかっている。彼らは、芸術やおそらく儀式も含むかなり洗練された文化を持っていて、じつのところ脳は現代人よりも大きかった（だからといって、現代人より賢かったことを意味するわけではないが）。とはいえ、ネアンデルタール人が絶滅した理由ははっきりしないものの、現代人のなんらかの認識能力が強みとなった可能性はある（単にネアンデルタール人のほうが病気にかかりやすかった可能性もある）。

ペーボは、遺伝子編集法を使って、ネアンデルタール人の数個の遺伝子をヒト幹細胞に導入し、ミニ脳を育てることによって、なんらかの手がかりを得たいと考えている。一部のメディアが案の定言い出したような、〝ネアンデルタール人のミニ脳〟をつくる実験ではまったくない。しかし、それらの遺伝子が脳の発達を変えるかどうかが、オルガノイドの形状と構造に反映される形で示されるかもしれない。そうなれば、少なくとも認知の差に根拠があることが示唆されるだろう。

実際に、〝ネアンデルタール化〟されたオルガノイドの形状に違いが見つかっているが、ミニ脳の構造が本物と比べて粗雑すぎることを考えると、結果をどう解釈すべきかはむずかしい。この時点では、疑問を提起することができただけでじゅうぶんなのかもしれない。

体外でのヒト組織の培養には、移植用の新しい器官づくりに応用できる大きな可能性があるが、ある種の代替組織は、たやすくその場に縫いつければ済むわけではない。きちんと機能させるには、発達していくあいだ、周囲の組織と密接に融合する必要がある。

心臓組織を例に取ってみよう。心臓病は世界じゅうで主要な死因となっているが、心筋障害が原因の心不全は、その組織の培養と移植で効果的に治療することがまだできない。心拍の収縮を生じる心筋細胞は、心臓全体の電気活動と同期する必要がある。他の領域と電気的に分断された心筋の領域があると、独自の活動で心拍のリズムを混乱させ、心不全につながることの多い不整脈を生じる可能性がある。そのせいで、生体外で培養した心筋組織を移植する試みは成功していない。移植組織と心臓の他の部分は、同時に鼓動できるよう互いと〝会話〟することがない。

再生した神経と脳組織にも同じことがいえる。もし皿のなかで培養したニューロンを、脊柱損傷、あるいはハンチントン病やパーキンソン病などの神経変性疾患や脳卒中が原因の脳損傷を修復するのに使えるなら、すばらしいことだ。しかし、まずは、ニューロンと他の細胞の正しい混合が必要になる。脳には何百種類もの異なるニューロンがあり、それぞれが独特の形状と接続性のパターンと機能を持っている。しかも、それらのニューロンは、既存のネットワークと適切に連結しなくてはならない。脳の外で正しい組み合わせのニューロンを培養してから、適切な連結ができるようなんらかの方法で移植手術をするのは、かなり困難だろう（後述のように、試みられているが）。しかし、もしニューロンが元の位置で増やせるなら、周囲の組織から信号を受けられ、正しい細胞型へ導かれて、互いにつながり、神経パルスの送受信ができるようになるかもしれない。

郵便はがき

料金受取人払郵便

新宿局承認

1993

差出有効期限
2021年9月
30日まで

切手をはら
ずにお出し
下さい

1 6 0 - 8 7 9 1

3 4 3

（受取人）
東京都新宿区
新宿一―二五―一三

原書房

読者係 行

1 6 0 8 7 9 1 3 4 3 7

**図書注文書**（当社刊行物のご注文にご利用下さい）

| 書名 | 本体価格 | 申込数 |
|---|---|---|
| | | 部 |
| | | 部 |
| | | 部 |

お名前　　　注文日　年　月　日

ご連絡先電話番号　□自宅　（　　）
（必ずご記入ください）　□勤務先　（　　）

ご指定書店（地区　　）　（お買つけの書店名をご記入下さい）　帳

書店名　　書店（　　店）　合

5732

# 人工培養された脳は「誰」なのか

**愛読者カード**　フィリップ・ボール 著

＊より良い出版の参考のために、以下のアンケートにご協力をお願いします。＊但し、今後あなたの個人情報（住所・氏名・電話・メールなど）を使って、原書房のご案内などを送って欲しくないという方は、右の□に×印を付けてください。　□

フリガナ
**お名前**　　男・女（　　歳）

**ご住所**　〒　　-

市　町
郡　村
TEL　（　　）
e-mail　@

**ご職業**　1 会社員　2 自営業　3 公務員　4 教育関係
5 学生　6 主婦　7 その他（　　）

**お買い求めのポイント**
1 テーマに興味があった　2 内容がおもしろそうだった
3 タイトル　4 表紙デザイン　5 著者　6 帯の文句
7 広告を見て（新聞名・雑誌名　　）
8 書評を読んで（新聞名・雑誌名　　）
9 その他（　　）

**お好きな本のジャンル**
1 ミステリー・エンターテインメント
2 その他の小説・エッセイ　3 ノンフィクション
4 人文・歴史　その他（5 天声人語　6 軍事　7　　）

**ご購読新聞雑誌**

本書への感想、また読んでみたい作家、テーマなどございましたらお聞かせください。

そういう事例の選択肢として、iPS細胞（またはES細胞）を直接体内に導入し、周囲の環境が必要な運命に導いてくれるのを待つ方法がある。しかし、重要な疑問――誰も答えを知らないし、あらゆる細胞型と組織型に適用される答えはないかもしれない――は、生体組織が、最初に形成されたときそこにあった幹細胞のための誘導信号をふたたび出してくれるかということだ。そういう信号がまだ活発に働いている、あるいは復活できる保証はない。

それでも、試すことはできる。これまでに、細胞培養したiPS細胞を移植する方法や体内の元の位置でiPS細胞をつくる方法で、再生医療を開発する試みがいくつか行われてきた。二〇一四年、山中伸弥は眼科医の高橋政代との共同研究で、加齢黄斑変性の患者の目にiPS細胞に由来する一種の網膜細胞を移植した。部分的な失明を引き起こすこの病気は、網膜の感光性細胞の劣化によって生じる。幹細胞治療では、有望な領域のひとつだ。ヒト胚性幹細胞は、適切な条件下に置けば網膜細胞のなかで発達することが示されていて、マウスやラットを使った実験では、培養され手術で移植された細胞が光を検出し、反応として神経信号を出せることがわかっていた。大きな課題は、目のような繊細な器官に実際に手術を行うことにある。

iPS細胞由来の細胞を注入する山中の試みでは、結果はまちまちだった。病気の進行は止まったようだったが、患者の視力に改善は見られなかった。そして、患者のiPS細胞に気にかかる遺伝子変異が現れたので、二度めの試みを中止しなくてはならなかった。

日本の研究者たちは、iPS細胞を培養してつくったニューロンを使用して、神経変性を治療する方法も試験している。京都大学病院の脳神経外科医の菊池隆幸は、ドナー由来のiPS細胞で培養したニューロンの前駆細胞を、五十代のパーキンソン病患者の脳に移植した。現在は既知の治療法がないこの病気は、運動に関連する神経伝達物質ドーパミンの放出を担うニューロンの死が原因で起こる。iPS細胞自体を直接脳に移植することで、パーキンソン病に似た病気にかかったマカクザルの症状が改善し、可動性が高まって、見たところ有害な副作用は何もないことが示されている。

臨床試験に使われたiPS細胞はドーパミンを産生できると見なされ、菊池のチームは、患者の脳内のドーパミン活性部位として知られるさまざまな場所に二百四十万個の細胞を移植した。患者の経過は良好なようで、初期の結果は有望だと思われる。この状態が保たれるなら、いずれさらに多くの細胞を移植する計画を立てている。この治療法は、二〇二三年ごろまでには一般に利用できるようになるだろうと菊池らは考えている。慶応大学の岡野栄之が率いる、日本の科学者から成る別のチームは、脊柱損傷患者の損傷部位に、iPS細胞由来のニューロン前駆細胞を注入する試験を計画している。

こういう試みには、患者から採取して培養する数カ月に及ぶ工程を経るかわりに、ドナーから採取してあらかじめ培養したiPS細胞が使われる。山中は、患者の免疫系に適合する〝標準化〟iPS細胞――輸血用の血液型の適合と少し似ている――の培養を計画している。そうすれば、免疫抑制剤を適度に投与するだけで、拒絶のリスクを減らせる。

もうひとつの可能性は、体内の損傷した部位で直接、体細胞からiPS細胞に再プログラムする方法だ。インディアナ大学の研究者たちは、脳損傷の治療でその方法を試みた。脳は最外層（大脳皮質）を損傷すると、グリア細胞を生成し始める。これが、さらに悪化を招く反応なのか、あるいは逆に修復するためなのか、損傷を制限するための戦略なのかはわかっていない。どちらにしても、新たなグリア細胞は脳内で最終的に瘢痕《はんこん》組織になり、認知機能にはまったく役立たない。しかし、インディアナ大学の研究者たちは、このグリア細胞を有効に使い、損傷した細胞と交換するための新しいニューロンに変えられないかと考えた。

彼らは山中のｉＰＳ細胞の四因子をコードするウイルスを、皮質傷害を負ったマウスの脳に直接注入し、それが新たに増殖中のグリア細胞の一部（比較的少数ではあったが）を、ｉＰＳ細胞状態に切り替えたことを確認した。これらのｉＰＳ細胞は、そのあと機能的なニューロンに発達し続けた。とはいえ、ここから傷害で損なわれた脳の機能などを回復させるまでには、まだ大きな一歩を必要とする。さらに、移植だろうと、元の位置での再プログラムだろうと、体内にじかに幹細胞を導入すれば、新しい組織と既存の組織の統合を補助できる一方で、そこには重大なリスクもある。そういう細胞の運命は保証できないからだ。体内では、健康な組織ではなく、がん細胞に発達する傾向が強い。

しかし、ありがたいことに、ほかにも選択肢がある。

もし分化した細胞を転写因子の適切な混合で幹細胞に戻せるのなら、あるいは細胞の運命を別の方法でも書き換えられるのではないか？　ある種の体細胞を、バイオテクノロジーの変換のわざで、直接別の細胞──たとえば、皮膚から心臓や筋肉に──変えられないだろうか？

じつは、できる。ここでもやはり、異なる性質を持つ細胞を誘導できる一連の転写因子を見つけることが、おもな問題になるようだ。この観点からすれば、ｉＰＳ細胞の作成は、細胞を再プログラムするための比較的一般的なテクノロジーの一例にすぎない。サンフランシスコの生物医学研究組織、グラッドストーン研究所所長を務める細胞生物学者のディーパック・スリヴァスタヴァは、細胞系統が複雑な計算の過程で運命を獲得するという考えかたを強調するたとえとして、こういう転換とは、「つまり細胞の暗号を盗んで書き換えることだ」と言う。

じつのところ、〝成熟する〟運命から別の運命へじかに細胞を切り替える最初の試みは、山中が体細胞を幹細胞に変えられることを示すより、かなり前に行われていた。一九八七年、シアトルのハッチンソンがん研究センターの研究者たちは、生体外での線維芽細胞の培養に適切な遺伝子を加えれば、筋肉を形成する細胞（筋芽細胞）に変えられることを報告した。

しかし、この方法の可能性が本当の意味で明らかになったのは、山中の研究以降だった。細胞状態にどれほど意外な柔軟性があるかが、その研究であらわになったのだ。たとえば、二〇一〇年、スリヴァスタヴァと同僚たちは、マウスの心臓の線維芽細胞に三つの転写因子を加えることで、心筋細胞をつくった。その後いくつか改善を行うと、再プログラムされた細胞は、本物の心筋のような協調的な〝心拍〟反応を見せた。さらに、二〇一三年には、同じ転換が——念のために言っておくと、やはりペトリ皿のなかで——ヒト細胞でも実証された。

転写因子を使わなくても、切り替えの媒介物質として合成分子を使う方法でヒト心臓細胞の再プログラムを行えるかもしれない。自然なタンパク質の効果を模倣できる合成分子だ。多くの場合、こういう分子は試行錯誤によって発見される。研究者たちは、いくらか関連のある形状と組成ごとに、無作為に、小さな分子の膨大なライブラリーをつくってから、細胞培養で試験し、望ましい効果が得られるかどうかを確かめる。
もしかすると、人工の化学物質にそういうことができるのは、それほど驚くには当たらないのかもしれない。なにしろ、多くの薬は、体内での自然な生化学物質の役割をまねることで効果を発揮するからだ。それでも、たとえば新しい色素やプラスチックを考案するのとほとんど同じように、実験室で分子を使って細胞の再プログラムができるという発想は、新たな展望を開く。自然には見られない形で細胞の運命を変えられる合成分子が見つかるのではないだろうか？　それどころか、まったく新しい細胞状態――いわば新しい種類の組織をつくれる合成分子が見つかるのでは？　わからないが、可能性はある。

直接再プログラムできるのは、心臓組織だけではない。たとえば、二〇一〇年、カリフォルニア州のスタンフォード大学の研究者たちは、三つの転写因子でマウスの線維芽細胞をじかにニューロンに変えられることを示した。一年後には、ヒト細胞で実行された。いくつかの事例では、たったひとつの転写因子遺伝子（Ｓｏｘ２）だけでそれができた。[48] この特殊な細胞の手品が意味するのは、わたしの腕の組織片に対して行われたことが、媒介となる幹細胞なしで達成できたということだ。

最終的な目標は、これらを体内でじかに行うことにある。ほとんどの場合、そういう転換はマウスで試験されてきた。二〇〇八年には、ハーヴァード大学のダグラス・メルトンと同僚たちが、ウイルスを使って生きたマウスに三つの転写因子を送り込み、外分泌細胞という膵臓のある種の細胞を、β細胞という膵臓でインスリンをつくる細胞に変えた。生体内で細胞を直接再プログラムする多くの実験と同じように、ここでの切り替えは比較的ささやかな変化で、もとから系統的に密接な関係にある細胞同士を相互転換させる方法だ。

膵臓と肝臓の細胞も、胚発生中同じ前駆細胞からの系統を共有しているので、肝臓で膵臓β細胞をつくるのに、あまり手間はかからないだろうと考えられた（β細胞は、インスリンをつくってその役割を果たしさえすれば、体のどこにあってもたいして問題にはならない）。ミネソタ大学のジョナサン・スラックと同僚たちは、マウスを使ってその切り替えに成功し、糖尿病の症状が緩和できることを発見した。

不思議なことに、生きたマウスで外分泌細胞をβ細胞に変えた三つの遺伝子は、ペトリ皿に入っている同じ細胞に加えても、同じ変化を引き起こさない。つまり、体内で行われると、周囲の組織からの信号によって、より効果的かつ効率的に直接の再プログラムができるということだ。一般的にそういう事例が多く、むしろ便利ではあるが、どうしてなのかは完全には解明されていない。

ヒトでは、重篤な1型糖尿病は一般に、膵島細胞というインスリンをつくる膵臓細胞群の移植で治療する。しかし、ドナーの膵島細胞は慢性的に不足していて、移植に対する免疫拒絶が処置を複雑にしている。そういうわけで、体内で患者自身の細胞を膵臓細胞に直接再プログラムする方法は、魅力的な選択肢に見える。とはいえ、簡単なことではない。ヒトにとっての優れた動物モデル、マカクザルを使って生体内で膵臓細胞を再プログラムしたある研究では、一時的にしかインスリンの産生を誘発せず、効果が表れたり消えたりした。しかも、こういう結果からすると、切り替えの媒介物質を大量投与する必要があるかもしれない。薬の投与として考えると、歓迎できる状況ではない。

老化の過程で損なわれない能力はほとんどないが、なかでも特に失うと耐えがたいのが、視力と聴力だ。もちろん、病気や事故で人生のもっと早い時期に両方の能力に障害を負う可能性もあり、生まれつき機能が損なわれている人もいる。昔から、盲人に視力を与える力が聖人や救世主に授けられるものであり、世界共通の宗教的な比喩としての奇跡的な癒やしの行為であるのも当然だろう。

多くの場合、必要な医学の奇跡は、損傷あるいは劣化した網膜組織の修復だ。ヒトは網膜を再生できない――が、ゼブラフィッシュはできる。こういう動物は、網膜を損傷すると、Ａｓｃｌ１という転写因子遺伝子の活動が、ミュラーグリアと呼ばれる一種の網膜細胞のなかで高まり、細胞を感光性ニューロンに変える。これが事実上、一種の自然な細胞の再プログラムとして機能している。ヒトのような哺乳動物も、その遺伝子の異なる型を持っているが、少し役割が違い、発生初期に胚細胞を刺激してニューロンにさせる働きをする。それは一度かぎりの過程だ。ヒトの体は、その後の人生で網膜を損傷しても、Ａｓｃｌ１遺伝子のスイッチをふたたび入れることはできない。しかし、シアトルのワシントン大学の研究者たちは、活発なＡｓｃｌ１遺伝子を人工的に哺乳動物に導入すれば、ゼブラフィッシュでの活性化と似た効果が得られ、ミュラーグリア細胞をニューロンに切り替えられるかもしれないと考えた。若いマウスにＡｓｃｌ１を一回投与すると、そのとおりになるが、効果は徐々に消えてしまうことがわかった。しかし、他の（酵素をコードする）遺伝子を同時に増やすと、成体マウスのグリア細胞が光に反応するニューロンに発達する。盲人の治癒には程遠いが、希望の持てるスタートだ。

聴力損失の回復はどうだろうか？　魚類や鳥類、カエルは、音を感知する耳の〝有毛細胞〟を損傷しても、いくらか聴覚能力を取り戻せる（毛のなかで育つ細胞ではなく、音で起こる振動に反応して聴神経を活発にする毛のような形状の細胞）。胚の有毛細胞の発達に関わる主要な転写因子はＡｔｏｈ１と呼ばれ、この遺伝子を加えると、ラットの細胞を再プログラムして有毛細胞をつくれる（いくつかの成分を追加すると、さらに効果が高まる）。しかし、この方法で聴力を回復させるには、有毛細胞が適切に聴神経ネットワークに連結しなくてはならず、それはまだ実証されていない。

体内で細胞を再プログラムして直接ニューロンをつくる方法は、とりわけ重大な医学的意味を持つ可能性がある。たとえば麻痺の残る脊柱損傷や、もしかすると脳の損傷や劣化まで修復できるようになるかもしれない。ダラスのテキサス大学南西医学センターのチュン・リー・チャンと同僚たちは、生体マウスの脳のグリア細胞を、神経芽細胞というニューロンを形成する細胞に変えられることを示した。神経芽細胞からは、健康なニューロンが生成される可能性がある。とはいえこれも、期待の持てるスタートにすぎない。たとえニューロンが生体内でじかに形成されても、周囲の細胞と適切に統合され、〝会話〟するようになるかどうかはわからない。

では、器官のなかで最も象徴的で、命に関わる傷つきやすい心臓はどうだろう？　二〇一二年、グラッドストーン研究所のスリヴァスタヴァのチームは、生体外で直接転換を起こすことが知られている同じ三つの転写因子を導入する方法で、心臓線維芽細胞（拍動しない心臓の結合組織）を心筋細胞に再プログラムすることに成功した。やはり、再プログラムは生体内のほうが効率的だった。本書の執筆時点では、グラッドストーン研究所と提携しているサンフランシスコの新興企業、テナヤ・セラピューティクスが、生体内での心臓細胞の再プログラムを臨床で試験する計画を立てている。すでに重篤な病状で不整脈を起こす危険性が高く、現在それを避けるために人工装具に頼っている患者が対象だ。

体内の組織の性質そのものを変えてしまえるのはすばらしいことに思えるが、そこには危険性もある。理論上、体内の分子や遺伝子の再プログラムは大混乱を起こすおそれがないとは言い切れず、作用するはずだった場所から離れて、別の場所の細胞を切り替えてしまうかもしれない。しかし、これまで行われた動物実験では、問題は起こっていないと思われる。細胞の運命を変えるのは、たいへんなことだ。細胞をひとつの成熟した状態から別の状態に移すには、大掛かりできわめて特定的な後押しが必要なうえに、条件がしっかり整っていなくてはならない。つまり、浮遊するわずかな再プログラム物質が、標的と離れたまったく異なる細胞になんらかの影響を及ぼすほどの力があるとは考えにくい。

既存の細胞に強制的に新しい機能を与える方法に加え、生体内での再プログラムには、ある意味でもっと刺激的で驚くべき選択肢がもうひとつある。既存の特殊化した細胞を、子宮内での発達とまったく同じように、ふたたび最初から成長させる方法だ。あなたの心臓や腎臓は、単に成長が止まってしまったせいで、修復できない。組織の成長には厳密な終点があり、だからこそ、ヒトは生涯にわたって大きくなり続けることがない。この停止のせいで、ヒトは新しい手足を生やすことができない。

しかし、もし発達過程を再スタートさせられるとしたら？　研究者たちは、それを実現する方法を見つけようとしている。主に、マウスの胚か胎児の増殖細胞で活発な遺伝子を探し、成熟細胞でその発現を促進すれば、発達過程をふたたび開始できるのではないかと期待している。細胞増殖は、細胞周期によって制御されている。複製し分裂するときに細胞が経験する一連のイベントだ。ふつうは、みだりに手を加えようとは思わない部分だろう。これまでに見てきたとおり、細胞周期の破壊は、たいていがんを招くからだ。

それでも、慎重に行えば、細胞周期に関わる転写因子を使って、実際に成熟細胞を体が発達中だったときに似た状態に戻せる。そうすれば、一種の若返りともいえる新しい組織を生成できるようになる。この方法は、じつのところ何年か前から知られていたが、むずかしいのは、違いがわかるほど効率的に変化を起こすことだ。最近、スリヴァスタヴァと同僚たちは、成体マウスで新たな心筋細胞を育てる際の効率を高めることができた。心筋を損傷した成体マウスに、瘢痕組織が形成され始める前にある種の転写因子遺伝子を注入すると、心臓の機能が改善することがわかった。機能しない瘢痕をつくるかわりに、新しい心筋、成熟した細胞にはふつう絶対に発生しない何かが生成できたようだった。おそらく同じグループの因子が、生体外で培養されたヒト心臓細胞でも、細胞分裂を目覚めさせるだろう。とはいえ、臨床試験ができるほど安全かどうかを知るには、たくさんの慎重な試験を行う必要がある。

ヒトの細胞の可塑性が明らかになった今では、この事実が昔から存在していたにもかかわらず、見過ごされてきた証拠が見て取れる。おそらく、初めて生体内での細胞の再プログラムが実証されたのは、一八九一年のことだった。動物学者V・L・コルーシは、イモリが目の水晶体を手術で除去されても再生できることを示した。数年後には、新しい水晶体の細胞がかつては虹彩のなかの色素含有細胞で、異なる運命を担う前に〝脱分化〟していたことがわかった。

イモリや他の両生類は、これまで見てきたように、脊椎動物のなかで、かなり特殊な組織再生能力を持っている。しかし今では、まるで細胞の再プログラムが、幹細胞状態への逆転を含めて、自然界でよくあることのように思えてきた。細胞生物学者は現在、特定の組織を補充する成体幹細胞が本当に最初からずっと幹細胞なのか、それとも成熟した体細胞の脱分化によって求めに応じて生成されるのかについて議論している。血液と筋肉は専用の幹細胞の数を維持しているように見えるが、他の組織は〝条件的幹細胞〟と呼ばれるものを獲得する。組織が損傷して自力で修復する必要があると、幹細胞に逆戻りする特殊化した細胞だ。ヒトの腸壁には専用の幹細胞があるが、もしこれらの細胞がなんらかの理由で激減するか、腸が損傷して新しい細胞がすばやく必要になった場合、内膜にあるふつうの上皮細胞の一部が幹細胞に戻り、腸壁を補充できる。条件的幹細胞は、少なくともマウスの肺と、肝臓にも見つかっている。

そこで、山中と同僚の細胞生物学者アレハンドロ・サンチェス・アルバラードは、こう書いた。

> 自然界では、多くの細胞および多くの生物にとって、分化した状態は最終的な姿ではなく［単に］安定した姿であり、傷害や病気、さらには自然な老化の過程など、さまざまな環境条件のもとで、その状態は再プログラム可能である。

進化の観点では、完全に筋が通っている。もし細胞が、原理上、ワディントンのエピジェネティックな地形の谷を逆行して系統を撤回できるなら（ここで、単純化しすぎだが便利な説明を復活させるのを許してもらいたい）――あるいは、〈谷を飛び越えられるなら――いったいなぜ自然選択は、その選択肢を損傷時の対処に残しておかないのか？　もちろん、そういう転換は、腫瘍のリスクを避けるため、慎重に扱わなければならない。しかし、細胞は賢い。その賢さは、周囲の組織と環境に対して敏感に反応し、自らの状態をその瞬間に必要なものに合わせることで発揮される。

自然でも人工でも見られる細胞の可塑性についての理解は日々進歩していて、ここでその分野の議論をすれば、どうしても話題が古くなってしまう。いまだに少しばかり格式張っている出版機構よりもすばやく動いている分野なのだ。すべてを考慮に入れたうえで、わたしはそれを喜ばしいことだと思う。確かに、肉体を書き換えるというこの計画に、結局のところ重大な欠陥が見つかるかもしれない。しかし、これまでに示されてきた創意と粘り強さが、わたしたちに障壁をうまく回避させ、新たな戦略を考案させ、近いうちに人類の境遇に安心感をもたらし始めてくれる可能性のほうが高いと思う。わたしは、弱ってきた体を継ぎ接ぎできる技術の差し迫った必要性を感じるほどの歳ではあるが、幸運なら、その革命の恩恵を受けられるほどには若い。

革命とは大げさで使い古された言葉だが、この場にはふさわしいのではないだろうか。医学的進歩の兆しが見えてきたからではなく、すでに起こっている概念上の変化に基づいた進歩だからだ。今では、細胞のなかの適切なダイヤルを見つけられれば、体のどんな部分でも別の部分に変えられると主張できるだけの根拠はある。自然に目を向けてみると、サンショウウオが脚を再生し、魚が目を修復しているのだから、そういうわざを学びたい――その組織に備わる非凡な能力をまねできるくらいには、すばらしい動物たちとの遠い親戚関係が保たれているだろうと望むのも、むだではないはずだ。

# 第5章 予備部品工場
## ——再プログラムされた細胞から組織や器官をつくる

人間のあらゆる器官を培養することは、研究者たちの昔からの夢だった。アレクシス・カレルが愛弟子のチャールズ・リンドバーグとともに、人工容器に入れたヒトの器官に血漿《けっしょう》を灌流させて生かしておくことに取り組んでいたあいだ、究極の目的としたのは〝全器官の培養〟だった——一九三五年の《サイエンス》で、このふたりが発表した論文のタイトルだ。論文には、その種のことは何も報告されていなかったが、カレルは灌流させたネコの卵巣に新たな組織が増殖しているのを見て、器官は構成細胞を使って自らを形成できるはずだと結論づけた。

同じく一九三五年に発表された著書『人間——この未知なるもの』で、カレルはこう書いた。「分離された細胞は、指令も受けず目的もないのに、それぞれの器官の特徴を持つ構造を再生するという並外れた力を持つ」さらに続けて、「器官はどう見ても、これからつくられる構造を知っているかのような細胞から発生し、血漿に含まれる物質から建築資材だけでなく作業員まで合成する」それはまるで魔法のようで、極端な合理主義者のカレルでさえ少しばかり飾った表現を自分に許し、こう書いている。「器官は、過ぎし時、子どもたちに語り聞かせたお話に登場する妖精のしわざかと思えるような手段で発達する」カレルは、この魔法が別の魔法につながることを期待した。つまり、実験室でつくられる器官を絶え間なく更新することで可能になる不死だ。

ケンブリッジ研究所のトマス・ストレンジウェイズとホーナー・フェルは、細胞が分化したあとの胚から切り取って生体外で培養した組織が、同じ細胞型、たとえば目や骨の細胞として増殖し続けることを発見した。これは、現在は**組織工学**として知られる分野の初期の一形態だ。生物学用語と工業用語を印象的に組み合わせたこの分野は、ヒトを（あるいはその一部を）培養することが、根本的に工学の問題であるかのように思わせる。一九二六年、ストレンジウェイズはこう言い切った。「体細胞は、生体内でつくる予定だった特定の組織を構築するのに、生物自体の制御を必要としない」これ以上に、今日のミニ脳や他のオルガノイドの研究に動機を与え、研究者たちから支持を得る哲学の表明は、ほかにないだろう。

一九一〇年代後半、ロンドンで働いていたスコットランドの生物学者デイヴィッド・トムソンは、カレルに学ぶためにニューヨークのロックフェラー医学研究所を訪れ、イギリスに戻る前に、ニワトリ胚から発生期の器官を切除して生体外で培養した。トムソンは、器官が解剖学的構造を保っていることを発見し、これは発達中の器官周囲の膜が、細胞の端で制御できない増殖を防いでいるからだと論じた。しかし、トムソンが正しく見抜いていたとおり、そういう〝人工器官〟がどこまで大きくなれるかには限界があった。ある段階で栄養が最も内部の細胞に行き届かなくなり、死んでしまうからだ。トムソンは、この限界を乗り越えるには、〝人工循環のなんらかの方法〟が必要だと認識していた。細胞には、血液供給が必要だった。

生体外での器官の培養と維持が何かを実現できそうな技術になるにつれ、生物学者J・B・S・ホールデンは、体の外でヒトをまるごと生み出すことを想像するようになった。一九二三年、ケンブリッジでの講演で説明したその内容を、翌年には『ダイダロス、あるいは科学と未来』という著書に発展させた。

女性から卵巣を摘出し、二十年にわたって適切な溶液のなかで育て続け、毎月新たな卵子を生み出せるだろう。そのうち九十パーセントは受精でき、胚は九カ月間順調に育ってから、この世に送り出される。

ホールデンの考察は、体外受精と生殖補助医療の先触れとなった。これについては、次章で見ていこう。しかし、ヒトをつくるという未来像は、器官と組織の培養についての研究とほとんど区別されてこなかった。ホールデン自身、ストレンジウェイズの実験室での結果と、《ネイチャー》が『ダイダロス』の批評で、この本は「すでに組織培養で行われていることを思い起こせば」それほど非現実的でもない、と書かれたことで自信をつけていた。

ストレンジウェイズが生体外で目や骨などの器官を別々に培養していたので、観察者たちの一部は、その実験室が今にも生物全体を一からつくり出すのではないかと信じるようになっていた。「すでに、人体の他の部分は試験管のなかで育てられている」一九三八年、ノラ・バークは大衆週刊誌《ティット・ビッツ》に書いた。「ニワトリの心臓がいつまでも育ち続けていたのを憶えているだろう……人類はいずれ、化学的な手法だけで、試験管ベビーや成長した人間をつくり出すようになるかもしれない」

一部の科学者がすでに主張していたことを考えると、単なるばかげた空想ではなかった。一九五九年には、フランスの生物学者ジャン・ロスタンがこう断言した（ほとんど根拠なしに、と言っておくべきだが）。「今や、心臓と肺を備えたいわゆる人工器官を構築することが可能になった……カレルとリンドバーグ……そして他の多くの人々がやってのけた――その特徴は、ますます自然に近づいている」そういう考えが広まっていたのだから、バークのような者たちが興奮しすぎたとしても責められないだろう。

しかし、細胞は本当に、体の外で完全な器官に育つことができるのだろうか？　一部の研究者たちは、生体外で培養されている細胞を疑いの目で眺め、無秩序な塊と見なしていた。ロシアの組織学者アレクサンダー・マキシモーが一九二五年に、「規則的な配列が何もない多様な細胞の集まり」と述べたように。[49] 本物の組織や器官と同様の秩序を与えるには、生物全体、あるいは少なくともそのかなりの部分が必要ではないかと考えられていた。

とにかく、ストレンジウェイズとカレルの実験室での組織培養の初期研究に関わる、大げさでときに不気味な新聞報道はあったにしても、当時のヒト組織工学はうまく運ばなかった。他の哺乳動物や高等生物では成功例があったが、通常のヒト細胞は奇妙なほど維持がむずかしいことがわかった。一九六〇年代までには、細胞からヒトの器官や組織を育てる努力は、消滅したも同然だった。

少数の研究者はあきらめなかった。一九七〇年代には、火傷患者の傷を覆って治癒を補助し、感染を防ぐための人工皮膚をつくる努力があった。マサチューセッツ総合病院のジョン・バークは、主に天然タンパク質のコラーゲンでできた薄いシートを開発した。傷をふさいで、皮膚細胞の移動と増殖を助けるものだ。つまりバークの素材は、緊急の皮膜としてだけでなく、生体内での皮膚の成長を助ける生分解性の足場のようなものとして働いた。この技術は、現在ではごく当たり前に使われている。たいていはウシのコラーゲンでできたポリマー製品がいくつかあり、生体外で培養するか、傷に直接貼るかすれば、皮膚細胞（ケラチン生成細胞と線維芽細胞）を育てられる。こういう素材は、たとえば、以前だったら切断が必要だったような、ほかに治療の手立てがない糖尿病による足の壊疽《えそ》の処置などに使われている。また、人工皮膚は臍帯血の幹細胞からも培養され、外科用の既製のシートとして保存されている。依然として、個人の細胞から培養した皮膚を別の人に移植すると拒絶反応が起こるという問題があるが、ドナーと患者の免疫マッチングによって減らせる（162ページ参照）。

生体外で組織や原始的な臓器様構造を培養することにはもうひとつ動機があり、幹細胞でできた〝人工合成皮膚〟は薬剤やその他の医薬品の試験にも役に立つ。適正な模倣薬でも、副作用が起こる可能性があらわになるかもしれない。たとえば、投薬によって炎症や皮膚炎を引き起こしたり、毒性があることがわかったりする。そういう試験は、これまで動物実験に頼ってきたが、倫理上の論議を呼んでいるだけでなく、ときにはヒトとの関連性が疑問視されることもある。生体外で培養された皮膚はすでに試験に利用されていて、いずれ同じくヒトの腎臓、肝臓、脳に似たものを供給する組織培養も、安全に効果的に働く薬剤候補を精選するのに役立つかもしれない。よくも悪くも、薬はあらゆる人に同じ効果を及ぼすとはかぎらないので、おそらく患者個々人に特化した形でも役立つようになるだろう。しかし、その方法はまだ有効であることが確認されていない。細胞生物学者のマータ・シャーバジはこう警告する。「オルガノイドの治療法が見つかっても、人の治療法は見つからないかもしれない」

皮膚は人体で最大の器官だが、多くの点で最も単純でもある。他の人工器官をつくるほうがむずかしい。一九八〇年代半ば、やはりマサチューセッツ総合病院で働いていた小児外科医のジョゼフ・ヴァカンティは、器官の不足によって子どもの命を救うための移植手術が妨げられていることに苛立っていた。「何人かの子どもたちが昏睡状態に陥り、失血死するのを、つらい気持ちでなすすべもなく眺めていました」ヴァカンティは回想する。子どもへの移植用の肝臓を入手する数少ない選択肢のひとつは、大人の肝臓を小さく切り取ることだが、その粗雑な方法は困難に満ちていた。「それで、肝臓組織をつくれたら、必要に応じて移植ができるかもしれないと思いついたのです」ヴァカンティは言う。でもどうやって？

ヴァカンティは、研修の初期、火傷病棟に勤務していたとき、バークがポリマー支持材を使って皮膚培養を試みるのを目にしていた。しかし、肝臓は皮膚とはまったく異なる種類の組織だ。第一に、ほとんどの器官と同じく、細胞を生かしておくには血管系を必要とする。[50] ヴァカンティは、マサチューセッツ工科大学の化学工学者で同僚のロバート・ランガーに頼った。ランガーは、血管系の発達（血管形成と呼ばれる過程）を制御する方法を、がん性腫瘍の発達を停止するための手段として研究していた。

ヴァカンティとランガーは協力して、ヒトへの使用がすでに許可されていた初期の素材と同類のポリマー素材を使って、人工の足場の上で肝細胞の培養を試みた。培養組織に血液を供給するひとつの方法は、単純につくりつけにすることだった。ポリマー支持材に細かい通路網を織り込んで、そこに血管の壁をつくる細胞（内皮細胞と呼ばれる）を植えつける方法だ。ランガーと同僚たちは、ひとつの層には人工血管を植えつけ、次の層には肝細胞を植えつけるというやりかたで、ポリマーシートの層を交互に重ねることで人工肝臓の一種をつくった。サンドイッチ状の配置なら、どの肝細胞も血管から離れすぎることはない。この構造は、長期的な人工肝臓として意図されたものではないが、移植を待っている肝不全患者の生命維持に利用できるかもしれないと期待されている。ひとつの大きな課題は、患者自身の血管網と、人工器官の血管網をつなぐことにある。有望と思われるのが、血管網の成長を促す成長因子と呼ばれるタンパク質を足場素材に植えつけて、患者の血管が侵入するよう促す方法だ。

ユニヴァーシティ・カレッジ・ロンドンの喉頭学者マーティン・バーチャルも、ヴァカンティと同様、従来の移植手術の限界に苛立っていた。頭頸部がんの手術をしながら、バーチャルは言う。「明らかになったのは、最高の現代技術があっても、口や舌、喉頭、咽頭、食道の大きな手術を受けた患者の機能と生活の質を回復できるまでには、まだ長い道のりが待っていることでした」バーチャルは、患者にとって、生活の質を損なうことは人間性を奪われることだと感じていた。「もっとうまくやる方法があるはずだと思いました」

バーチャルが行っていた気道手術の一種では、代替組織の構造を、患者に適合する形にうまく個別化できた。ポリマー足場を形成して、細胞を定着させてから、手術で埋め込むという方法だった。二〇〇〇年代半ば、バーチャルはこの方法で培養による気管を開発し、ブタへの移植に成功した。二〇〇八年にはスペインの共同研究者たちとともに、結核感染のあと気管に致死的な損傷を負った若いスペイン人女性に、その技術を使う許可を得た。彼らは、免疫拒絶の問題を避けるため、足場に患者本人の骨髄から採取した幹細胞を植えつけた。「当時のわたしたちには、知識がほとんどなかったことを考えると、手術は驚くほどうまくいきました」とバーチャル。女性は今も健在だ。

通常そういう幹細胞には、増殖を誘発して、求められる細胞の運命へ導く信号が必要だ。たとえば、筋肉や骨髄、脂肪から採取したいわゆる間葉系幹細胞は、培養の容器となる素材がどのくらい硬いかによって、異なる運命を選ぶ。硬さが最もぴったり適合する組織の細胞型に発達するわけだ。まるで幹細胞が、周囲にあるものをちょっとつついて、自分が何になるべきかを探っているかに思える。つまり、こういう細胞の分化は、周囲の力学的な合図によって導くことができる。あるいは、転写因子などの生化学物質を加えて、細胞の運命を決めることもできる。

成体幹細胞を使った組織工学は、まだ比較的新しい技術だが、きわめて大きな可能性を秘めている。ひとつの器官に存在する数種類の細胞型、たとえば肝臓の血管細胞、胆管細胞、肝細胞などは、たいてい共通系統を共有しているので、適切な合図を与えれば、すべてを同じ肝細胞からつくれるだろう。患者の成体幹細胞を採取するという困難な仕事を避けられる別の方法は、たとえば患者の皮膚などから培養したｉＰＳ細胞を使うことだ。ランガーとヴァカンティは、ｉＰＳ細胞が「組織構成物をつくる理想的な材料」になるだろうと考えている――体内で腫瘍に発達する傾向を食い止めておけるならだが。胚性幹細胞も使えるが、そうするとまた免疫拒絶の問題に直面し、免疫抑制剤の投与が必要になる。
今日の人工器官の構築者たちは、将来の見込みについて楽観的だ。二〇〇二年、アメリカの組織工学企業アドバンスト・セル・テクノロジーのロバート・ランザは、こんな大胆な予言をしている。

この［幹細胞についての］研究を進めることができたなら、わたしたちが年老いるころにはありきたりのものになっているだろう。ただ診療所に行って、皮膚細胞を採取してもらうだけで、新しい器官や新しい組織——新しい肝臓、新しい腎臓——が戻ってきて、修繕が完了する。そしてこれは、SF小説ではない。まさに現実そのものなのだ。

「年を追うごとに、最も困難な組織再生の問題、たとえば脳卒中や脊柱損傷後の脳修復などにも、いっそう希望が持てるようになっています」ヴァカンティは言う。しかし、比較的単純な組織にさえ、大きな問題が残っている。たとえば、ヴァカンティらは一九九〇年代半ばに人工軟骨を設計したが——皮膚と同様、広範囲の血管網は必要ない——その素材はまだヒトに適用されていない。移植後の傷の治癒過程は複雑だからだ。人工軟骨は、時がたつにつれて体に再吸収され、組織に変形を生じる傾向がある。細胞は独自の計画を持っている。それはまだ完全には解明されておらず、ましてや制御する方法などわかるはずもない。「むずかしい研究分野です」ヴァカンティは認める。
あらかじめ決められた形の人工器官に細胞を培養するもうひとつの方法は、合成ポリマーの足場なしで済ませ、かわりに実際のドナー器官の〝骨格〟を使うことだ。器官の細胞は、細胞外基質と呼ばれるしっかりしたネットワーク、細胞が分泌するさまざまな生体分子でできた網状組織で互いに結びついている。動物の組織では、これらはたいてい糖ベースのポリマー（多糖）、コラーゲンや弾力のあるエラスチンなどの線維形成タンパク質だ。細胞の表面には、その基質成分にしっかり貼りつく分子がある（コラーゲンは細胞外基質の成分だからこそ、あれほどよい人工足場の材料になる）。

要するに、洗浄剤と酵素を使ってドナー器官の元の細胞をすべて洗い落とし、〝脱細胞化〟した基質だけを残してから、患者の細胞をそこで培養するという発想だ。ドナーの細胞はまったく残っていないので、ブタの心臓など動物の器官も、ヒトの器官を培養する脱細胞化支持材として使える。

皮膚のような単純な軟部組織では、脱細胞化はすでに、たとえばブタやウシ、さらにはヒトの皮膚（真皮）や腸を使って市販製品をつくるのに使われている。マーティン・バーチャルは、ブタとヒトの両方から採取し、脱細胞化した気管の足場を使って実験を行った。じつのところ、二〇〇八年にスペイン人患者に行った手術では、死亡した五十一歳の女性から採取した気管の一部が使われた。複雑な器官については、研究はまだ動物実験から先へは進んでいない。肺、腎臓、心臓はすべて、ラットの脱細胞化した足場で培養されているが、その後に行われた移植の結果はまちまちだ。たとえば、ラットの腎臓は尿のような液体をつくったが、肺はすぐに液体で満たされてしまった。

二〇一三年、ピッツバーグ大学医学部のチームは、マウスの足場でヒトの〝ミニ心臓〟を培養したことを報告した。彼らは、脱細胞化したマウスの心臓に、ｉＰＳ細胞から培養したヒト細胞を植えつけて、心臓血管組織の前駆細胞をつくった。細胞は足場じゅうに広がっただけでなく、心臓の特殊化された細胞型、つまり心筋細胞、他の筋細胞、血管系を形成する内皮細胞などに分化した。チームは、二十日にわたって成長因子を含む培養基を人工器官に灌流させた。その時点で、人工心臓は、毎分四十〜五十回の速度で自発的な収縮を見せ始めた。一応は、心拍と言っていいものだった。また、ヒトの心拍作用に影響を与えることが知られている薬剤に反応した。

皿に収まったマウスサイズのヒトの心臓が、鼓動した？　まあ、ある意味ではそうだ。しかし、心臓が収縮したからといって、きちんと働いているとはかぎらない。とはいえその結果は、ヒトサイズの心臓を、対応可能な脱細胞化した器官、たとえばブタの器官からつくるうえで、明るい先行きを示した。

組織工学では生きた組織が、型にはめて形を整え、変容させるための材料として扱われる。その理念のもとにどこまで進歩したかを示すテクノロジーがあるとすれば、それは3Dバイオプリンティングだろう。ここでは細胞自体が、あなたの家庭用プリンターのカラーインクとまったく同じように、細いノズルを通して分配される〝インク〟となって、層ごとに複雑な三次元形状をつくり上げていく。

3Dプリンティングはすでに、一般的な製造技術を一変させている。機械部品から芸術的な彫刻まで、さまざまなものをつくるために、たいていは、溶接やしっかりした構造の組み立てがしやすい樹脂や粉末金属、セラミックやしっくいがプリントヘッドから噴出される。このシステムはコンピューター制御によって、陶器からエンジン部品まで、ほとんどどんな複雑な形のものでも生み出せる。食品を成形するのにまで使われていて、凝った装飾のパスタやチョコレートがつくられている。布地も、紡いだり織ったりするかわりにプリンターでつくれる。3Dプリンターが安価になるにつれて、企業だけでなく個人も、製造業者に注文せずに、適切なプリント指示をダウンロードするだけで、オンデマンドで工芸品をつくれるようになった。一部の未来学者は、いずれ〝買い物〟がプリントボタンを押すことを意味するようになると予想する。とはいえ、技術的な可能性と、商業的、社会経済的な実現性を同列に扱うことには慎重になるべきだが。

それなら、体の部位もこの方法でつくってはどうか？　3Dバイオプリンティングの初期の臨床適用としては、二〇一四年、ウェールズのスウォンジーのモリストン病院にバイク事故を起こして入院した患者が、損傷した顔面骨をつなぐため、オーダーメイドで3Dプリントされたチタン部品を使って手術を受けた。特定の患者の体に合わせて設計されたこういうあつらえの金属インプラントや生分解性ポリマー足場は、いずれ普及するだろう。すでに頭蓋顔面手術で、代用骨材料を形成するのに使われている。3Dプリンターは、ごく入り組んだ構造を組み立てたり、置換が必要な器官や組織の形を正確に再現したりできる。手術前にCTスキャンで患者の身体構造を把握してから、3Dプリンティングでぴったりのサイズと形の材料をつくれる。ミシガン大学の研究者たちはこの方法で、ある乳児の気管の変形した部分が気道をつぶして塞いでしまうのを防ぐため、あつらえの完全合成ポリマーの管をつくった。喉頭インプラントも、患者に適合するようかなり正確に形成しなくてはならない。バーチャルは、いずれそれらも、3Dプリントされた生分解性ポリマーに患者のiPS細胞を植え込んでつくられるようになるだろうと予測する。

インクジェットプリンターから生体組織そのものが出てくる、つまり体の一部をプリントできるようになれば、可能性はますます大きく広がっていく。ここでは、インクは生きた細胞の塊から成り、たいていはノズルからの高速噴射による損傷と表面への衝撃を防ぐため、軟らかい生体適合性のあるポリマーかゲル材料の粒に包まれている。この技術はまだ開発され始めたばかりだが、すでに細胞をこの工程に通して、複雑な形状に組み立てられることがはっきりしている。3Dインクジェットプリンティングでは、動物を使って、外傷部位にじかに皮膚や軟骨をつくる細胞を噴射して、傷の治癒を促進する試験が行われている。組織の薄いシートは比較的簡単につくれるし、血管や気管のような管状構造も実現可能だ。肝臓や心臓のような中身の詰まった立体的な器官は、〝プリント〟するのははるかにむずかしいだろうし、近いうちに実現するとは誰も思っていない。

もうひとつの、安価なバイオプリンティング法は、押出成形だ。チューブから練り歯磨きを絞り出す要領だが、もっと細いノズルを使う。ここでの〝ペースト〟も通常、細胞を注入した軟らかい生体適合性のあるポリマーで、細胞には層ごとに望ましいパターンが〝書き込まれて〟いる。すべての細胞が絞り出しで生き残れるわけではないが、たいてい半分以上は生き残る。

3Dバイオプリンティングは、生体外で培養される器官や組織に、パターン化された血管網を供給できる。ハーヴァード大学のジェニファー・ルイスが率いるチームは、三次元の格子状の導管網を備えた組織を培養した。まず、ポリマーインクを使った格子をプリントした。これはのちに洗い落とせるので、従来の鋳造法での取り外せる蠟型《ろうがた》のような働きをする。次に、この導管網の周囲に細胞（ゲルでコーティングされている）をプリントし、しっかりした材料をつくるためにゲルの粒同士を融合させる。〝導管〟インクを取り除くと、人工組織のあいだを走る、開いた通路が残る。この通路に上皮細胞を注入すると、壁に不浸透性の血管のようなコーティングが形成される。こういう方法で、チームは一センチメートル以上の厚さの線維芽組織をつくった。このなかの細胞は、人工血管網を流れる血液によって、六週間以上も生き続けた。成長培地に適切な転写因子を送り込むと、細胞の分化が誘発され、骨形成に関わるさまざまな細胞ができ、骨成長の開始が見られた。これは、血管に覆われた新しい骨をつくるための最初の一歩だ。実現すれば、回復不能なほど損傷あるいは劣化した骨を、まったく同じ形に複製できるようになる。

3Dバイオプリンティング・ソリューションズというロシアの新興企業を率いるウラジーミル・ミロノフは、ヒトの器官のバイオプリンティングがもうすぐ実現すると確信している。同社では現在、この方法でマウスの甲状腺をつくろうとしている。長期的な目標は、ヒトの肝臓をつくることだ。ミロノフは、本人いわく、〝ピュグマリオンの夢の実現〟に、なんのためらいも感じていない。つまり、機能する人体をまるごとプリントすることだ（ギリシャ神話に登場するピュグマリオンは、自分が彫った女性像があまりにも美しかったせいで、彫像に恋してしまう。その様子を見かねた女神アフロディーテの計らいで、ピュグマリオンが彫像にキスをすると、命が吹き込まれて人間の女になった）。自己組織化する細胞は、細かい部分を自力でなんとかする、とミロノフは言う。プリンターがすべきことはおおむね、細胞を適切な運命を担う適切な場所に置くことだけだ。

この見解を、文字どおりに受け取る必要があるのかどうかはよくわからない。《アメージング・ストーリーズ》のネタになりそうな話だ。「妻をプリントした男」というタイトルの小説はまさに、技術・文化的な変化の指標となる雑誌が喜ぶ斬新な比喩になっただろう。しかしヒトのプリンティング工程は、臨床的あるいは社会的な緊急のニーズに応じるものとはいいがたい。

だから、ひねくれた人たちは、ミロノフの提言をまったくの誇大広告と考えるかもしれない。しかし、もっと偏見のない心で、それを刺激的な思考実験と考えてみるといい。3Dプリンティングの肝心な点は、どんな形でも好きなようにつくれることであって、3Dプリントされた器官がきちんと機能するのに、本来の多様な器官の正確な形や細胞構成を再現する必要があるとはかぎらないからだ。たとえば、ジェニファー・ルイスのプリントされた血管系は、本来のものとは違う。単純化、理想化した構造のほうがぴったり適合し、おそらく幾何学的規則性も高くて製造しやすいかもしれない。組織や器官がどのくらい再設計に適しているかは誰にもわからない。

そうなると、人体まるごとのバイオプリンティングについても同じ疑問が浮かぶだろう。あるいはこちらも、ヒトの体そっくりに形づくる必要はなく、それどころか、目で見てヒトの形とわかる必要もまったくないかもしれない。繰り返しておくが、単なる仮定にすぎないので安心してほしい。近いうちにバイオプリントされた奇怪な生物が、ぴくぴく動いたり、うめき声をあげたり、製造台の上で起き上がったりするわけではない。しかし、その筋書きを提示することは可能だし、そこからわかるのは、細胞を形質転換させ構築するテクノロジーが今や、生物学における深遠で不安に満ちた疑問をいだかせ、すでに追究を始めさせていることだ。培養できる、そして培養すべきものの限界はどこにあるのか？　人体の設計上の制約とは？　何がヒトをヒトたらしめているのか？

工学者の本能は、構築することだ。生物学者の本能は、育てることだ。

これまでのところ、培養細胞から人工器官をつくることには、その両方が少しずつ関わっている。成形したあるいは脱細胞化した足場を使うにしろ、3Dプリンターを使って細胞を配置するにしろ、発想としては、培養細胞を人工的な手段によって、組織や器官の正しい構造へ導くということだ。しかしどちらの方法も、体内で実際に起こっていることを再現してはいない。これまで見てきたように、体内の組織は、化学的・力学的な合図、運動、粘着、自己組織化などの細胞同士の複雑な会話を通じて、周囲の組織によって形づくられる。

組織培養が始まって間もないころには、増殖する細胞に命令を与えるために、生物自体が必要なのかそうでないのかについて、多くの議論があった。オルガノイド研究によって、ついに答えが差し出された。生物学者にとって、とてもなじみ深い答えが。つまり、どちらともいえないということだ。特定の組織型の細胞は、相互作用を通じてきわめて多くの調節を行えるが、発達中の生物自体の体内環境から正確な信号を受け取らないと、あまり正しくは行えない。オルガノイドに自分が胚の一部なのだとうまく〝思わせる〟ことができれば、本物に似る可能性が高くなる。子どもに教えるときと同じように、細胞に特定のやりかたを押しつけることはできるが、必要なだけの優しい指導を与えて、自分のやりかたを見つけさせるほうがうまくいくかもしれない。

そして何より最高の指導者は、（発達中の）体だ。

しかし、細胞が器官に成長できるよう、辛抱強く巧みに教えてくれる体をどこで手に入れればいいのだろう？　じつは、ヒトの体である必要はない。他の動物の体内で、ヒトの器官を育てられる。あなたは本能的に嫌悪感を覚えるかもしれない。もっともな反応だ。基礎生物学では、種は基本的に互いに適合しないうえに、交配できないという事実で区別されていると習う。実際にはそれよりもう少し複雑で、いくつかの近縁の種同士は子孫をもうけることができる。ラバはそうやって、ウマとロバの異種交配からつくられた。じつのところ、異種交配は原理上、あなたが思うより幅広く可能だ。たとえばトラとライオンでは、タイゴン（雄のトラと雌のライオン）も、ライガー（その逆）もつくれる。こういう交雑種は、必ずしも生殖不能とはかぎらない。ラバは不妊だが、タイゴンとライガーは違う。異種交配が自然界でまれなのは、生物学的に不可能だからというより、本能的な交尾の習性や生息地の分離のせいだろう。

とはいえ、交雑種をつくるための異種交配ができる種が、進化の面でごく近縁なのは確かだ。トラはウマと交配できない。それならいったいどうやって、ヒトの器官をほかの動物のなかで育てることができるのか？

しかし、できるのだ。たとえば、二〇一三年に報告された、日本の横浜市立大学大学院医学研究科に所属する武部貴則と同僚たちの研究を例に取ってみよう。彼らはヒトｉＰＳ細胞をつくり、それを誘導して、肝内胚葉細胞と呼ばれる肝臓組織の前駆細胞にした。次に、その細胞を臍帯組織と間葉系幹細胞から採取した内皮細胞と混ぜて培養した。培養基内の細胞は器官形成につながる複雑な相互作用を模倣できないという支配的な考えに反して、異なる細胞型のこの混合物は自己組織化して、肝芽と呼ばれる胚性肝の初期形状に似た構造になった。通常のヒト胚では、そういう構造は妊娠三〜四週目ごろに現れる。

しかし、オルガノイドは生体外ではその先へ進めない。血管網がないことで制限が加えられるせいだ。この問題を回避するため、日本のチームはマウスにヒトの肝芽を移植した。免疫拒絶を抑えるため、マウスは免疫機能不全を持つよう遺伝子操作されていた。初期の実験では、研究者たちはマウスの頭蓋に肝芽を移植した。奇妙でグロテスクな選択に思えるかもしれないが、単にその後の発達を調べやすいからだった。しかし、その移植場所の選択からわかるのは、いったん発達過程が軌道に乗れば、何がどこにあるかに関して、体が驚くほど寛容になれることだ。実際、肝芽は存続しただけでなく、マウス組織から受けた信号に反応して血管網を成長させ始めた。これらは、すでにオルガノイド内にあった内皮細胞でできたヒトの血管網だった。移植組織は、マウスの腸腹部（いわゆる腸間膜）、つまり肝臓が本来あるべき場所の周辺に挿入した場合も、うまく成長した。

もちろん、マウスサイズの器官には、マウスサイズの仕事しかできない。しかし武部と同僚たちはその後、一群の大きなオルガノイドをつくるために、工程の規模を拡大してきた。彼らの言う〝多細胞オルガノイド供給のためのプラットフォームづくり〟だ。

これらの実験でヒトオルガノイドを挿入されたマウスは、交雑種（ラバのような）ではなく、**キメラ**だ。ふたつ以上の遺伝子型の細胞が混じり合っている生物を意味する。ラバの場合、あらゆる細胞は、ウマとロバの遺伝子の混合から成る同じゲノムを持つ。しかしキメラは、遺伝的なモザイクになっている。

先に触れたように（102ページ）、ヒトにもキメラは見られる。彼らの体は、異なるゲノムを持つ細胞のモザイクになっている。たとえば、細胞の一部は母親に由来し、胎盤を介して胎児に入り込んだのかもしれない。しかし、その名前が示す神話上の野獣と同じように、近縁でない種の組織を含むキメラもある。ギリシャ神話のキメラ（キマイラ）は、ホメロスの『イリアス』で「頭はライオン、尾はヘビ、胴体はヤギ」と描写された。

キメラの実現性（ホメロス風のではなく、生物学的なという意味）は、ヒトの細胞の性質を認識すれば、それほど不可解には感じられない。セックスは、かなり特別な、やや特殊化された細胞増殖の方法で、両親の細胞のゲノムを混ぜ合わせる。現在、ひとつの種の遺伝子を、別の種のゲノムに組み込むことは禁じられていない。バクテリアの工業用遺伝子組み換えはそれに依存している。しかし、ふたつの種のゲノム全体を密に混ぜ合わせることは、概して生物学が扱える領域を超えている。結果としてできたひと組の〝指令書〟は、まるで意味をなさない。だから卵子は、到着した精子が適切な種のものであることを確認してから結合できるようにする機構を持っている。女性と雄ウシを交配させてミノタウロスのようなキメラをつくることはできない。

もしゲノムが実際に混合することがないなら――生物のあらゆる細胞が自身の遺伝子型を保持しているなら――何も問題は起こらないだろう。個々の細胞が存続可能なら、問題はいっしょにうまくやっていけるかどうかだけだ。そして、まったく異なる種類の細胞にそれができることはわかっている。だからこそ、バクテリアはヒトの腸内で、それどころか全身で繁栄している。キメラは単に、多様だが調和した、もうひとつの細胞共同体にすぎない。

武部がつくったマウス内の原始肝細胞のような、小さいヒトオルガノイドを育てるのはすばらしい技術だが、完全な実物大のヒトの肝臓、腸、あるいは脳を果たしてその方法で育てられるのかどうかはっきりしない。

しかし、もしそれらをヒトサイズの動物――ブタやウシやヒツジのなかで育てるとしたら？　原理上、その発想は実現可能に思える。実際問題としては、言うまでもなく、事情は複雑だ。

第一に、計画全体に倫理的な問題があるように思える。そんなふうに動物を、単に人間の予備部品の保管庫として飼育していいのか？　嫌悪の要素もかなり大きい。多くの人は、ヒトの肝臓を持つブタという発想を気味悪く感じ、おぞましいとさえ思うだろう。

しかし、そもそも可能なのか？　筋書きはおそらくこんなふうに進む。新しい肝臓、腎臓、膵臓などを必要とする患者からiPS細胞をつくり、ブタの胚に移植して、子ブタのなかで適した器官に育つことを願い――残酷な言いかたで申し訳ないが、それが畜産の現実なので――ベーコンをつくるときになったら、それらを摘出する。しかし、ヒト肝細胞が望みどおりの特定の運命を選ぶ保証があるだろうか？

数年前、日本の生物学者、小林俊寛と中内啓光は、その決定を誘導する方法を見出した。宿主動物の体内に、必要な器官のための〝ニッチ（空き）〟をつくるという発想だ。つまり、胚を操作して、その器官自体をつくる能力を失わせる。この発想は、一九九〇年代初期の研究から生まれた。当時の実験では、免疫系に関わる白血球の発達に重要な遺伝子が欠損したマウス胚に、その遺伝子を持つ他のマウスから採取した胚性幹細胞を注入した。胚は成体マウスに発達し、注入された細胞を利用して白血球を産生できた。

この結果は、宿主胚の驚くべき賢明さを示している。ドナー幹細胞はもともと、特定の運命を担っていない。どんな組織型にも発達できる。しかし胚が発達するにつれて、その細胞はまるでこう言っているかに思える。「免疫細胞をつくる時だ――しかし待てよ、適切な遺伝子がないぞ。ああ、でもほら、ここに役立ちそうな外来細胞がある。彼らに仕事を与えよう！」

もちろん、細胞に負わせるには重すぎる擬人化だ。しかしときには、こういう物語なしではわかりやすく説明するのがむずかしいことがある。まさに細胞が、洞察や知性、協力に見えるような反応性を示すからだ。この〝見える〟ということが、生命の主体性や自律性をどう考えるかについての議論を呼んでいる。

肝心な点は、生物が育つにつれて、別の生物から採取した受容性のある細胞で〝組織ニッチ〟を埋める自発性が確かに見られることだ。二〇一〇年、科学技術振興機構に勤めていた小林は、その過程が操作できることを示した。ニッチはオーダーメイドできる。小林と同僚たちは、マウス胚盤胞の膵臓の発達に重要な遺伝子をノックアウト（無効化）してから、その遺伝子が活発に働いている別のマウスの細胞を胚に導入した。思ったとおり、胚は膵臓のあるマウスに発達した。二年後、小林と中内は、同じ方法が腎臓の生成でもうまく働くことを示した。

異なる生物種間でうまく働かせるのは、別の秩序への挑戦に思える。研究者たちはまず、膵臓をつくる遺伝子が欠けたマウスのなかで、ラットの胚性幹細胞に由来する膵臓を育て、その逆も試して、〝種間の境界を破った〟。つまり、結果として生まれたキメラの齧歯《げっし》動物は、完全に異なる種の細胞からつくられた膵臓を持っていた。[51]

このマウス―ラットキメラの実験で明らかになったあることに、わたしはひどく驚かされた。マウス胚に導入されたラットの多能性細胞が、マウスの胆嚢の一部を形成していることがわかったからだ。しかし、ラットにはは胆嚢がない。ラット自体が持たない器官を、どうしてラット細胞がつくれるのか？　どうやらこれらの細胞は、胆嚢組織をつくる初期能力を持っているらしく、その能力が、マウス胚の環境から発される〝胆嚢をつくる時〟を指示する信号によって解き放たれる。その能力は、どこからともなく現れたのではない。ラットとマウスの共通の祖先には胆嚢があったが、ラットはそれを失った。しかし細胞は、まるで進化の歴史の記憶をとどめるかのように、〝憶えて〟いたのだ。それなら、わたしたちヒトの細胞も、ヒトではない体の部位をつくる能力を秘めているのだろうか？　自分たちの祖先の発達の記憶を？

というわけで、異種間のキメラ現象を介した器官培養は、齧歯類ではうまく働く。では、ヒトとブタではどうか？　こちらはいくつかの理由で、かなりむずかしい。ひとつは、実験に時間がかかることだ。マウスの妊娠期間が三週間ほどなのに対して、ブタは三カ月を要する。それにヒトとブタは、マウスとラットよりもかなり昔に別々の進化の道筋をたどり始めた。

最初の一歩は、遺伝子操作でブタの器官にニッチをつくれるかどうかだった。二〇一三年、小林と中内は、膵臓の発達に重要な遺伝子が欠損したブタ胚が、別のブタの胚性幹細胞に由来する膵臓を生成できたと報告した。この方法で育てた雄のブタは、体外受精でさらに〝膵臓をつくらない〟ブタを生み出すための精子の供給源としても使われた。いわば既製の膵臓ニッチだ。

この空きを、ヒトの幹細胞で補充できるだろうか？

四年にわたるプロジェクトで、それは突き止められた。二〇一七年、カリフォルニア州のソーク研究所に所属する生物学者フアン・カルロス・イスピスア・ベルモンテと同僚たちは、ヒト細胞を持つブタの胎児をつくったことを報告した。ヒトｉＰＳ細胞は、胚盤胞期にあるブタ胚に導入され、胚は四週後まで発達させることが許された[52]（ヒト組織を持つ成体ブタに対する倫理上の激しい抗議を避けるため、そこまでにとどめておいた）。ヒト細胞の生存率はやや低かったが、一部は残っており、筋肉や他の器官の前駆細胞に発達しかけていた。またチームは、ヒトｉＰＳ細胞が、やはり非効率的ではあったが、ウシ胚でも生存できることを発見した。

まだ、ヒトの器官をブタのなかで育てられることが示されたとは、とてもいえない。しかし、ここまでの経過を考えると、起こりうることに思える——原理上は。

イスピスア・ベルモンテと同僚たちは、研究にアメリカ連邦政府資金を使えなかった。二〇一五年、アメリカ国立衛生研究所（ＮＩＨ）によって、倫理的問題が慎重に考察されるまでその種の研究の援助が一時停止されたからだ。ＮＩＨは、協議ののち二〇一六年にこの決定を再検討すると約束したが、本書の執筆時点で禁止は続いている。とはいえ、ホワイトハウスの現職大統領のことを考えると、どう転んでもおかしくはない。

ＮＩＨの決定に、中内ほど落胆した者はいなかった。日本では、ヒト多能性幹細胞を非ヒト胚に挿入する研究が禁じられていたので、二〇一四年、東京大学からカリフォルニア州のスタンフォード大学にすでに移籍していたからだ。こういう禁止令は、この技術がうまく働くことを確信している中内のような研究者たちをひどく苛立たせている。「動物の体内でヒトの器官がつくれるようになれば、臓器不全に直面する何千もの人々の人生を一変させることができる」中内は言った。「なぜ抵抗が続いているのか理解できない」

しかし、その抵抗を理解するのは、じつはそうむずかしくはない。キメラは自然界の秩序を乱すように思える。なにしろ、それが彼らの神話上の役割だったのだから。ギリシャ神話のキメラは、火を吐く不運の前兆として現れる。中世と啓蒙時代に、奇形児などの生物学的な変形は、前触れとしての役割を不朽にした。つまり、彼らはただ異常があるだけではなく、不吉な前兆なのだ。用心しろと警告している。

現代の厳密な意味でのキメラ生物は、単にその神話的な起源を思い出させるだけではない。それを描出したものなのだ。実際に、異種間の組織を混ぜ合わせている。NIHは、二〇一五年にその研究を一時停止させたあと、公的な協議を行った。意見を述べた数千人のうち過半数が、キメラの研究に反対した。とはいえ、こういう疑念をいだくのは悪いことではない。人々は知識不足なわけでも、思慮に欠けるわけでも、テクノロジー嫌いなわけでもない（少なくとも完全には）。多くの人は、キメラをつくるにはヒト胚が必要だと誤解していた）。すんなりと受け入れられるようになるには、〝自然界の秩序〟についての人々の直感を、大幅に整理し直さなくてはならないだけだ。

そういう反対意見は改めるべきだというわけではない。個人的には、再生医療のためのキメラを禁じるのが正しい決定だとは思わないが、その意見を支持するうえでの哲学的な戦略は、何も提示できそうにない。わたし自身も、ヒトの器官の媒介動物としてブタを育て、時が来たら殺して解体するという考えには居心地の悪さを感じる。しかし、ブタ肉やベーコンを食べる人間にとっては、筋の通らない態度だとも認識している。食肉解体は、ヒトの食欲を満たす以上の目的を果たしているわけではないのだから。

ただし、ヒトの肝臓を持つブタの存在そのものに、不自然な、礼儀違反のようなものがあるとは思わない。そういう組み合わせは人々の経験とはまったくそぐわないので、よりいっそう不穏な想像図に変わってしまいやすい。だとしても、人間の本能的な反応は、幻想に基づいている。つまり、人間とは統合された侵すことのできない完全体で、均質な生物学的固有性を持つ明確に定義された存在であるという幻想に。自分たちがともに進化し、ともに発達した細胞の共同体であることに気づいてしまえば、腸に共生細菌が棲んでいるという概念と同じく、ブタ－ヒトキメラも、それほど不自然でも不快でもないように思えてくる。疑問はただひとつ。細胞同士がうまくやっていけるのか。ということだ。

本当の問題は、何をやるかより、どうやって、なぜやるのかということに思える。これは、手段が目的を正当化する事案ではない。まったく逆だ。細胞バイオテクノロジーがつくり出す目覚ましい、ときには恐ろしくもある可能性に向き合っていくには、何が正しくて何が間違っているか、何が自然で何が不自然かについての絶対的な意見表明には警戒しなくてはならない。かわりに、自分たちがやると決めたことによって、個人や社会としてどのくらい恩恵を受けられるのかを問うべきだ。人命を救うために動物の境遇を顧みなければやがて道徳的な腐敗を招くだろうが、〝間違っている気がする〟という乏しい根拠で、人の苦痛の緩和を拒絶するのも、一部の人々にとっては同じくらい道徳に反することになる。

これは、細胞共同体でありながら、独特の自己認識と道徳的行為者性の感覚を進化させてきたことの問題点だ。このふたつの特徴をうまく調和させるのは簡単ではない。どちらも否定せずに、できるかぎり賢く人道的に調和させていければいいと思う。

このテクノロジーを強力に推し進めたくてたまらない研究者たちでさえ、少なくともきわめて慎重な倫理上の配慮がなければ、受け入れられるものに限界があることには気づいている。小林と中内は、その限界とは何かをいくつか提示している。そのリストには、目をみはるものがある。ふたりは、次のうちのいずれかに着手する前に、よく考えるべきだと言う。

1．ヒト由来の細胞の移植による、動物の脳の大幅な変更。結果として認知能力が変化し、ヒトの〝意識〟や〝感覚性〟や〝ヒト並みの〟行動能力に近づく可能性がある。
2．機能しうるヒト配偶子（卵子または精子）が、動物の前駆細胞から発生する可能性のある状況、そしてヒト（あるいはヒト由来）配偶子と動物の配偶子のあいだで受精が起こる可能性のある状況。
3．ヒトに似た外見（肌質、四肢、顔のつくり）や、たとえば会話能力などの特徴を動物にもたらす可能性がある細胞や遺伝子の変更。

この三つの筋書きなら、すでに知っている。神話や小説のイメージ、夢と悪夢そのものだ。1．は、わたしたちをモロー博士の島へといざなう。2．は、ミノス王の妻パシパエが、ポセイドンの呪いにかかって雄ウシと交わり、ミノタウロスを産んだことを想起させる。3．はケンタウロスだ。

小林と中内はこの可能性のリストを、「イカロスの飛行の再検討」と題した論文で提示している。〝飛ぶという壮大な目標を達成するために〟自分で翼を設計してつくり上げたイカロスは、体に別の種の望ましい部位をつけ加え、自身を〝キメラ化〟したのだと彼らは論じる。わたしが思うに、彼らはあまり神話に詳しくなかったようだ。もちろん、翼をつくったのはイカロスの父ダイダロスだし、その目的はただ飛べるようになることではなく、クレタのミノス王による監禁から逃れるためだった。ダイダロスは、呪いにかかったパシパエのために雌ウシの模型をつくり、そのなかに入って雄ウシと交われるようにしてやったせいで、激怒した王に幽閉された。この分野の研究者たちは、今後ますます神話と正面から向き合い、神話が象徴するものを扱うようになっていくだろう。だから、必読書リストには、『細胞』『自然』『科学』だけでなく、ホメロスやロバート・グレーヴズも入れておくのが賢明かもしれない。

さて、ここではっきりさせておこう。小林と中内は先ほどのリストのすぐあとに、こういう結果はどれも、現実には起こらないと確信しているとつけ加えた。彼らが言うには、〝異種移植〟実験では、ドナーからの大きすぎる細胞、組織、体の部位の受容を制限する障壁があるらしい。さらに、ドナー組織による宿主の体への不注意な定着が起こらないよう、しっかり確認できるさまざまな方策がある。

そうかもしれない。しかし、起こりうること（ましてや許すべきこと）の限界がそれほど明白だと、誰もが感じているわけではない。二〇一三年のある研究を例に取ってみよう。ヒトの脳（グリア）細胞の前駆細胞が、生まれたばかりのマウスに移植された。成体になると、マウスはたとえば迷路のなかを進む方法など、学習や記憶能力の向上を示した。マウスがヒトに近い認識力を獲得したことを意味するわけではない。しかし研究者たちは、ヒトグリアがマウスの脳内ネットワークのニューロンの活動を刺激して、複雑さや能力を高めたのだろうと示唆した。じつのところ、マウスの脳内で、こういう能力の向上を生み出すために何が起こっていたのかはよくわからない。それでも、ヒトの脳細胞が存在したせいでマウスが賢くなったと言って差し支えないだろう。

わたしは、脳オルガノイドの専門家が、確かに望ましいことではないものの、ブタのなかで育てたヒトニューロンで脳をつくる展望について、ごく真剣に語るのを見てきた。武部貴則がマウスのなかで育てた肝芽のような、血管系を備えたフルサイズの脳だ。これも同じく、ただの思考実験と見なしてほしい。だとしたら、わたしたちはそれをどう考えるべきか？　ヒト化されたブタは何を考えるのか？

研究計画について話すつもりはないし、誰かがそれを提案するほど常軌を逸していたとしても、当然のごとく却下されるだろう。わたしが話しているのは、生物学の進歩が、古びた確実性を粉砕し、新たな可能性を編み出しつつあること――そして、どこに、なぜ、どうやって線を引くべきかについてのむずかしい疑問を提起しているということだ。

# 第6章

# 血を分けた肉体

## ——セックスと生殖の未来を問う

わたしのミニ脳が育っていくのを顕微鏡で眺めていたとき、ガラスの皿のなかで生きているわたしの遺伝子を持つ細胞を見たのは、これが初めてではないことを思い出した。

しかし以前に見たことがある細胞は、正確にはわたしのものではなかった。遺伝子の五十パーセントだけが、わたしに関係があった。残りは、わたしのパートナーに由来する。それは四細胞期ごろまで分裂したいくつかの体外受精胚だった。

わたしはその胚を擬人化し、彼らに個性を吹き込み、赤ん坊になろうと精一杯がんばっている勇敢な小さい者たちという役を割り当てただろうか？　もちろんだ。

しかし、あの物体はなんだったのか？　ヒトになる可能性があるもの、と言う人もいるだろう。あれに対して、わたしはいかなる所有権も主張できない（法的な意味を除けば）。しかし、それらはヒトになる可能性があるものではないことがわかった。どういうわけか、最も有望に見えた胚でさえ、赤ん坊になるのに必要なものを持っていなかった。単に運がなかったのかもしれないが、なんらかの形で生物学的に欠陥があった可能性のほうが高い。先に触れたように、この段階のヒト胚——受精後たった二日——のほとんどは、体内と体外どちらで受精した場合も、成長できないことが判明する。

だから、体外受精の現在の成功率を改善する余地がどのくらいあるのかは、まったくわからない。現在、三十五歳未満の健康な女性では、たいてい二十～三十パーセントほどだ。

体外受精はヒトの生殖の可能性を変えたが、それだけではなかった。自分たち人間に対する見かたを、ひそかに根底から覆してしまった。自分たちが細胞から始まったことを教え、細胞とヒトの区別を複雑にした。セックスと生殖を切り離した。そしてそれが起こったのは、一九六〇年代後半から一九七〇年代、セックスや性別や家族の役割が、かつてないほど力を失い、形を変えつつあったころだった。体外受精は、経口避妊薬が妊娠を自由選択にしたように、セックスを自由選択にした。[53] ヒト胚を研究するうえで、できることを一変させた。そして、社会や結婚、道徳、生物学、生殖についての従来の考えかたがほとんど指標にならないたくさんの疑問を生み出した。今も、ヒトをつくる技術という新たな領域をどう進むべきか、模索は続いている。

発生学は、胚があいまいで変幻自在なものであることを明らかにした。ひとつの見かたでは、それは自分の利益のために母体環境を〝利用〟している細胞群だ。特に初期、たとえば胚盤胞期では、ヒトよりも〝ヒト組織〟に近いように見える。母親と細胞を交換することもある。とにかく、明らかに、独立して生きていける自律的な生物ではない。その将来は偶然に満ち、脆く、不確かで、おそらく絶望的だ。

〝胚の道徳的地位〟についての手に負えない猛烈な議論のすべては、細胞と人間が同じ基準で測れないことから起こる。体外受精技術のおかげで、個々の生命の最初期を見られるうえに、そこに介入さえできるようになって、その生き物の地位について考えるのに必要な〝人であること〟という適切な概念がもはや存在しないことがわかった。今では初期の〝自己〟のイメージを、片手で数えられるほど少ない細胞群として見ている人もいるかもしれない。皿のなかでつくられ、子宮のなかに移植されんばかりの胚として。

つまり、生殖補助を取り巻く苦悩に満ちた倫理的な論争には、適切な法律を制定することで基本原則を定める試みよりずっと多くのことが含まれている。それは、人であることの意味について新しい概念をつくろうとする努力だ。わたしたちはみんな、かつてその細胞群だった。それはどの時点でわたしたちになったのだろう？

性交という肉体的な行為が生殖に必須ではないことがわかってから、少なくとも数世紀になる。最初に記録されたヒトの人工授精は、一七七〇年代、スコットランドの外科医ジョン・ハンターによって行われた事例だ。ハンターは、ある女性を、夫の精子を使って人工授精で妊娠させたと言われている。もう少しきちんと記録されているのは、一八八四年、アメリカの医師ウィリアム・パンコーストが、提供された精子を使って、クロロホルムによる全身麻酔で女性が意識を失っているあいだに妊娠させた手法だ[54]。パンコーストは、女性の夫の精子を顕微鏡で検査して、不妊症であることを知り、どうやら夫婦のために便宜を図ってやろうとしたらしい。夫婦のどちらも、この時点では処置のことを知らなかった。のちに医師は夫には話したが、妻には最後まで知らせなかった[55]。

当時、顕微鏡が受精の生物学的瞬間を明らかにしつつあった。一八七九年、スイスの動物学者ヘルマン・フォルは、ヒトの卵子に精子が入る瞬間を初めて観察した。これは胚発生に至らなかったようだが、カレルとバローズが組織培養の技術を向上させて以降、研究者たちがまず目標とした試みのひとつは、胚を育てることだった。一九一二年、アメリカの解剖学者ジョン・マクウォーターとアレン・ホイップルは、発生三日目のニワトリ胚を生体外で最長三十一時間生かしておけることを発見した。一年後、ベルギーの発生学者アルベール・ブラーシェは、皿のなかで胚盤胞期のウサギ胚を維持できることを示した。

体外で接合子から生存能力のある胚をつくること、つまり本物の体外受精は、また別の問題だった。一九三〇年代、アメリカの生物学者グレゴリー・ピンカスは、体外受精でウサギ胚をつくったことを報告し、さらにその後十年で、ヒトの卵子と精子で同じことを成し遂げたと主張した。しかし、その発見が立証されることはなかった。一九五〇年代に、哺乳動物の生殖補助法としての体外受精を初めて説得力のある形で報告したのは、ピンカスの共同研究者だった中国系アメリカ人の生物学者ミン・チュエ・チャンで、この方法で妊娠させたウサギの誕生について詳細を示した。実際に体外受精で生まれたことを実証するため、チャンはウサギたちを色分けした。黒ウサギの卵子と精子を結合させて、胚を白ウサギに移植して妊娠させたのだ。小ウサギたちは黒かった。

ヒトの受精はもっとむずかしい。ただ卵子と精子を混ぜ合わせて、あとは好きにしてもらうというわけにはいかない。先に触れたように、女性の生殖器からのなんらかの介入を必要とする複雑な工程なので、何十年にもわたって、誰も体外でそれを引き起こす方法を発見できなかった。要するに、受精の基本的な生物学が、まだよく理解されていなかったのだ。

アメリカの産婦人科医ジョン・ロックは、ヒトの受精卵を手に入れて受精後ごく初期の観察を行うことにし、一九三〇年代に、今日では信じがたいようなプログラムを開始した。ロックは、助手のアーサー・ハーティグとミリアム・メンキンとともに、子宮摘出術を予定している有志の女性たちの受精卵を探した。彼らは女性たちに、手術の直前に性交をするよう助言した。その処置に同意した患者たちが、生殖能力とその障害への理解を深めるという大義名分のもと、途方もない寛大さを示したことは間違いない。そもそもそんな研究が許可されたこと自体、医学の倫理規制がなおも必要であるという認識がいかに希薄だったかを示している。

一九四四年、ロックとメンキンは、手術中に採取した卵子から、初めてヒトの体外受精に成功したことを発表した。[56] ふたりは受精卵が分裂し始めるのを見ることができたが、得られたのはそこまでだった。ペトリ皿のなかで本物の胚を観察したと発表することはできなかった。ロックはその後、経口避妊薬の開発に先駆的な貢献をした。

体外受精の初期には、アメリカ西部開拓時代のような気風があり、投機的な研究は大胆さと、説得と、多少の傲慢さに頼っていた。一九六〇年代、ロンドン北部の国立医学研究所に勤めていた生理学者ロバート・エドワーズは、自分の目的に賛同してくれる外科医や産婦人科医から患者の卵子を入手した。卵子は卵巣手術のあいだに採取され、〝ドナー〟が同意を求められることはなかった。このような勝手なふるまいは時代の風潮だったが、たとえエドワーズが不妊の苦悩を和らげてやりたいという強い望みを動機にしていたとしても、男性医師が〝新たな生命〟を生み出すために何も知らない女性たちを実験台にしているというこのイメージのなかに、パンコーストの時代からたいして進歩していない文化的姿勢を認めずにはいられない。人類学者リン・モーガンが指摘したように、発生学の歴史は、胚や卵子を提供した女性たちの匿名性を特徴としている。彼女たちは多くの場合、研究用の生物学的材料の、顔の見えない従順な供給源として扱われる。生殖技術に対する一部のフェミニストの警戒、あるいは反感でさえも、男性の優位と支配の物語が繰り返されているというじゅうぶんに根拠のある懸念から生じているのかもしれない。

とはいえ、エドワーズの行動計画のなかで、名声と栄誉はあまり優先度が高くなかった。それどころか、彼の努力は非難と、同業者からの嘲笑を招いた。門下の博士課程の学生マーティン・ジョンソンは、チームで研究していたころの雰囲気をこう話す。

正直に言えば、博士課程にいるあいだ、さらには実験室で博士課程終了後の研究を行っているあいだも、わたしたちはロバートのやっていることが適切なのかあまり確信が持てなかったし、あまり深く関わりたくないと思っていた。理由のひとつは、大学院生や博士号を取得したばかりの研究者として、研究に対する激しい敵意に向き合うのがひどく不安だったからだ――王立協会のノーベル賞受賞者と会員たち、その問題に関わる新たな大物たち……彼らはロバートをこき下ろして、そんな研究はやめるべきだと言った……まったく、いったいどうなってるんだ、と言わざるをえなかった。

同業者からの疑念、敵意、倫理上の不同意――ジェームズ・ワトソンやマックス・ペルツなどの高名な生物学者たちはのちに、体外受精は深刻な先天的欠損症の子どもを生み出すかもしれないと警告した[57]——さらにはイギリスの医学研究会議から資金提供を拒否されたにもかかわらず、一九六九年、エドワーズは、産婦人科医パトリック・ステップトーと門下生バリー・バヴィスターとの共同研究で、生体外でヒトの卵子に精子が侵入する様子の詳細な説明を《ネイチャー》に発表した。[58]彼らはこう書いた。「ヒトの受精卵は、ある種の不妊症の治療に役立つだろう」翌年エドワーズ、ステップトー、臨床助手のジーン・パーディは、受精後十六細胞期まで育ったヒト胚の画像を発表した。一九七一年には、彼らは生体外で胚盤胞まで胚を発達させた。

ステップトーはそういう胚を子宮に再移植する外科的技術を持っていたし、研究者たちは、このきわめて不確かでおそらく危険ですらある処置を進んで受けたがる女性が不足することはないと知っていた。

しかし、皿に入ったヒト胚の写真には、もっと深い意味があった。初めて、旅の始まりを目にすることができたのだ。かつては、道をさかのぼっても、ホムンクルスのようなもの、エビのような頭がすでに形成されている組織塊としてしか認識できなかったものを。

昔から人は、過程が見える範囲でしか、発生という観点で自分たちについて考えることができない。「今日知られている胚のイメージは、比較的最近つくられたものだ」リン・モーガンは言う。「百年前には、おそらくほとんどのアメリカ人は、ヒト胚を頭に浮かべてみることができなかっただろう」いくつかの文化では、自然流産でときどきあらわになる極小の存在を本物の人間とは見なさず、人間と同じ道徳的地位を持つとは考えなかったとモーガンは指摘する。[59]多くの〝生命尊重《プロライフ》〟団体は現在、[60]生物医学技術のイメージ画像をかき集めて、受精から先の人間としての存在と連続性を示唆するために、子宮内の胎児を胚の代役として使い、自分たちの言い分を主張している。

科学史研究家ニック・ホップウッドによると、ヒト発生の概念は、〝生命の営み〟として解明されてきただけでなく、積極的に構築されてきた。その過程は、十九世紀後半の発生学で本格的に始まった。生物学者と医者は胚形成を、複雑だが平凡な生物学的過程として示し、それが提起する倫理的な問題は、科学的な理解が向上するだけで明快になり、解決さえできるだろうと見なされることが多かった。

今はもう、そうではないことがわかっている。それどころか、真実は逆だ。体外受精があらわにした個体発生をどう理解すべきかはむずかしかった。どのくらい想像力を飛躍させれば、泣きわめく赤ん坊と、石鹼の泡にしか見えない小さな細胞の塊をつなげて考えられるのか？

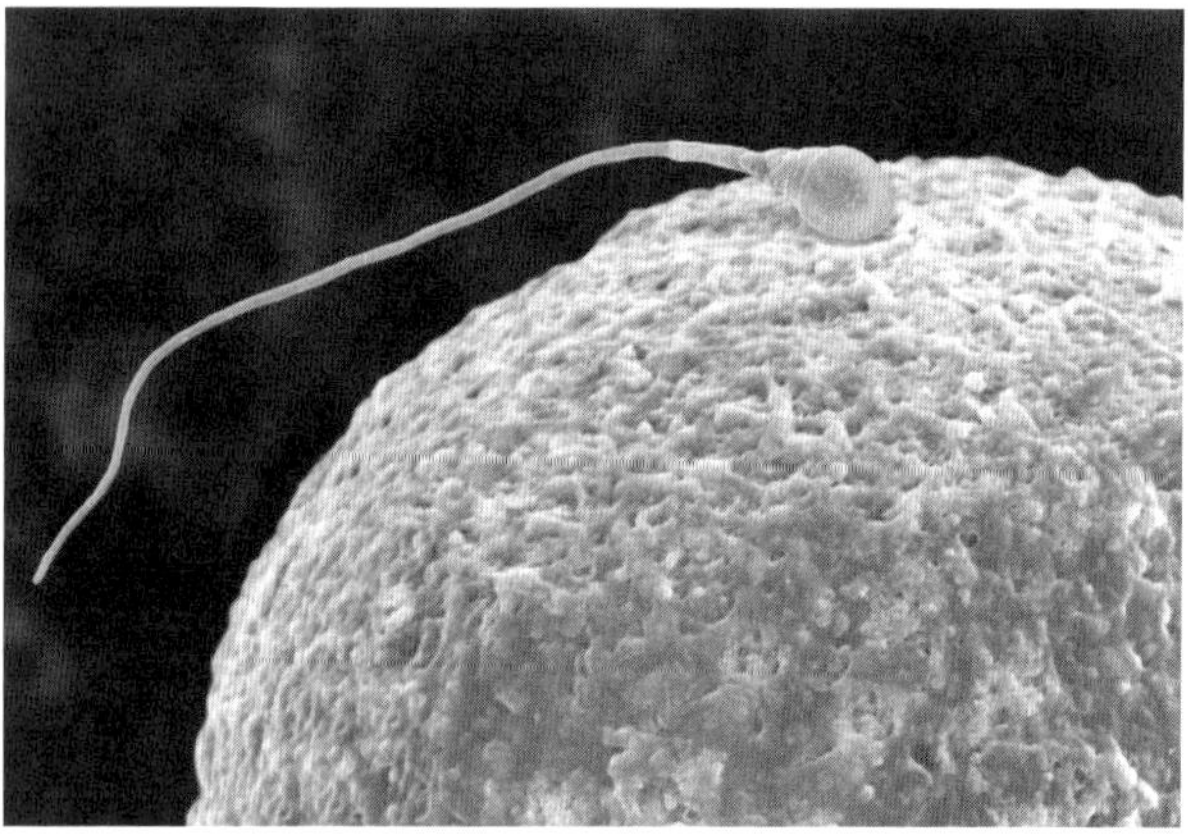

受精の瞬間？　精子が今にも卵子に入ろうとしている

わたしたちは、化学実験室の典型的な器具――人工物の領域――と、妊娠と出産の神聖な産物を結びつけた表現で、そのつながりをつくろうとした。そして、〝試験管ベビー〟について語り始めた。試験管は、体外受精にはまったく使われない。ここでの役割は、純粋に象徴的なものだ。〝試験管ベビー〟という言葉が最初につくられたのは二十世紀前半で、当時は生物学に対する人々の理解があまりにも未熟だったので、ただの化学物質から生命自体を新しくつくり出すことは確実に実現可能なうえに、すぐにでも起こりそうなことに思えた。そういう状況では、今日体外受精と呼ばれているもの――体外で妊娠と、おそらく成長も開始させるもの――は、神のように生命そのものをつくり出すこととさほど遠くないように見える離れ業だった。

ガラス容器に収められた子どもは長いあいだ、人間の生と死の空想世界《イマジナリウム》の一部だった。死産や流産した胎児と奇形児は、何世紀にもわたって瓶や壺のなかに保存されていた。スーザン・メリル・スクワイヤーが書いたように、生物が死後に瓶に保存されるだけでなく、実際にそのガラス製の人工的な環境でつくられるというイメージは、少なくとも中世とルネサンス時代の錬金術師や神秘主義者が実験室でつくれると主張したホムンクルスにまでさかのぼる。それを実行するための秘法があり、ゲーテの『ファウスト』では、そういう生き物の誕生が描かれ、彼らを評価するための倫理的な背景が説明される。[61]

生体外での細胞培養は、その物語を一変させ、試験管ベビーという物語を与えた。一九二四年の著書『ダイダロス、あるいは科学と未来』のなかで、J・B・S・ホールデンは体外発生の将来性を描写し、友人のオルダス・ハクスリーにひらめきを与えて、八年後に有名な風刺小説を書かせた。『すばらしい新世界』の未来社会では、体外で育てた赤ん坊を化学的に操作し、知性で分けた階級制度がつくられる。

ホールデンはこの（推定上の）テクノロジーを天の恵みと考えた。原則として歓迎していた女性の解放と、人類の活力を保存するための優生学的な社会工学の両方を支えられるからだ。ホールデンとジュリアン・ハクスリーは、女性の社会進出の機会が広がると、教育と知性を向上させた者たちが家庭の骨折り仕事だけが人生ではないと知るようになり、子どもを産む気がなくなるのではないかと懸念した。機会を得る見込みがない〝下層階級〟の女性たちは無頓着に産み続け、結果として遺伝子プールは劣化していく（とホールデンは危ぶんだ）。『ダイダロス』の語り手は、二十一世紀の未来という見晴らしの利く視点から、こう説明する。

体外発生がなければ、市民のうちあまり望ましくない人々の出生率が高まるせいで、[62]文明がそう遠くない将来に滅びるであろうことは、ほとんど疑う余地がない。

このように、実験室の制御された環境のもと人工的にヒトをつくるという考えは、戦間期の人口抑制と文明の衰退に対する懸念のなかで展開された。

ホールデンは、誰も彼もが自分の未来像を歓迎するとは想像もしていなかった。「火から飛行まで、どこかの神への侮辱と受け取られなかった偉大な発明はひとつもない」ホールデンは書いた。「しかし、もしあらゆる物理および化学の発明が神への冒瀆《ぼうとく》なら、あらゆる生物学の発明は倒錯だ」一部の人々が、体外発生とそれに関連した実験室での受精操作の技術を〝いかがわしく不自然〟と見なすことはわかっていたし、そのとおりになった。ストレンジウェイズの組織培養研究に触発されたノラ・バークは(217ページ参照)、一九三八年に《ティット・ビッツ》に寄稿した記事で興奮気味に、〝化学ベビー〟について語り、「それはいったいどんな生き物になるのだろう?」と問いかけた。記事のタイトルは、もくろみどおり読者を怖気づかせた。「あなたは化学ベビーを愛せるか?」

しかし、〝試験管ベビー〟という重い意味を持つ言葉自体、どうやらほかならぬトマス・ストレンジウェイズがつくったらしい。一九二六年の組織培養についての講演で、こう言っている。「したがって、いずれわかるように、〝試験管ベビー〟という発想は本質的に不可能ではないのです」ホールデンの〝体外発生〟より深い響きを持つ言葉で、まるで科学の専門用語のように聞こえた。このときストレンジウェイズは、誰

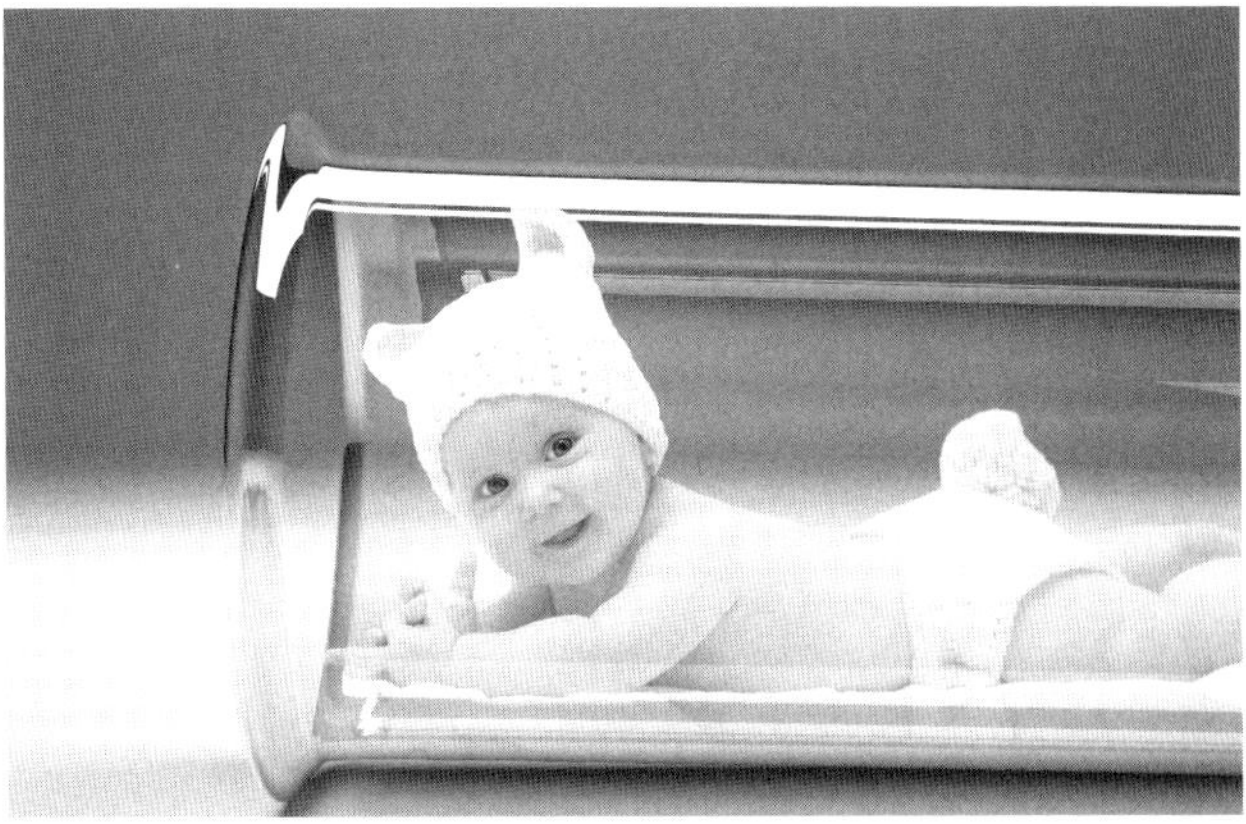

“試験管ベビー”のよくある描写。はっきりとした乳児の姿が、実際に生体外でつくられる胚盤胞前の胚の代役をしている

でもわかると同時に、びっくりさせる刺激的で恐ろしいイメージを呼び起こした。それは現代性そのもの、生命を科学的に制御する時代の人間性の象徴だ。

要するに、〝試験管ベビー〟は、ふさわしい時期に発せられたふさわしい言葉だった。ヒトが技巧によって生産できることは、工業化された大量生産の避けられない帰結と言ってもよさそうだった。なにしろ、人々の生活のなかで他のすべては、標準化され、試験され、商品化されて、流れ作業で生み出されているのだから。

ホールデンの体外発生からオルダス・ハクスリーの中央孵化センターまではそう遠くない距離にあるが、おそらくストレンジウェイズの言葉にもっとぴったり一致するのは、チェコの作家カレル・チャペックが一九二〇年発表の戯曲『ロボット（R.U.R.）』で初めて提示した**ロボット**という発想だろう。タイトルの略語は、ロッサム万能《ユニヴァーサル》ロボットという会社名だ。チャペックのロボット（〝労働者〟を意味するチェコ語）は今日では、金属と針金でできたヒト型の装置を思い起こさせるが――人工皮膚をはぎ取られたターミネーター――ロッサムのロボットはまったくそれとは違う。彼らはしなやかな肉体でできていた。

R.U.R.の社長ハリー・ドミンは、ロボットの発明者である老ロッサムが、生命物質をつくる目的で試験管を使って行った化学実験によって、この発見に至ったと説明する。ロッサムは海洋生物学者で、[63] 新種の〝原形質〟を発見した。それは、細胞内にあるものより化学的にかなり単純だった。

「次に彼は、その生命を試験管から取り出したのです」ドミンは言う。

会社はこの人工的な生命体から、器官に成形できる粘土のようなものをつくった。「肝臓やらの水槽があります」とドミン。「それから、こういう部品すべてをまとめる組立工場がありますこの工程は、ヘンリー・フォードの工場自動化の恩恵を受けているが、基盤となる技術が、カレルやストレンジウェイズのチームによって開拓された組織や器官の培養技術であることは明らかだ。

チャペックが引き出したのと同じ恐怖——均質な、工業規模の複製の自動化に対する恐怖——に触発されたのが、一九二八年発行の《アメージング・ストーリーズ》に掲載されたデイヴィッド・H・ケラーの小説「ある生物学の実験（A Biological Experiment）」だった。『すばらしい新世界』を先取りした未来のディストピア社会が描かれていて、そこではセックスが禁じられ、赤ん坊は放射線処置による操作で標準化された仕様に基づき、工場の水槽のなかで育てられてから、必要な政府の許可を受けた夫婦に分配される。

もちろん、ディストピアは常に、ユートピアより優れた物語を生み出す。それでも重要なのは、〝化学ベビー〟のお話が、人工生命体による人類の征服で終わることがいかに多いかということだ。『ロボット（R．U．R．）』は、今日の『ウエストワールド』や『ターミネーター』シリーズのスカイネットなどに連綿と受け継がれてきた、悪意あるロボットの反乱や征服のひな型をつくり上げた。小説では、言われたことをやっているだけのロボットはほとんど役に立たない。ここには、人工的な方法でつくられた人間には、生まれつきどこか不道徳で冷酷なところがあるという暗黙の了解がある。ノラ・バークの暴露記事では、はっきりした根拠もなしに、〝化学ベビー〟は「性別もなく魂もない化学作用でできた生き物」であり、最後には「真の人間を征服して」、「人類を終焉に」導くかもしれないと描写されている。しかしおそらく、一九三八年のイギリスでそういう恐怖が実際にどこから生じたのかを理解するのは、それほどむずかしくないだろう。〝ヒトのつくりかた〟は、いつの時代も科学だけの問題ではなく、避けがたく切実な意味で社会政治的な事柄なのだ。

試験管ベビーという表現は、《アメージング・ストーリーズ》のなかだけに限られてはいなかった。《ネイチャー》の権威ある誌面にも、同じくらいよく出てきた。その起源からわかるとおり、科学はまじめに研究を進めているだけなのに、メディアと大衆文化がそこへ現れて扇情的なキャッチフレーズとイメージで事実をゆがめていると考えるのは（そう考える科学者があまりに多い）、完全に間違っている。じつのところ、科学的革新の〝専門的〟な面と〝大衆的〟な面は、ともに進化してきた。ストレンジウェイズのもとでの研究を一般に広めようとしたホーナー・フェルの熱意は――主に研究への支援と資金を勝ち取りたいという動機からだったが――それが生み出したどぎつい見出しやSF小説を目にしたせいで、消え去ってしまった。ストレンジウェイズ研究所が試験管ベビーをつくろうとしているといううわさに驚いたフェルは、一九三五年に、科学者が組織培養を提示するのは、「特有の利点と制限がある貴重な技術」のみにすべきだと主張した。それでも、《デイリー・エクスプレス》が翌年、ストレンジウェイズ研究所でつくられる「生きた組織は、動物の生体の完全な部位のなかで育つのとまったく同じように成長し、発達している」と書くのを止められなかった。その記事の引用で、「ケンブリッジにある別の研究所に所属する」なぜか匿名の科学者は、研究が「オルダス・ハクスリーによってありありと描かれた、試験管で培養された赤ん坊がいる『すばらしい新世界』への第一歩」を踏み出したと主張した。医学史研究家ダンカン・ウィルソンの指摘によれば、フェルは進んでストレンジウェイズ研究所での仕事について書いたり放送番組で語ったりしたものの、魂のない化学ベビーの創造者の役を振り当てられたのは、「明らかに思ってもみなかった宣伝活動」だった。誇張した表現で現実をゆがめた責任はフェルにあると指摘したくなる人もいるかもしれない。しかしフェルが、科学者は自分たちの研究について話し、それを聞き手と関連づける努力をすべきだと論じたのは、間違いなく正しかった。要するに、自分たちが物語や比喩を規制することは決してできないと認める必要があるのだ。だから、どの物語や比喩を選ぶか、慎重に考えたほうがいい。最近では、遺伝学とゲノム学の議論にも同じ緊張関係が見て取れる。科学者は、一般大衆の見かたのなかで発展した単純な遺伝子決定論を嘆くが、「いや、あなたたちが始めたんですよ」と切り返しても、とがめられはしないはずだ。

わたしは、世界で初めて体外受精で生まれた人物、ルイーズ・ブラウンに会った。二〇一八年、彼女の四十回目の誕生日のことで、ヒトをつくる新たな方法が発見されたのがつい最近であることを実感した。ルイーズはまだ若い。彼女が生まれたとき、わたしはもうすぐ大学生になろうとしていた。ルイーズの長男は、母親の生誕四十周年の時点で十一歳だった。64

ルイーズが〝ヒトをつくる新たな方法〟で生まれたと言うと、まるでオルダス・ハクスリーの小説から出てきたと言っているようで、失礼に聞こえるかもしれない。しかし、人間はみんな、つくられてここにいる。単に、一九七七年以前には、その過程が体外で始まることがなかっただけだ。つまり人は誰しも、受精卵から、統制された組織の増殖によって少しずつ発達したことを憶えておいてほしい。ルイーズの受精と、続いて起こったことは、その過程を明白で目に見えるものにするうえで大きな役割を果たし、かつては伝統や神話、婉曲な言い回しや教会の教義にくるんでいればよかった物事に取り組まざるをえなくさせた。それが科学というものだ。

単に適切な生化学が機能するかどうかの問題であることがわかった偶然の懐妊に、体外受精以前はどれほどの努力が傾けられてきたかを、忘れるのはたやすい。その当時、従来の性行為——もちろん婚姻内で！——は、子どもを生み出すだけでなく、子どもを神聖な存在にするという一般的な感覚があった。《ライフ》誌の科学編集者アルバート・ローゼンフェルドは、一九六九年発行の〝科学とセックス〟特集号にこう書いた。「伝統的に、子どもは夫婦の契りの賜物——つまり、ある意味で神聖なものと見なされてきた」まるで、〝夫婦愛〟という控えめな言い回しが、配偶子をオーラのように包む重要な成分であり、子どもの正常さと礼儀正しさを保証してくれるかのようだった。しかし、ローゼンフェルドはこう警告した。

愛の力は、今後はその過程とほとんど関係なくなるかもしれない。世界の重要なかけらは単に必要に応じて冷蔵庫から取り出され……古い意味での愛は、もはや生殖過程の一部ではなくなるだろう。

ここで述べられた心情は、ローマ教皇ピウス十二世が一九四〇年代に、「夫婦の愛の行為を単に精子を送り込む生体活動へと貶めることで、家族の聖域を生物学の実験室に」変えてしまうかもしれないという理由で、人工授精を批判したときの心情とよく似ている。ここでのローゼンフェルドの〝愛の力〟は、ほとんど生物学的な活性物質になっていて、超自然的な転写因子のように細胞結合の結果を指揮している。一九六九年の《ライフ》による世論調査では、自分の配偶子を使った体外受精で授かった〝赤ちゃんに愛情を感じられる〟と答えたアメリカ人は五十パーセントしかいなかった。その方法で生まれた子どもが両親を愛すると考えた人も、五十パーセントをわずかに上回る程度だった。試験管のなかでは、どうやら愛は消し飛んでしまうらしかった。

これらすべてが、一九七八年のルイーズの誕生をめぐって、ある種の認知的不協和を引き起こした。出来事としてはごく見慣れた、ごく日常的なことだったので、記者たちはそれを自分たちのSF的な空想とどう結びつければいいのかよくわからなかった。たとえば、イギリス北部のオールダム総合病院で帝王切開によってルイーズがこの世に誕生したときの、《ニューズウィーク》の報道を見てみよう。「午後十一時四十七分ごろ、女の子は生まれ、元気な産声をあげた。すばらしい新世界に響き渡る声だった」《デイリー・エクスプレス》はこうだ。「かわいい子だ――これぞ試験管ベビー」体外受精で生まれた人のなかで唯一、ルイーズはい・ま・だ・に〝試験管ベビー〟だ。本人は潔くあきらめて受け入れているように見える。直接会うと、そういうあらゆる先入観がいかにばからしく見当違いであるかがわかる。ルイーズは幸せに暮らしているし、そう見られることにも熱心なようだった。ブリストルでの家庭生活の平凡さは、当時はめずらしかった〝試験管内での〟受精方法がもたらした奇妙な有名人としての地位とはまったくそぐわない。

体外受精で使われる用語を見れば、さらなる疑問がわくのは当然だろう。新聞報道は、ルイーズ・

ブラウンが何か特別な存在、〝奇跡の赤ちゃん〟であるとも主張していたからだ。奇跡とは、超自然的な出来事ではないか？

確かにそうだ。初の奇跡の赤ちゃんが誰だったかは、みんな知っている。二千年前、ベツレヘムで処女から生まれた子だ。

ルイーズの母レズリー・ブラウン（卵管が閉塞していた）のように、持てると思っていなかった子どもを持てるようになるのは、驚くべきすばらしいことに思える。しかし、体外受精で生まれた子どもを今でも〝奇跡の赤ちゃん〟と呼ぶ執拗さは、他の要素が働いていることを物語っている。つまり、それは単なる生物学的過程への医学の介入ではなく、例示された神の業なのだ。驚異的だが不遜でもある偉業。ファウスト的な、と言えるかもしれない。

人類学者のセーラ・フランクリンは、体外受精が〝希望の技術〟と描写される状況に、宗教に近い意味合いを見ている。子どもを望むとは、かつては神の恵みに頼ることだった。神だけが、それをこの世に生み出すかどうかを決定した。その望みと恵みがなければ、苦悩する魂が残される。〝藁《わら》にもすがりたい〟夫婦は、メディアがつくる生殖補助技術の物語にとって、なくてはならない存在だ。その藁をもつかむ思いと、神の意志への依存は、聖書でも認められている。

ラケルは、ヤコブとのあいだに子どもができないことがわかると、姉を妬むようになり、ヤコブに言った。「私に子どもをください。さもないと、私は死にます」ヤコブはラケルに激しく怒って言った。「私が神に代われるというのか。あなたの胎に子を宿らせないのは神なのだ」

（「創世記」三十章〔聖書協会共同訳〕）

かつて不妊は神の不興のしるしと見なされ、いまだに道徳上の不名誉を負わされている。非宗教的な文化では、妊娠できない女性は過度に神経質で、妊娠の意思がない女性は身勝手だという考えに形を変えることが多い。生物学者のクララ・ピント－コレイアは言った。「いまだに、地球上のどこにも、不妊を嫌悪しない社会集団や文化はひとつもない」

しかし、西欧キリスト教社会では、性交と生殖は常に複雑な取引だった。キリストの奇跡的な誕生にとって、どれほど無理があっても何より重要だったのは、罪が絡んでいないことだった。つまり、セックスがないということだ[65]。同時に、体外受精を取り巻く疑念や淫《みだ》らな考えや宗教的非難の大半は、性交なしで子どもがつくれるという事実から生じる。それは矛盾した雑多な反応を呼ぶ。体外受精はなんらかの特別な純潔さを持つのか、それとも自然に反するのか？　そういう確信のなさが、中世の人造人間ホムンクルスに対する神学上の不安の根源にあった。アダムの子ではないとすれば、その存在は原罪から解放されているのかもしれない。ルイーズ・ブラウン以前、通常の意味でセックスなしでつくられた最も有名な人物は、フランケンシュタインの怪物だった。怪物は創造主にこう言った。「忘れるな、おれはあんたの創造物、あんたのアダムとなるはずだった。なのにこれでは堕天使だ」

生殖に対する深刻な不安は常に、セックス自体を檻に入れて拘束することにつながる（結果として、その境界を試したり、もてあそんだりしたいと思わせる）。わたしが思うに、それは、その仕事には必要ないほど大きい脳を持ってダーウィンの自然選択に向き合う生き物の運命だ。セックスはこれからも、動物界の他の親戚たちより、ヒトにとって大きな問題であり続けるだろう。しかし体外受精は、心と良心にのしかかる新たな問題をもたらした。呼び覚まされたいくつもの気がかりな概念のなかに、セックスは今や自由選択だというものがあった。セックスは悪いことだったのか？　もともと悪いことと決まっていたのか？　結婚がそれを義務とするときを除いて（あるいはそのときも）？　すべてはひどく混沌としていた。

体外受精の発明は、ヒト細胞の性質と利用に対する姿勢を変える重要な瞬間となった。たいていは子宮に再移植される数より多くの受精卵をつくるので、体外受精は、承諾を得て科学研究に利用できる〝余分な胚〟をもたらす。これによって、ヒト胚研究の分野全体が可能になったうえに、その胚からヒト胚性幹細胞が入手できるようになり、生物学研究の新たな領域が広がった。同時に、体外受精は最初期のヒトの発達に介入することを許し、病気克服の新たな可能性への意欲を高めたが、生物医学技術がヒトの性質を変えるのに使われるかもしれないという恐れも招いた。

一方では、現在約六百万～八百万人が体外受精で誕生していて、[66] その技術はもはや、どんな不名誉とも不自然さとも結びつけられないほど標準的なものになった。カトリック教会はいまだに公式に禁じているが――当局者ももちろん承知のとおり――多くのカトリック教徒は聞き流している。国によっては現在、一年間に体外受精で生まれる人が約六パーセントを占める。

他方では、ヒトはどのようにして生まれるのかについての概念に体外受精がもたらした変化を、まだ文化的に消化しきれていない気がする。むしろ、体外受精が生殖分野で欠かせない一部になるまでは、体外受精という概念を異質で奇妙なものとしながらも、同じくらいの熱意を持って規準を確立するための物語を構築してきた。しかし、それらの物語は、ヒトがどうやってつくられるか（そしてつくられるべきか）についての偏見や先入観を取り払ってはいない。そういう狭量な考えかたは、たやすく新たな対象を求めがちで、新たなテクノロジーが登場して妊娠の技術的限界が押し広げられるたびに見られる。〝試験管ベビー〟にかわって、今では〝デザイナーベビー〟や〝三人の親を持つ赤ちゃん〟（後述）、〝救世主きょうだい〟などが話題になっている。

よくある間違いは、新しいテクノロジーを、単純明快な問題の解決策と考えることだ。自動車はもっと速く移動したいという欲望から生まれ、コンピューターは複雑な計算をすばやく行いたいという欲望から生まれたと言い張ろうとすれば、振り返ってみたとき、そういう表現がいかに不適切であるかがはっきりする。テクノロジーは独自の命を得て、思いがけない方向へ飛躍するだけでなく、なかでも最高に斬新なテクノロジーは、それ自体の機能にとどまらない、発明者が予想したよりはるかに進んだものを体現するようになる。それは新たな可能性を生むが、その可能性は決して中立的でもなければ、倫理的、道徳的、社会的、政治的でもない。希望や夢や恐れ、文化的決定や判断によって形づくられ、選ばれる。テクノロジーは言語に入り込み（〝ギアを変える〟〝アクセルを踏む〟〝オンライン中〟〝メールして〟）、魅力的な新しい比喩を差し出し（ゲノムも脳もコンピューターには似ていないが、世間一般の会話からして、似ていると考えても許されるだろう）、象徴的な簡略化されたイメージ表現として利用される。

生殖と不妊といった文化的な反響を呼ぶ問題であることを考えれば、体外受精にこのようなことすべてが適用されても、驚くには当たらない。振り返ってみると、ロバート・エドワーズとパトリック・ステップトーの意図に反して、体外受精が夫婦のあいだの不妊症例に対処する医療処置であり続ける見込みは少しもなかった。特に、体外受精が民間の儲かる産業になると、夫婦間の不妊の苦しみを減らすという殊勝な目的以外の、別の力が働き出した。

新たなテクノロジーを開発するとき、こういう変革を引き起こす可能性を考慮に入れるべきか？どうやって考慮したらいいのかははっきりしない。抜群に洞察力のある発明者や発見者にさえ、自分たちのイノベーションが乗ることになる心理的、文化的潮流の予測は期待できない。携帯電話が出現する前は誰も、衆人環視のなかの私的な心の空間というぬくぬくした場所をこれほど渇望するとも、完全にそのなかに閉じこもった自分を想像できるとも思わなかった。周囲の環境から逃げて自分の人生を操作できる場所に潜り込みたいとこれほど熱望するとは、考えてもみなかったのだ。

しかし人は経験から学べるし、テクノロジーとは問題に対する解決策をはるかに超えるものだという認識が、ふだん〝科学とテクノロジーの研究〟という堅苦しい旗印のもとでこういう考察を専門にしている小集団以外にも広く知られたのは、きっと悪いことではないはずだ。

体外受精の場合、不妊の〝治癒〟が強い社会的圧力を作動させるという恐れに対して、たくさんの警告があったはずだった。有史以来、〝生命をつくり出す〟、特にヒトをつくり出す可能性について空想をめぐらせなかった時代はないからだ。妊娠中絶から遺伝子操作、フェミニズムからトランスヒューマニズムまで、論争を起こす問題はみんな、精子と卵子の生体外での結合を通じて伝えられる。すべては、何かにつけ、自分自身の〝本質〟に関わる概念によって条件づけられる。

哲学者ロム・ハレは、次のように提言したとき、問題の核心をとらえていた。「わたしたちの社会的な自己認識、自分自身や他者がそうあるべきだと思う人間らしきものは、自分に属すると信じる体らしきものと密接に結びついている」体外受精は自分の体について信じていたことを変えてしまったので、自己認識の概念も変わったのだ。

「体外受精による妊娠は、今では通常の〝生命の営み〟だ」セーラ・フランクリンは書く。「しかし、体外受精の鏡を通すと、ヒトの生殖も生殖生物学も、以前とは異なって見える」フランクリンは次のように言う。

体外受精は、ヒトの存在と再生に関わる新しい技術的な基盤あるいは規範が実現できることを裏づけた……体外受精以後の人間としての存在の意味は……絶えず練り直され、書き直され、つくり直されるあいまいな立場を特徴とする。

フランクリンが論じているのは、体外受精および妊娠の瞬間の〝不自然さ〟に対する不安が、逆に体外受精を一般に広め公開し実践するうえで、社会に受け入れられる形をつくってきたということだ。「親になるまでの道のりの一歩一歩を正確に再現するよう設計された」という彼女の主張は、実際に経験した人には少し納得しがたく思えるが、体外受精クリニックのイメージづくりの典型には、断定的に異性愛を正常とするおとぎ話めいた特色がある。それは単に、社会と市場が〝中立的な〟科学にかぶせることに決めた装飾というだけではない。パトリック・ステップトーが、独身やレズビアンの女性に対する体外受精について、不自然で道徳的に誤っているという理由で反対したことは、明らかにその時代の道徳観を反映していた（科学者はたいていそこから決して逃れられない）。新たなテクノロジーの考案者たちも、社会政治的に隔絶した世界で研究しているわけではないことに気づかされる。

フランクリンが指摘するとおり、体外受精クリニックは、その技術が自然に対して〝援助の手〟を差し伸べるだけであることを患者に念押ししたがる。確かに、実験室でちょっとしたことが行われるが、その結果できた胚はすぐに元の子宮に戻され、その先はすべて通常どおり進み、そこにあるもっと先鋭的な意味は積極的に覆い隠される。生殖補助に関するメディアの記事にはほぼ必ず、顕微鏡下の卵子や数個の細胞から成る胚のお決まりのイメージ画像がついてくる。もしかするとそれは、卵細胞質内精子注入法（ＩＣＳＩ）と呼ばれる体外受精の一種を表しているのかもしれない。精子の良好な動きが得られない場合に――不妊問題のよくある原因――小さな針を使って卵子に直接精子を注入して対応するのだ。ここには複雑で遠回しなメッセージがある。明るい背面照明と技術的な装置――針と、卵子を保持する太めのピペット――が備えられると、確かに技術的な処置なのだと思わされる。しかし針は、細胞規模での交わりを再現するように、軟らかくしなやかな卵子を貫き、結局のところこれは、ガラス製品を使って少しだけ自然の営みに〝援助の手〟を差し伸べた、ただのありふれた性的結合だという励ましの言葉をささやく。そのメッセージとは、こうだ。確かにこれはひとつのテクノロジーだけれど、本物のセックスによく似ているでしょう？　こういう方法なら、ヒトをつくる完全に技術主導の処置を自然なものにして、文化的に認められた生殖法とスムーズに適合させられる。ついに、〝愛の力〟が勝利を収めた。

つくり上げられたこれらの物語には、伝統的な男女の役割の重視という隠されたもうひとつの意味がある。そしてもちろん、広告に登場する人たちはみんな、平均的な消費者より見た目がいい（そしておそらく若い）。思うに、体外受精クリニックが愛くるしい赤ちゃんの行列を見せびらかすのを責めるわけにはいかないだろう。結局のところ、商品なのだから。しかし、よくある宣伝文句は、それ自体が多くを物語っている。もちろん、こういう冒険的事業は、競合ブランドに対する自分たちの〝優位性〟（ここでは妊娠の成功率で評価される）を強調するだろう。生殖医療部門の企業はみんな、同じことをする。しかしこの市場が奇妙なのは、支払った金額に見合う商品が手に入るという保証が得られないことだ。

よく指摘されるのは、体外受精の物語が、うまくいかなかった人たちや、その過程のつらい側面をわきへ追いやっていることだ。その処置は今も、むずかしく、不快で、当てにならない。成功率は女性の年齢とともにかなり急速に下がる。胚をつくるための採卵は侵襲的で痛みを伴い、質は保証されない。

メディアだけでなく、多くの学術的な会話のなかでも、公式の物語では、男性の役割についてはほとんど触れられず（その男性が面倒見のいい親であろうとなかろうと）、これは女性の問題なのだという認識が強調される――もともと主に男性によって開発され[67]、男性の医師や技術者によって女性に施されている処置だというのに。暗黙の共謀によって、妊娠が可能かどうかは女性だけの責任であるかのような印象が植えつけられる。

女性たちは生殖補助医療（ART）を歓迎す
べ
き
なのか？　ダナ・ハラウェイやシュラミス・ファイアストーンなど、影響力のあるフェミニスト作家たちは、そう考えている。革新的なフェミニズムの古典『性の弁証法』（一九七〇年）の著者ファイアストーンは、そういう技術が解放の力になりうるという点で、J・B・S・ホールデンに同意した。ただし、性別とセックス、親としての責任と家族の根本的な再定義が伴わなくてはならない。ARTは、固定観念を取り除く可能性がある。フェミニスト作家のホセ・ファン・ダイクは、ARTが大きな反発を受ける理由について、もっともなことを言っている。

それが自然に反しているからではなく、文化に反しているからだ。性別、人種、階級、年齢、身体または精神状態などの軸に沿って〝自然に〟分けられているように見える社会の先入観に真っ向から挑んでいる。また、核家族、識別可能な人種、民族集団などの従来の社会構造にも挑んでいる。

フランクリンが言ったように、「道具や機械、器具によって、そして生物学とそれらの結合によって、成し遂げられる革命的な目的がある」。もちろん、それこそが社会的、宗教的保守主義者たちを悩ませているものだ。

しかし、今では、若い女性がまずはキャリアを築けるよう、出産を遅らせるために卵子や胚を凍結保存できる見込みが議論されている一方で、そもそもそんなにむずかしい決断を負わされる現状を女性が受け入れるべきなのか、疑問に思う人もいるだろう。一部のフェミニスト団体は、ARTに疑念や当惑、はては怒りをもって対応してきた。ARTは、女性を抑圧する、それどころか生殖行為から排除するために〝技術屋の先生たち〟に画策された男性の陰謀として描写された。[68] 一九八〇年代、ドイツの過激なフェミニスト団体ローテ・ゾラは、体外受精クリニックに爆弾を仕掛けた。そういう極端な行為は許しがたいが、フェミニストたちが懸念を示すのはもっともだと思う。ARTは既成概念に挑むことができるが、それを強化することも可能だからだ。

　ARTと、そこから派生した科学技術——幹細胞、ゲノム編集、高度な組織培養——は、生殖、セックス、性別だけでなく、自己認識、自我、生と死についての先入観に真っ向から挑んでいる。そのせいで不安になるのは当然だが、恐れるべきだとはかぎらない。そういう挑戦を明らかにして、正直に腹蔵なく話すところから始めればいい。テクノロジーが導くかもしれない方向を見据えることの価

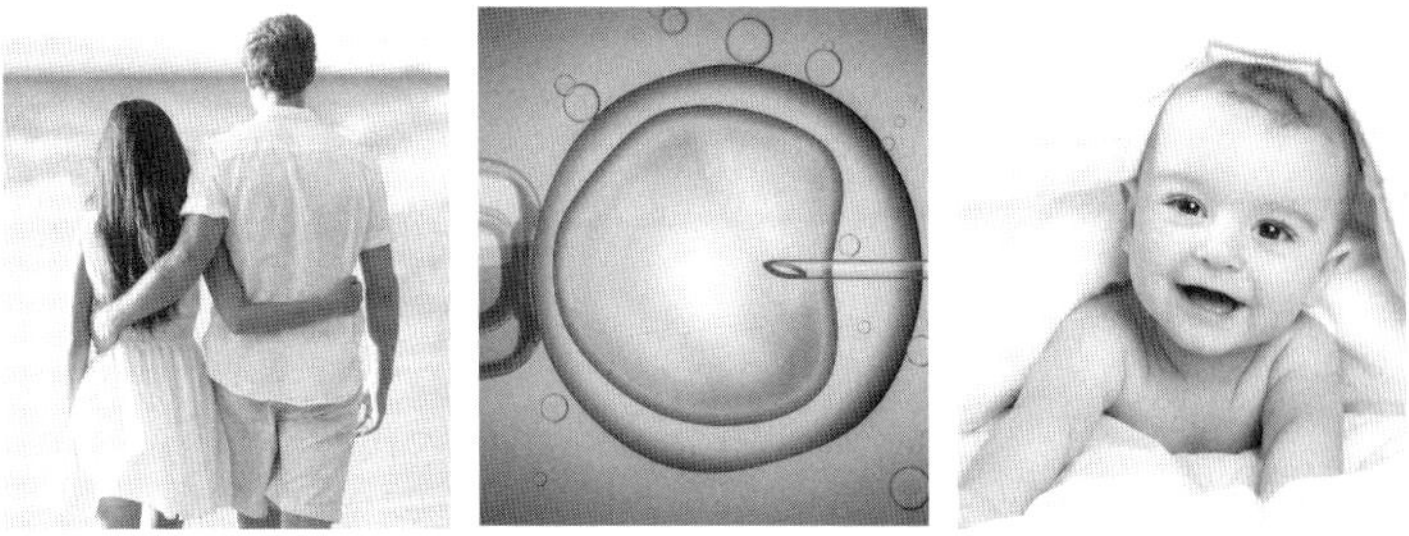

愛、セックス、赤ちゃん。体外受精クリニックが宣伝用の写真で見せる、いかにも“ふつうの”生殖の物語

値は、それを予測し、先手を打ち、まわりを出し抜くことではなく、現時点での自分たちの考え、価値観、道徳観に対してそれが持つ意味を問うことにある。言い換えれば、フランクリンが論じたように、体外受精は人類学者にとって（そしてわたしが思うに、社会全般にとって）〝考えるのに適した題材〟だ。

ルイーズ・ブラウンの四十回目の誕生日、メディアでの議論の大半は、その後に続いた六百万人超の赤ちゃんについてだった。しかし、フランクリンはこう言った。

この三十五年間で、ヒトの体外受精がやや驚くべき規模で世界じゅうに広がったことさえ、その将来的な意義を前にすればかすんでしまうかもしれない。その意義は、体外受精が遺伝病予防へ広がっていくことで評価されるだけでなく、ますますテクノロジーと同義になっていく〝生物学的な〟という形容詞の意味そのものの重大な転換点に左右されるはずだ。

〝同義〟は言いすぎかもしれないが、ここでフランクリンが主張しているのは、生物学がもはやテクノロジーとはっきり区別されていないという事実だ。前述のとおり、体外受精胚は、初めてヒト胚性幹細胞を入手できるようにした。そして、ヒトの細胞に思いも寄らない可塑性があるという発見につながった。

ヒト胚やヒト細胞のそういう研究は、体外受精自体の改善だけでなく、〝自然な〟妊娠と発達の過程の新たな理解にも役立つかもしれない。たとえば、早期流産や発育異常の原因解明などだ。「ヒト胚の研究は、細胞生物学における遺伝学についての基本的な理解を変えました」ニューカッスル大学生殖医療科教授のアリソン・マードックは言う。「人類の生殖能力がなぜこれほど低いのか理解するのに役立つだけでなく、その研究はヒト発生学の適用を、不妊治療を超えて、他の健康問題の予防へと広げています」

しかし、すでに見てきたように、ヒト胚研究は議論を呼んでいる。ヒトになる可能性がある（多くはならないが）〝余分な胚〟で実験するという考えに、道徳的な嫌悪感を覚える人もいる。体外受精が良好な成功率を達成し続ければ、余分な胚が出るのは避けられず、ただ捨てるよりも科学と医学に役立てるために利用してもよいと考える人もいる。

こういう問題でどの立場を取るかは、主に、ヒト胚にどんな道徳的地位を認めるべきと感じているかによって異なる。もちろんその疑問には、多岐にわたる派生問題、とりわけ妊娠中絶に対する規制の問題がつきまとう。胚は人間としての完全な権利と保護に値するか？　あるいは——少なくとも中枢神経系が発達し始める胎児期になるまでは——ただの細胞塊、人間というより細胞なのか？　科学写真は、接合子から新生児までのヒトの発達過程を連続的なものに見せ、人間の出発点としてただひとつ指し示せる段階はどこにもない。受精そのものさえ、きちんと定義されたイベントではない。精子が卵子に侵入してから、染色体が個体のゲノムに統合されるまでには数時間かかる。そのときでさえ、接合子はまだこれから一卵性双子に分裂するかもしれない。科学は倫理をめぐる論争に情報を与えはするが、明確な解答を差し出すことはできない。

体外受精が現実になったとき、イギリス政府は、この不確実な境界線の道案内と警備をする必要があると気づいた。一九八二年、政府は勧告を作成するため、道徳哲学者メアリー・ワーノックを委員長とする委員会を招集した。ワーノック委員会は、胚の道徳的地位の問題に対してあいまいな態度を取り、胚を〝人間になる可能性があるもの〟と呼び、その〝可能性〟は、世界の明るい光のなかに生まれた人間と比べて道徳的地位が低いのか、それとも同等なのかは説明しなかった。報告によれば、ヒト胚は〝特別な敬意〟を払われるべきで、ただの実験材料として扱われてはならない。しかし、それはどういう意味だろう？　適度にまじめな顔つきで実験を行えばいいのだろうか？　ワーノック報告は、こういう問題を何も解決しなかった――そして解決したふりもしなかった。報告には、どんな答えも「事実と道徳上の判断が複雑に混じり合ったもの」になるだろう――そして「胚をどう正しく扱うか」について、より実際的な解決策を選ぶ方向へ進まなくてはならない、とあった。

決定的な判断を避けたのは失敗に思えるかもしれないが、むしろ必然的なことであり、それはうまく利用された。報告は、ヒト胚研究を行う場合には、十四日未満の胚に限定すべきだと勧告した。この段階になると、ヒト胚は〝原始線条〟と呼ばれる特徴、脊柱の最初の兆候を発達させる（88ページ参照）という主張だ。原始線条ができれば、胚はもう一卵性双子に分裂できない。だから、やや雑な方法ではあるが、この時点をヒトとしての特異な出発点と考えることができる。

しかし、実際には違う。第一に、ヒト胚の原始線条は、必ずしもぴったり十四日目に現れるわけではない。しかもそれは、胎児へ向かうさまざまな発達の指標のたったひとつにすぎない。当然、それ以降の胚が痛みのような感覚を経験できるわけでもない。なぜ〝人間になる可能性があるもの〟を十四日以前なら実験材料にでき、それ以降はだめなのかという疑問は解決されなかった。

それでも、十四日ルールは一九九〇年にイギリスで立法化され、胚研究を進めるための法的に強制可能な規制に向けた、明確で実際的な境界が定められた。ワーノックは、自分の決定の恣意的な性質について、割り切った考えかたをしていた。重要なのは、研究の枠組みづくりを可能にし、研究者たちが自分の立場を把握できるようにすることだった。それに当時は——それ以来ごく最近まで——十四日ルールはどちらにしても破られる危険はなかった。ヒト胚を生体外で五〜六日以上生かしておける者は誰もいなかったからだ。

しかし、発生学の進歩は今やその境界を押しあけようとし、十四日はこの先も適切な期限なのかという疑問が持ち上がっている。二〇一六年には、ケンブリッジ大学の発生生物学者マグダレーナ・ゼルニツカ゠ゲッツと同僚たちが、ヒト胚を生体外で十三日目まで発達させる方法を見つけたと報告した。その時点で、研究者たちは法律に従って実験をやめなくてはならなかった。もしやめなければ、胚はいつまで生き続けただろう？

ここで肝心なのは、ヒト胚が受精後七日ほどで果たす子宮への着床を模倣するなんらかの方法を見つけることだった。この段階の胚は胚盤胞で、片側に集まった内部細胞塊——いずれ胎児を形成する幹細胞——を伴う中空の球から成ることを思い出してほしい。胚盤胞の細胞の外層は胎盤をつくる栄養外胚葉を構成し、内部細胞塊は胚盤葉上層——発生期の胎児組織——を形づくり、卵黄嚢になる〝原始内胚葉〟の層に覆われている。九日目ごろ、胚盤葉上層は羊膜腔と呼ばれる内部空間を発達させる。その後十四日目ごろには、原腸形成の過程でボディープランの初期段階が現れる。これが、原始線条が形成される時期だ。

着床期を過ぎても胚を生かしておくのに、ゼルニツカ゠ゲッツのチームは、適切な環境以外に特別凝ったものを必要としなかった。培養基が有効でさえあれば（研究者たちはウシから採取した羊水を使った）、単にプラスチックのスライド表面に胚を貼りつけて保持するだけで、じゅうぶんに育てられることがわかった。こうしてできたものは、子宮に着床した胚と完全に同じには見えない。ひとつには、やや平たい。しかし、栄養外胚葉細胞に囲まれた卵黄嚢らしき空洞、さらには羊膜腔を備えた胚盤葉上層に見える構造を形成している。つまり、すべて正常なものだ。

この生体外付着胚は、着床後初期の発達段階を研究する際の実験モデルとなるだろう。しかし、原腸形成期のあと、十四日目から二十八日目のあいだにも、たくさんの重要なイベントが起こる。このきわめて重大な時期にあるヒト胚の発達を調べることはできないので、いまだに謎は多い。ヒトの健康、病気、奇形についての貴重な情報が含まれているかもしれない。現時点ではこれらの段階に関する知識の大半は、マウスの研究から得るしかないが、マウスとヒトのあいだにはいくつか重要な違いがある。

だから、ゼルニツカ゠ゲッツと同僚たちの結果が提起した、十四日以後の胚を調査できる可能性は、かなりの興味と興奮をかき立てた。しかし、現在の法律を変えなければ、それは実行できない。[69] ワーノックは急いではならないと勧告したが、他の研究者たちは科学的利益のために再検討が必要だと考えている。しかも、これから見ていくように、ワーノック委員会の実利的な妥協案は、ヒトをつくる最新の方法のいくつかには適切に対応できないかもしれない。そこでは、胚発生の従来の工程がすべて省略され、合意された道徳的指標が無意味になるかもしれないのだ。それをどうすべきかについて一致した意見はない。細胞がいつヒトになるかという疑問はなくなりそうにない。それどころか、生物科学が進歩するにつれて、ますます差し迫った問題になっている。

女性の不妊の一般的な原因に、加齢に伴う卵子の質低下がある。年齢を重ねてからの妊娠を望む女性は現在、若いうちに卵子を採取して、後に使えるよう凍結保存する方法を選べるようになった。凍結処置が、その方法で生まれた子どもに健康上のリスクを招く兆候はないが、実際には、子どもが大人に成長したとき問題が現れるかどうかはまだなんともいえない。

しかし、前もって計画していなかったが、三十代後半になって妊娠がむずかしいとわかったら？もしかすると、卵巣がんの手術をしたせいで卵子がまったくなかったら？　ドナー卵を使うこともできるが、採取するための処置がひどく過酷なことを考えると、供給は不足しがちだ。どちらにしても、遺伝的なつながりのある子どもが欲しいのかもしれない。

それでも、望みはありそうだ――現在はまだ無理だが、うまくいけば十年か二十年後には。わたしの皮膚の断片からミニ脳をつくったように、生成したｉＰＳ細胞から〝人工的に〟卵子をつくれるようになるかもしれない。胚のなかでは、いくつかの多能性幹細胞が配偶子、つまり卵子や精子になる。先に触れたように、配偶子はひと組の染色体しか持たず、減数分裂と呼ばれる特別な方法の細胞分裂で生成されるという点で、体細胞の形成とは異なる特殊な過程を伴う。とはいえ、それがｉＰＳ細胞の能力を超えたことであるとはかぎらない。

じつのところ、その方法を使って〝人工的な〟卵子と精子の両方を、ペトリ皿のなかでつくれるかもしれない。どちらにも、差し迫ったニーズがある。不妊問題の少なくとも半分は、男性の精子の質低下が原因で、それはますます悪化している。一九七三年から二〇一一年のあいだに、男性の精子の数はじつに五十〜六十パーセントも減少した。出生率も同じくらい下がるという意味ではない。夫が質の悪い精子を持つ夫婦でも、妊娠までに時間がかかるだけの場合もあれば、ドナー精子を使う選択肢もあるだろう。しかし精子の質の悪さは、妊娠だけの問題ではない。精子数が少ないのは、他の進行中あるいは初期の健康問題、たとえば精巣がん、心臓病、肥満などの兆候であることも多い。憂慮すべきことに、減少の原因はよくわかっていないが、混じり合った環境因子が原因だと考えられる。偏った食生活、喫煙、男性の生殖器系の発達を阻害する汚染物質や化学物質。どちらにしても、精子数の減少は、男性のさまざまな体調不良の前兆となっているようだ。

人工精子はその幅広い問題を解決するわけではないが、精子数や質の低下による不妊を軽減できるだろう。すでに、体外受精は精子数の少ない男性のために役立っている。精子を採取して濃縮し、卵子に接触させることができるからだ。ICSI技術を使って精子をじかに卵子に注入すれば、質の悪い精子によく見られる〝泳げない〟精子でもうまくいく可能性がある。しかし、まったく精子をつくれない男性もいる。そういう症例でも、いずれ幹細胞を再プログラムして人工的に精子をつくれるようになれば、生物学的につながりのある子どもを持てるようになるかもしれない。

「そのことを考えると、驚きを禁じえません」ケンブリッジ大学の発生生物学者で、人工卵子および精子生成研究の第一人者であるアジーム・スラーニは言う。「体の細胞ひとつひとつが、配偶子になる可能性を持つのです。これは、細胞についての考えかたを根底から変えるでしょう」

腕の断片から子どもを〝つくる〟という発想は気味が悪く不快で、人によっては不敬にさえ思えるかもしれない。もちろん、聖書にはこの問題と響き合う記述もあり、神のような力を持つことへの戦慄を覚えさせる。


そこで、神である主は人を深い眠りに落とされた。人が眠り込むと、そのあばら骨の一つを取り、そこで肉を閉ざされた。神である主は、人から取ったあばら骨で女を造り上げ、人のところへ連れて来られた。（「創世記」第二章（聖書協会共同訳））

しかし、幹細胞から配偶子をつくるのは、ニューロンをつくることほど簡単ではない。自然な配偶子が胚性幹細胞から発達する工程を、なんらかの形で再現する必要がある。胚性幹細胞の一部は、受精後二週間ほどで生殖細胞の運命を選択させられる。まず、いわゆる始原生殖細胞（ＰＧＣ）を形成し、それらが胚のなかを移動して、生殖腺、つまり精巣と卵巣に発達する領域にたどり着く。[70] それによって初めて、生殖腺がどちらかの性別の特徴を獲得し始める。胚が男性なら、発生期にある生殖器の細胞の一部が、Ｙ染色体上のＳＲＹ遺伝子（90ページ参照）から転写因子をつくり、それが生殖腺の精巣への発達を指示する。それがない場合は、既定として卵巣になる。

生殖腺に入ると、生殖細胞は周囲の組織から信号を受け取り、配偶子へと成熟するよう促される。男性の場合、精子をつくるための減数分裂は、思春期以後に継続的に起こる。女性の場合は、いずれ単数体の卵子になる卵母細胞と呼ばれる二倍体細胞（染色体が二倍ある）が、胎児のなかで減数分裂を始めるが、何年ものあいだその周期の半ばで停止したままになり、女性が思春期になってから再開する。卵母細胞は卵巣内の卵胞上にあるあいだに周期を完了し、その後分離して排卵中に卵管に入る。減数分裂のあいだ、ＰＧＣの染色体が獲得したエピジェネティック修飾ははぎ取られ、遺伝子は原始の多能性状態にリセットされる。

つまり、生体外で再現すべきことが山のようにある。幹細胞をＰＧＣに変えてから、成熟させ、減数分裂させて配偶子を形成させなくてはならない。しかし、それは可能だ――少なくとも、マウスでは。二〇一一年、京都大学の生物学者である斎藤通紀と九州大学の林克彦、その同僚たちは、成体マウスの皮膚細胞をｉＰＳ細胞に再プログラムしてから〝人工〟精子をつくった。彼らは、ＢＭＰ４と呼ばれるたったひとつの転写因子を注入してｉＰＳ細胞をＰＧＣに転換させた。次に、その人工的に誘発されたＰＧＣを、生きたマウスの精巣に移植した。細胞はそこで、完全な精子に発達するのに必要な信号を受け取った。その精子の一部を使ってマウスの卵子を受精させると、それは胚に発達し、一見したところ正常なマウスの子が生まれた。二〇一六年、中国のチームは、完全に生体外で人工的なマウスの精子をつくり、それを使って卵子を受精させ、雌のマウスに移植して妊娠させたと主張した。しかし、その分野で研究する他の科学者のなかには、彼らの主張を疑問視する者もいる。再現ができていないからだ。

類似の方法を準用して、女性の配偶子をつくることもできる。斎藤のチームは、同じ方法でｉＰＳ細胞もしくは胚性幹細胞でつくった始原生殖細胞をマウスの卵巣に移植し、そこで細胞を卵子へと完全に発達させた。さらに、その工程を完全に生体外で行う方法を開発した。培養したマウスの卵巣細胞からつくった一種の〝人工卵巣〟を使って、卵子の完全な成熟のために必要な信号を与えるという方法だ。

斎藤のチームは、ある刺激的な実験で、成体マウスにまったく介入することなく、マウスの卵子に完全な世代周期を通過させた。まず生体外でマウスの多能性幹細胞から卵子をつくり、次に成体マウスの精子を使って体外受精させた。できた胚を胚盤胞期までペトリ皿のなかで育て、その時点で、次世代の配偶子形成用の新たな胚性幹細胞を採取することに成功した。

この実験は、これまでに開発された手法の組み合わせだが、ある意味でセックスと生殖の性質を一変させた。つまり、成体を一匹もつくることなく——実際には〝マウス〟をつくらずに——数日で何世代にもわたるマウスを育てられるということだ（マウスの通常の妊娠期間は約二十日）。精子の供給があれば（必要なら人工的につくってもいい）、幹細胞から卵子へ、胚へ、そしてまた幹細胞へと際限なく進行させることができる。その細胞は、〝生物〟自体をまったく必要とせずに、性交して血統をつなげていけると言ってもいい。

この手法が意味することを表す言葉は今のところない。もちろん、生物学はそんなことは少しも気にかけない。

ネズミの不妊を治療する必要があるなら（わたしの家庭内ではそんな必要はないが）、いいことずくめだろう。しかし、ヒトの配偶子をつくることはどうなのか？　そこまでの道のりはまだ遠い。現在のところ研究者たちは、ヒト多能性幹細胞を誘導して始原生殖細胞の段階まで進ませたが、それをさらに成熟させるのはむずかしい。ここでもやはり、生殖腺細胞からの適切な信号が必要だからだ。しかし、その信号はそれほど種に特異的ではないことがわかっている。マウスの生殖腺が、少なくとも部分的に、ヒトの生殖細胞でも役目を果たしてくれるかもしれない。二〇一八年、斎藤と同僚たちは、ヒトPGCを生体外でマウスの卵巣細胞と並べて培養する方法で誘導し、卵原細胞と呼ばれる、卵子へ向かう次の発達段階へ進ませたと報告した。斎藤によると、マウス組織がヒトPGCに作用することは期待できそうにないと考えたが、とりあえず実験してみたそうだ。確かにマウスはヒトの男でも女でもないが、細胞に関するかぎり、この場合はさほど遠い存在ではない。あとは、卵原細胞を卵母細胞に進ませてから、減数分裂という難題を切り抜けさせ、生育可能な卵細胞にすることだ。

類似の方法で、ヒトPGCをマウスの精巣細胞のなかで培養し、生体外で精子まで成長させることもできるかもしれない。やはり、完全に成熟した精子をつくれるかどうかはわからないが、どちらにしてもその必要はないと考えられる。泳ぐための〝尻尾〟がない、やや未熟な精子でも、じかに注入すれば卵子を受精させられるだろうからだ。

まだ物事は始まったばかりだ。人工的につくられた始原生殖細胞や卵原細胞が、どのくらいヒト胚や成人のものに近づけるのかは、よくわからない。どのくらい完全にエピジェネティックなリセットが行われるのかもわからない。もし細胞が元の（たとえば皮膚細胞としての）系統をほんのわずかでも〝記憶〟していたなら、受精しても適切に発生しないかもしれない（斎藤のチームがつくったヒト卵原様細胞は、エピジェネティック標識の大部分をはぎ取られていたようだが）。人工的に誘発されたマウスのＰＧＣでつくられた卵子の一部はやや異常なゆがんだ形に見え、〝自然な〟卵子と同じ成功率で受精することはなかった。どちらにしても、責任感のある研究者なら、多くの安全性の問題を精査しないかぎり、ヒトの生殖へのこういう細胞の使用を認めはしないだろう。

とはいえ、マウスの人工配偶子は、見たところ正常なマウスを生み出している。そしてスタンフォード大学の生命倫理学者ハンク・グリーリーは、マウスで実行可能なものが最終的にヒトでは働かない明らかな〝致命的問題〟はなさそうに思えると言う。ハーヴァード大学の幹細胞生物学者ヴェルナー・ノイハウザーは、「実験室で体細胞からヒト配偶子を再生できるようになるまで、必要なのはおそらく時間と労力だけだろう」と言う。そういうテクノロジーの臨床的な必要性は計り知れない、とつけ加える。

しかし、あまり期待してはいけない。「〝夫が不妊症なのですが、どうしても子どもが欲しいようです〟といったメールが、たくさんの人から届く」スラーニは言う。「確かに、何事も不可能ではないが、臨床適用のことを考えると、とても複雑になる」ヒトの生殖に向けた実現可能性と安全性を確立するには、まずヒト以外の霊長類で作用させる必要があり、時間と費用がかかるし、一部の国では規制があってほぼ実現できないとスラーニは言う。

「安全措置が取られていたとしても、残余リスクを受け入れなければならないだろう」ノイハウザーは警告する。「最終的には、このテクノロジーが臨床試験に入った段階で、一部の親がとにかく信じてやってみるしかないだろう」スラーニは、十年以内にそれが実現することはなさそうだと考えており、斎藤の共同研究者である林克彦は、人工配偶子を使った人工授精に志願しようと連絡してくる人々に、ヒトの生殖にその方法が使えるようになるまでに五十年はかかるだろうと警告している。

精子数減少の報告は、P・D・ジェイムズ『人類の子供たち』やマーガレット・アトウッド『侍女の物語』などのディストピア小説で探究された恐怖をあおる。これらの小説のなかでは、ヒトの生殖はほとんど消滅しかかっている。今のところは、そういう筋書きが現実に起こりそうだと考える理由はない。しかし、現代社会のいくつかの面——食生活の変化か、生活習慣か、あるいは環境汚染か——が不妊問題を広げているように思える。スコットランドのエディンバラ大学で性と生殖に関する健康を専門に研究するリチャード・シャープが言うには、もし精子数の減少が続いて、その原因と治療法についての知識と研究の欠如が改善されないままなら、いずれ自然につくられた精子で妊娠を達成するより、生体外でつくった男性生殖細胞を使うほうが容易になるかもしれない。その選択肢が必要にならないことを願いたいが、緊急対策を立てておくのはよいことだ。生命倫理学者ロナルド・グリーンはこう言った。「もし人類全体に深刻な絶滅のおそれがあったら、もしヒトの生殖能力が深刻に損なわれてしまったら、ヒトを製造する必要があるかもしれない」

しかし、人工配偶子が〝不妊に終止符を打つ〟とか〝生殖を民主化する〟といった巧言はともかく、そもそも生殖能力をどう考えるべきかという疑問がある。哲学者のアンナ・スマジャーの挑発的な指摘によれば、こういう進歩は「生殖の生物学的障壁を打ち破るかもしれない」——たとえば、閉経後の（さらには明らかに高齢の）女性や思春期前の子ども、先に触れたように、胚にすら生殖の可能性がある。グリーリーによれば、長年にわたってこの分野を研究してきたが、これらのテクノロジーがどう使われるかについての提案に、はっと立ち止まることが一度ならずあったという。可能性のひとつに、〝ユニペアレント〟がある。つまり、ひとりの人物（男でも女でも）が、体細胞からつくった卵子と精子の両方を使って子ども（〝ユニベビー〟）をつくる――受精時に染色体が組み換えられるので、厳密に言えばクローンではない。[72] もうひとつは〝多重親〟で、三人以上が自分たちの遺伝子を混ぜ合わせて赤ちゃんをつくる。グリーリーによると、事実上これは、「ふたりの人間が、わざわざ実際に自分の子どもを育てて思春期になるまで待たずに、別の誰かと交配させること」を意味する。

ビール瓶やワイングラスに残した細胞など、わたしたちがまき散らすどんな体の残留物からも配偶子がつくれるようになれば、ほかにもさまざまな警戒すべき筋書きが考えられる。有名人の父親認知訴訟が、すでに想像できるだろう。

グリーリーの結論によれば、そういう発想は「新しい生物学的技術の意味が、ヒトの生殖にとっていかに多岐にわたり、直感的に理解しにくいかを示す証拠」だという。専門家の想像力さえ、さまざまな可能性に惑わされている。

ほとんどの人は、こういう筋書きをグロテスクだと思うだろう。しかし、安全問題はさておき、倫理上の問題はあなたが考えるほど単純明快ではない。どんな哲学者も、人を生み出し存在させることと、まったく存在させないことの善悪をいまだに判断していないとすればなおさらだ（存在を否定することで、どうやって人の権利を尊重するのか？）。ひとつだけ確かだと思われることがある。善悪の絶対判断をめざす試みは、真剣な議論を妨げるだけだろうが、どのみち最新の科学の進歩に追い越されてしまうだろう。基本理念は、〝何をするのか？〟ではなく〝なぜするのか？〟であるべきだ。

その〝なぜ〟を、新たな方法で生まれた子どもの幸福に向けて……。スマジャーの論点は、提示された、あるいは想像できるあらゆる選択肢をすぐさま受け入れるべきだということではない。むしろ、妊孕性と生殖とセックスが真に意味すること、これらの物事がどうつながるか、どうつながるべきと考えるかについて、いくつかのむずかしい疑問に取り組んでいかなければならないということだ。

# 第7章 おぞましい子孫？——ヒト培養の未来

ヒトのつくりかたについての議論は、一八一六年の〝雨の多い不快な〟夏、ジュネーヴ湖畔のディオダティ荘で始まることが多い。十代だったメアリー・ゴドウィンは、眠ろうとしていた。数日前、ロマン派選り抜きの小集団の華麗なる君主、バイロン卿が、みんなでひとつずつ怪談を書こうと提案した。一日が過ぎていくたびに、メアリーの友人たちは催促してきた。「物語は思いついたかい？」その運命の晩、バイロンとメアリーの恋人パーシー・ビッシュ・シェリーは、「生命原理の本質とは何か、生命原理を発見し伝えることは可能なのかどうか」について論じ合っていた。彼らは、おそらく「屍を生き返らせることはできるだろう」と考えていた。

夜は更けた。メアリーは床についたが、眠れなかった。そのとき、何かが降りてきた。

わたしは見た——目は閉じていたけれど、鋭い心の目で——罪深いわざを究めた青白い顔の男が、自ら組み立てたもののかたわらにひざまずく姿を。わたしは見た。人の形をしたおぞましい怪物が横たわり、やがてなんらかの力強い動力の働きで、命の兆候を見せ、半ば生気を帯びてぎこちなく身動きするのを。

これは、すでにシェリー夫人となったのち寡婦として十年近くたつメアリーが、一八三一年の改訂版『フランケンシュタイン』のために書いたまえがきからの引用だ。フランケンシュタインがどうやって怪物をつくったかを、小説そのものと同じくらいみごとに語っている。メアリーは続けて、夜の幻影をこう描写した。「彼は眠るが、目を覚まし、まぶたを開く。はっと気づくと、あの忌まわしいものがベッドのかたわらに立ち、カーテンをあけて、黄色く潤んだ、しかし思案ありげな目でこちらを眺めている」

この物語の教訓は、もちろんはっきりしていた。「創世主の並外れた力をまねようとする人間の試みは、この上なく恐ろしい結果を招くだろう」フランケンシュタインは、人が神のまねごとをすればどうなるかを示した。

メアリー・シェリーの比類ない小説は今日でもたいていそう解釈されていて、〝神のまねごと〟への非難に真の不敬が絡んでいることを理解する人はかなり少なくなったものの、生命を操作し、はてはつくろうとする科学者の傲慢な試みに対する簡潔な忠告として役立っている。

しかし、この物語の最も印象的に見える部分は、シェリーではなく社会が『フランケンシュタイン』に負わせたものなのだ。著者自身があの本の教訓だと述べているのに、なぜわたしがそんなことを言うのか不思議に思うかもしれない。しかし、一八三一年のシェリーのあとがきは、一八一八年に匿名で初めて出版された物語を社会がどう読みたがったかによって方向づけられたと考えてもおかしくないはずだ。初期の版では、ヴィクター・フランケンシュタインが気味の悪い研究に心惹かれたり挑んだりしたことに言及する者はあまりいなかった。初版の批評でその見解を取り上げた者はひとりもいない。実際、パーシー・シェリーのほうが本の解釈についてはずっと真実に近かったようで（まとめや編集を手伝った）[73]、一八一七年に次のように書き、それは死後一八三二年になって文芸雑誌《アシニーアム》に掲載された。「ここに、あの小説の端的な教訓がある……人を粗末に扱えば、ひどい目に遭うのだ」じつのところ、『フランケンシュタイン』には一文に収まるような教訓はない。しかし、どうしてもひとつテーマを選ばなければならないとしたら、こうなるだろう。自分がつくるものには、責任を持たなければならない。自分がつくる生命には。

しかし一八三一年までには、『フランケンシュタイン』のファウスト的な解釈が、人々の意識のなかにしっかり確立されていた。多くの人が、一八二〇年代半ばに現れ始めた、勝手に削除修正され単純化されたひどく大衆的な改作物を通じてその物語を知ったとなればなおさらだった。メアリー・シェリーは、公的なイメージを保つ必要があり（それに生活がかかっていた）、おそらく、残念ながら年齢とともに身につく保守的傾向にも影響されて、自分の文章を一般の見かたに寄せる反応を示した。夫のかつての主治医ウィリアム・ローレンスの意見と距離を置きたかった可能性もある。この医師は、生命に対する物質主義的な考えかたで王立外科医師会から非難を受けていた。生命は〝単なる物質〟で、生気を吹き込む謎めいた魂など必要としない、というものだ。一八一八年版の本文には、ローレンスの見解の影響が認められる。しかし、翌年に出版されたローレンスの著書『生理学、動物学、および人間の自然史についての講義（Lectures on Physiology, Zoology and the Natural History of Man）』は、反宗教的で不道徳だとして激しく糾弾された。メアリー・シェリーが一八三一年版に加えた変更で、ヴィクター・フランケンシュタインをもっと信心深くし、科学的経歴を削ったのは、文芸評論家マリリン・バトラーの見かたによれば、〝被害対策の行為〟だった。

つまり、『フランケンシュタイン』が科学者の傲慢に対する基礎的な警告文だという考えは、主に二十世紀の見かただ。だからといって、『フランケンシュタイン』が〝間違って〟解釈されてきたというわけではない——少なくとも、単にそれだけではない。むしろ、人間には、生命とそれをつくり替えることへの混乱と不安に対処するための教訓物語が必要だということだ。『フランケンシュタイン』は、その目的にぴったり合うのだろう。

行きすぎた科学をめぐるファウスト的な教訓は、どんなテクノロジーにも当てはまるし、原子力からインターネットに至るまで、実際に当てはめられてきた。しかし『フランケンシュタイン』は、みごとなまでに肉体を感じさせる。だからこそ、最初の読者たちの一部は、激しい不快感を覚えたのだろう。怪物は肉体からして、あってはならない形につくられた。ぞっとする姿につくられた肉体、場違いな肉体。一八一八年の《エディンバラ・マガジン》の批評は、著者と〝彼の〟同類に、こう懇願した。「物質世界と精神世界の両方で、危険な発明をしてわたしたちの感情を逆撫でし続けるかわりに、いずれの世界でも確立されているような自然の秩序を研究してもらいたい」

シェリーの小説が見せつけたのは、新たな形を与えられて〝巨大な彫像〟の構造に組み立てられたヒト組織だった。この不穏な幻想がいわばよみがえるのを、現代人は目の当たりにしているのだ。組織培養の出現とそれに伴うさまざまな物語、たとえば人体の一部のとめどない成長や、瓶のなかの脳、ポンプとバルブで制御された血液で生かされている器官、水槽で育てられる化学ベビーなどによって。

細胞と組織を培養し、形質転換させるという新たな能力の外周部に、これらはある。ときには確かに、〝フランケンシュタイン科学〟という言葉から想起されるものに似ているように見える。しかしそれらは、ウィリアム・ローレンスの物質主義的な生物の見かたに有利な証拠となり、生物が実際に生理学的な構造の共同体、実体のない魂や霊魂を必要としない〝みごとな組織体制〟であることを示している。〝組織〟の限界がどのあたりにあるのかを試し、それを広げることができるのかはまだわからないし、その可能性の空間のどこに人間らしさや自己というなんらかの概念を位置づけて囲っておけるのかもはっきりしない。しかし、いずれは探り出せるだろう。その際、人間は神のまねごとはしない――その言葉は、きちんと調べれば（神学的にも論理的にも）不安と嫌悪のあいまいな表現となって消えてしまう。しかし、自分たちと自分たちのつくるもの、そして社会に対する注意義務を見失ってはならない。ヴィクター・フランケンシュタインが嘆かわしいほどおろそかにしたものを。

組織や器官を縫い合わせたりつないだりしてヒトをつくるのは、異様で手際が悪く、ありそうにない方法に思える。ウィリアム・ローレンスにとって、生命とは、無傷で完全な動物の体に密接に結びついているものだった。しかし二十世紀前半には、部位のそれぞれに独自の生命力が宿っているという考えは、ばかげたことには思えなくなった。その再評価に細胞説がいかに中心的な役割を果たしたかは、これまで見てきたとおりだ。二十世紀初頭までには、多くの生理学者や解剖学者が細胞を、独立して生きる自律性のある存在と見なすことに満足した。組織培養はその考えの正しさを裏づけるとともに、抽象的存在としての肉体が、身体からの主導的な影響力なしで存続できることを示した。

カレル・チャペックの『ロボット（R．U．R．）』は、こういう科学的な発想がどれほど遠くまで広がったかを示している。この戯曲は、人間性を奪う現代の産業経済の影響を風刺した寓話であるとともに、生物の性質に関するたくさんの変わりゆく思考をまとめ上げている。ただし、当時すでに神は公式に死を宣告されていたので、チャペックは風刺文学に自分の名前を連ねる危険を冒せたのだ。〝神のまねごとをする〟という表現がどこで初めて使われたのかはわからないが、『ロボット（R．U．R．）』のなかである可能性は高い。その場面では、会社の社長ハリー・ドミンが、工場を訪れた理想家のヒロインに、創設者の初期の仕事について語る。ヒロインは、ロボットに道徳的権利を与えるべきだと主張する。[74]

ヘレナ：人間は神さまがおつくりになったものと言われますわ。

ドミン：だからいっそう厄介なのですよ。神は、現代科学技術については思いも寄らなかった。若きロッサムが生きていたころ、神のまねごとをしていたなんて信じられますか。

おそらくもっとイメージしやすいのは、ヒトの断片的な組み立て（『ロボット（R．U．R．）』のロボットはそうやってつくられる）が少しずつ――いわば自動的に――行われ、体の部位が交換あるいは再生されることだろう。アレクシス・カレルは、灌流させた器官についてこれを構想していたらしい。継続的な再生を通じて、ある種の不死性が与えられることになる。器官が衰えるたびに、新しいものに交換するのだ。おそらく、個人の連続性を保つのに必要なのは、元の脳と神経系だけになるだろう。カレルとリンドバーグが一九三五年に「全器官の培養」を書いたとき、新聞の見出しは、彼らが人類を「不死に一歩近づけた」と書き立てた。

そうやって絶えず体の部位を新しくすることで、人は伝説にあるテセウスの船のようになるのかもしれない。少しずつ部品を交換していき、最後には元の部品がひとつもなくなるのだ。そうなっても同じ人間といえるのか？　エドガー・アラン・ポーの短編小説『使いきった男』では、肉体というより機械の身体交換部品を使ってはいるが、本質的に同じ過程が描写される。部品は、軍の戦闘で負傷した老将軍の体を継ぎ合わせるのに使われる――が、体が次第に機械的になるにつれて、考えや話しぶりも機械的になっていく。筋書きは主に喜劇的な効果を狙っているが、いくぶん科学的真理があることが明らかになってきた長年の疑念をあらわにしてもいる。体は確かに、脳の働きに影響を及ぼしているということだ。その逆だけではなく。

もちろん、脳だって衰える。それどころか、寿命に限界がある器官なのかもしれない。前世紀のあいだに平均寿命が延びるにつれ、アルツハイマー病やパーキンソン病など、老化していく脳を脅かす衰弱性で最終的に死に至る神経変性疾患にかかる人が増えてきた。脳自体も交換できるだろうか？

カレルとリンドバーグの計画には、これがあるといううわさだった。一九三七年、ブルターニュ沖に浮かぶカレルの個人所有の島、サンジルダ島でふたりの男が会っていたとき、近づく手段がなくて苛立っていた記者たちが、この上なく空想的なことを思いついたのだ。《サンデー・エクスプレス》は、このふたり組が「孤島で脳を生かし続ける機械の実験」に勤しんでいると書き立てた。

おそらく、そういう空想が一般に通用したのも驚くには当たらないのだろう。ジェームズ・ホエールが監督したハリウッド映画で、〝ヘンリー〟・フランケンシュタインが、ボリス・カーロフ演じる怪物の頭に瓶詰めの脳を挿入する場面が映し出されて、まだ六年ほどだったからだ。しかし、今日のメディアも同じくらいだまされやすい。二〇一七年、物議を醸しているイタリアの神経外科医セルジオ・カナヴェーロがヒトの〝頭部移植〟を成功させたという見出しが、注目を集めた。しかし、実際にはそんなことはいっさい達成されておらず、今後可能かどうかもまったく明らかになっていない。カナヴェーロは以前、サルの頭部を移植したと主張していたが、〝患者〟は一度も意識を回復しなかった。おまけに、この外科医は脊髄を再接続しなかった（誰もやりかたを知らない）ので、サルはどちらにしても麻痺状態だっただろう。ヒトについてのカナヴェーロの主張は、死体に対する実験に基づいていて、血管と神経をつなぐただの手術の練習であり、それで機能が回復したという兆候は何もなかった（あるわけがない）。

しかも、原理上でさえ、その処置を〝頭部移植〟と呼ぶのは間違っている。体と切り離され、灌流によって〝生かされ〟続けながら、頭が生命力だけでなく記憶も保っていられると想像してみてほしい（ほとんどありえないとしても）。そして、頭が新しい体に取りつけられたとき、その記憶が実際にふたたびよみがえると仮定してみよう。だとしたら、体でなく脳が、パッチワークでつくられた個人を定義するという主張もうなずける気がする。その場合、〝体移植〟と呼んだほうがもっと適切だろう。

しかし、たとえヒトの脳の思考と記憶が、死すべき運命の肉体の表面になんらかの形で保たれるのだとしても（これについては後述する）、心臓や肝臓や膵臓と違って、ヒトの脳全体が交換できる器官だという証拠は今のところいっさいないと言っていいだろう。

構成部品を使って成熟したヒトの体を組み立てるという幻想は、『フランケンシュタイン』からチャペックやカレルまで、体を機械と見なす古いデカルト主義の考えかたのなかに今も定着している。確かに、部品は軟らかい肉だが、ここではむしろ啓蒙主義の精巧な自動機械の歯車やレバーのようなものと見なされている。『ターミネーター』シリーズの知能ロボットや二〇一四年のアレックス・ガーランドの映画『エクス・マキナ』のエヴァのように、ただ表面に皮膚をまとっているだけだ。カレルの時代には、自己集合する謎めいた自律性を現し始めていた細胞や組織の研究と、人体の肉眼的解剖学のあいだには、まだ広大な科学的、概念的な隔たりがあった。どうやって一方がもう一方になるのか、ほとんどわかっていなかった。

今では違う。オルガノイド研究は、それをとてもはっきりと感じさせる。細胞の自己組織化の方法が徐々に理解されるようになると、断片的な組み立ての工程を顕微鏡スケールに縮める実験を思い描き、実際に行うことが可能になった。一種の〝手づくり〟の合成胚と見なせる人工的な細胞集合体から、ヒトをつくることが。

実際、たったひとつの細胞のほかに必要なものはあるのか？　その可能性は、体外受精の出現が、生殖と胚形成についての人々の考えかたを変え始めたときに認識された。一九六九年、アルバート・ローゼンフェルドは《ライフ》に「精子も卵子もまったく使わずに、ヒトを生み出せる明確な可能性がある」と書いた。

たとえば、組織培養でヒトをつくることはできるか？　じゅうぶんに成長し成熟した生物では、すべての正常細胞は、元の受精卵からあらゆる遺伝的データをその内部へ伝達される。したがって、理論上、細胞の遺伝的データのすべてを入手する手段はあると考えられる。それが実現すれば、いずれは、体の好きな場所から採取した細胞を使って、個体を一からつくることが可能になるのではないか？

ここでローゼンフェルドが説明していることは、体細胞をiPS細胞に変えて、その遺伝的な全能力をふたたび〝入手〟する工程とほぼ一致している。

今や本当に、iPS細胞がそれを可能にしている。二〇〇九年、カリフォルニア州のラホーヤにあるスクリプス研究所のクリスティン・ボールドウィンと同僚たちは、他のマウスの皮膚細胞（線維芽細胞）から成体マウスをつくった。彼らは、山中伸弥が考案した四つの転写因子の標準的な混合物を使って、細胞を再プログラムしてから、そのiPS細胞をマウスの胚盤胞期胚に注入した。胚盤胞は、自らの各細胞が、正常なふた組の染色体ではなく四組の染色体を持つように調整された。これは、正常な二細胞胚の細胞を融合させることで行った。細胞内の染色体が多すぎるので、そういう胚はたいてい、胚盤胞期以降はあまり発達できない。しかし追加されたiPS細胞は、そういう欠陥がない、正常なふた組の染色体を持つ細胞だった。この胚盤胞から発達したマウス胚と胎児は、iPS細胞からのみ発生した[75]。胎児は正常満期まで育ち、帝王切開で生まれた。約半数は生き残り、見たところ異常なく成体マウスまで育った。

とはいえ、すべてのｉＰＳ細胞にこれができるわけではない。すべてが本当に多能性を持ち、完全な生物をつくれるわけではないらしい。できるものもあれば、できないものもあり、どこが違うのか、どうやって見分ければいいのかはよくわからない。しかし実験によると、少なくとも一部のｉＰＳ細胞は、完全な新しい生物になる能力を持つ。この研究はマウスを使って行われたとはいえ、その結論はヒト細胞にも適用できると考えられる。

これが何を意味するか、おわかりだろうか？　あなたの体のほぼすべての細胞が、別の人間に育つ可能性があるかもしれないのだ。わたしのミニ脳の元になったｉＰＳ細胞を、もしヒトの胚盤胞に入れていたら、おそらくそこに組み込まれ、ヒトの胎児をつくる根源になっていただろう。

今の時点では、そういう実験[76]は、あらゆる未知の健康リスクを伴い、倫理に大きく反するおそれがあり、一部の国では違法となっている。わたしは、実験を勧めているわけではない。ただ、その場面を思い描くことはできると言っているだけだ。けれども、この思考実験は、ゼロからｉＰＳ細胞を育ててヒトをつくることとは違うだろう、とあなたは言うかもしれない。そのとおりだ。子宮内での適切な発達に必須の非胚組織を供給する胚盤胞という媒体が必要となる。つまり、胎盤と卵黄嚢だ。では、それも追加できるだろうか？　細胞と原始組織の塊を組み立てて、比喩的な意味で（悪趣味と言う人もいるだろう）〝フランケンシュタイン胚〟と呼べるものをつくれるだろうか？

今のところ、その方法で実際にヒトをつくることが可能あるいは望ましいと感じている研究者はいない。こういう〝人工胚〟――少なくとも胚にある程度似ている構造――をつくる目的は、基礎研究のためだ。本物の胚では不可能、あるいはどちらにしても許可されていない方法で、初期のヒト胚の研究ができる。子宮内でヒトが育つ際に、何がうまくいかないのか――なぜこんなに多くの胚が自然流産してしまうのか――そして何がうまくいくのかについて、もっと多くを探り出せるかもしれない。

胚を培養する方法があっても、数カ国で法的に最長十四日未満と規制されている（272ページ参照）現在、発生の第二週と第三週に胚の発達を指揮するものについてかなり無知であることが、ますます目立ち始めた。〝合成胚〟や胚様体は、倫理的・法的規制と対立せずに、発達の重要な段階についての知識を集める別の方法を与えてくれる。基礎研究のツールとしての胚様体のさらなる魅力は、調査している問題に合わせてつくれることだ。たとえば、生殖細胞が形成される過程や、腸の形の取りかたについて、現実に即したモデルが得られる。全体像の各部はかなりあいまいで不完全なまま、興味のある部分だけ細部を整えればいい。

これまでのところ、胚様体はたいていｉＰＳ細胞ではなく胚性幹（ＥＳ）細胞でつくられている。十年以上前から、ＥＳ細胞だけで胚に似た何かができることが知られていた。適切な培養基に入れると小さなＥＳ細胞群が自然に分化して、原腸形成に先立つ三層構造を形成する。外胚葉（皮膚、脳、神経の前駆細胞）、中胚葉（血液、心臓、肝臓、筋肉、他の組織）、そして内胚葉（腸）だ。しかし、通常はそこで工程が止まってしまう。内胚葉が最も外側にある、同心円状に層を成す細胞型の単純な球だ。正常に発生するヒト胚では、この三層がさらに原始線条を発達させ、原腸胚をつくる。真のボディープランが初めて現れる瞬間だ。これを引き起こすには、胚を子宮壁に着床させせなくてはならない。

二〇一二年、オーストリアの研究者チームは、子宮壁の代用となるコラーゲンで覆った表面に、マウスのES細胞からつくった胚様体を定着させるという大ざっぱな方法で、着床を模倣できることを示した。胚様体が付着すると、その同心円状の層構造が左右相称の形に変化し、前後のようなものができる。そのうえ、細胞の一部が心筋を発達させ始める。胚様体は少しだけ、本物の子宮内の胚のように見えてくる。

それでも、長いあいだ細胞をだますことはできない。周囲からすべての正しい信号を受け取らないかぎり、組織化を続けはしない。やがて細胞は本物の子宮壁も、胎盤もないことを見抜く。その結果、胚様体はとても大ざっぱに原腸形成された胚のような姿で終わる。幼児が粘土で何かをつくろうとして失敗したかのように、ほとんど特徴が識別できない。

ここで、少しばかり手動で組み立てをやってみるとうまくいく。胚様体がさらに発達しているようなら、必要とする組織を加えるのだ。

最も簡単なレシピでは、たった二種類の細胞を使う。多能性ES細胞と、栄養膜細胞と呼ばれる胎盤を生じさせる細胞だ。胎盤形成前のこれらの細胞が、子宮内でES細胞に重要な信号を送り、原腸形成前の胚の形を取るよう誘導する。二〇一七年、ケンブリッジ大学のマグダレーナ・ゼルニツカ－ゲッツと同僚たちは、二成分のレシピを使ってマウスの胚様体をつくった。正常な子宮内の胚には、第三の細胞もある。それは原始内胚葉細胞で、卵黄嚢を形成し、中枢神経系の形成を促すのに必要なシグナル伝達分子を供給する。しかし、ゼルニツカ－ゲッツと同僚たちはまず、栄養を注入し培養基として使ったゲルが、間に合わせの原始内胚葉の代替物として働くかもしれないと考えた。栄養膜が仕事をするあいだ、胚様体をその場に保持しておく足場のようなものだ。観察していると、ＥＳ細胞と栄養膜細胞の小塊が自己組織化して、ピーナッツのような形になり、片方の突出部は胎盤様の塊をつくり、もう片方は適切な胚をつくった。二、三日後、胚細胞は発達して中空の球になり、中央の空洞は正常な胚で形成される羊膜腔によく似ていた。

　ゼルニツカ＝ゲッツらは、この胚様体のパターン形成が、本物の胚で働いているのと同じ遺伝子に指示されていることを発見した。たとえば、周囲に疑似羊膜腔が開く体軸のようなものをつくるＮｏｄａｌと呼ばれるモルフォゲンと、始原生殖細胞のような細胞の出現を誘発するモルフォゲンＢＭＰが見られた。まさに本物の胚形成と同じだ。漸進的な発展によって、パターン形成過程の各段階が、文字どおり最後の段階の上に構築される。形成の一段階がきちんと行われれば、次の一連のモルフォゲン遺伝子を作用させる条件が整い、形成過程の次の段階用に化学勾配がつくられる。

　そのうえ、胚様体のＥＳ細胞の一部が、特定の組織に分化し始めるのが観察された。内臓の多くを形成する中胚葉だけでなく、いずれ精子や卵子を形成する始原生殖細胞に似た細胞への分化だ。[77] これは、とりわけ興味深い。単離された幹細胞を苦労して再プログラムするかわりに、合成の胚様体のなかに収めることで、人工配偶子をつくれる見込みが高まるからだ（２７５ページ参照）。工程が容易になり、通常の胚に近づくことが期待される。しかし、この方法で完全に機能する生殖細胞をつくるという考えは、まだ理論の域を出ない。

このやりかたでどこまで進めるかについては、限界がある。遅かれ早かれ、胚様体は、自分が本物の子宮のなかではなく、単なるゲルの小塊のなかにいることを突き止める。その時点で、比喩的な意味でだが、胚様体は地団駄を踏んで、もうここでやめると言うだろう。

この反抗の瞬間をどのくらい先送りできるかは、誰にもわからない。しかし、足りない原始内胚葉細胞を、ただゲルの母体で大ざっぱに模倣するだけでなくレシピの一部として供給すれば、反抗を遅らせることができる。ゼルニツカ゠ゲッツらは、各細胞を含む塊を栄養溶液のなかで自由に浮遊させてつくった三成分の胚様体が、原腸形成の過程に入った胚によく似ていることに気づいた。その過程の重要な特徴のひとつは、〝羊膜〟腔周囲の細胞層がいわゆる間葉系幹細胞に変わることだ。通常の胚では、これが動き回って中胚葉を形成する。内臓の前駆細胞だ。三成分の胚様体は、間葉系幹細胞への移行と中胚葉の形成というこの特徴的な段階を示している。

適切な細胞と信号をすべて与えられた継ぎ接ぎの胚様体が成長し続け、さらに新しい形を取ることもじゅうぶんにありえる。胚様体が子宮内にいるという、いわば嘘を引き延ばせれば、胎児期らしきところまでたどり着けるだろうか？　ゼロから細胞を組み立てて、着床前の胚盤胞によく似た胚様体をつくり、それを子宮に着床させて育て、性交もなく精子も卵子もなしでヒトをつくれるようになるだろうか？

とりあえず、ここまでで説明した胚様体の働きのほとんどは、マウス細胞を使っていることを忘れないでほしい。マウスの初期胚形成の基本過程の多くはヒトの過程と同じだが、原腸形成期でさえ、発達は大きく異なる。マウスの原腸胚は、ヒトとはかなり違う。とはいえ、少なくともこの程度の複雑さを持つヒト胚様体をつくることに、なんらかの基本的な障壁があるとは考えにくい。ヒト栄養膜細胞――胎盤様の信号を得るために重要な成分――は簡単にはつくれないが、二〇一八年に成し遂げられた。そのうえ、ヒト栄養膜を本物の胎盤を模倣したオルガノイドに成長させることができ、胚様体を育てる母体環境の代用物としての生体外組織をつくれる可能性が高まった。ミシガン大学のジェンピン・フーが率いるチームはすでに、ヒト胚性幹細胞だけを使って胚様体を培養している。その胚様体は、羊膜嚢の形成を含むいくつかの段階を再現できる。

先に触れたように、ただのヒトES細胞の塊でも、適切な条件下で適切な生化学的信号が与えられれば、原腸形成前の胚によく似た層構造を発達

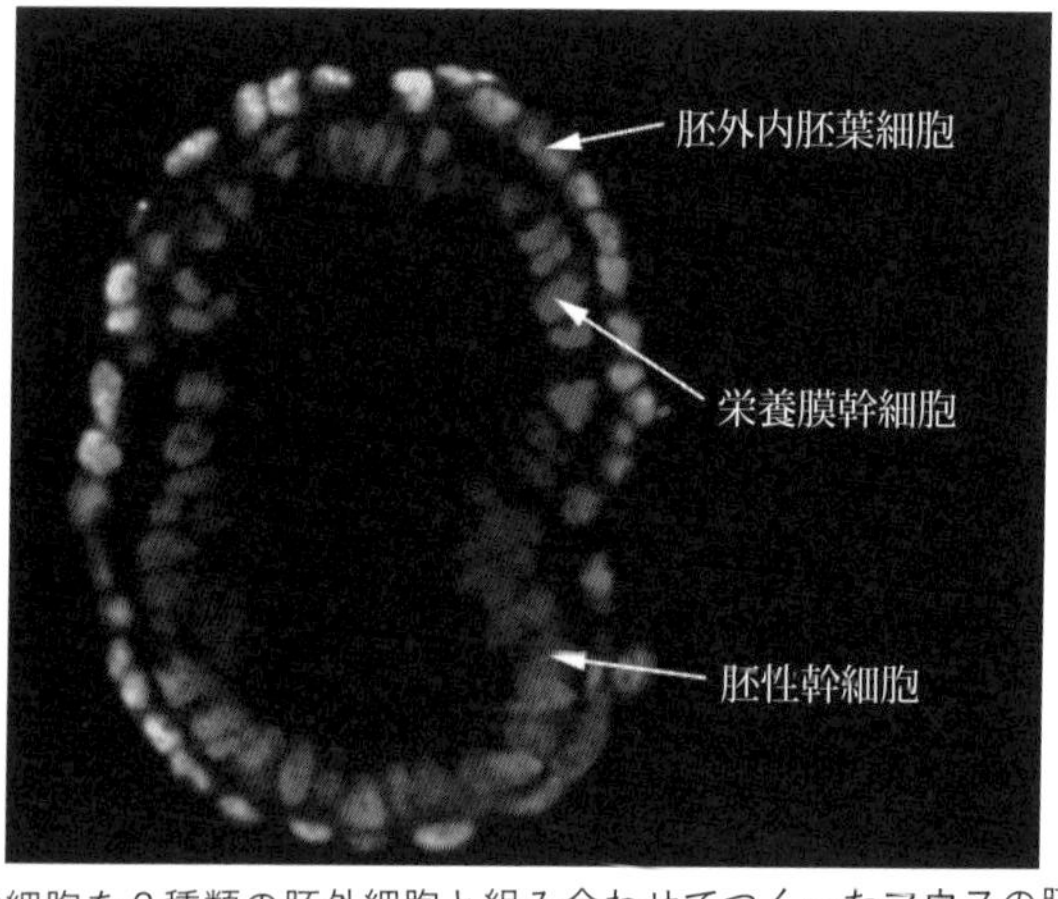


胚性幹細胞を2種類の胚外細胞と組み合わせてつくったマウスの胚様体。栄養膜は胎盤を形成し、胚外内胚葉は卵黄嚢をつくると想定される。細胞は自己組織化して、内部に空洞のある胚様構造になる

させる。もう少し手助けがあれば、さらに先へ進むこともできる。ロックフェラー大学のアリ・ブリヴァンルーと共同研究者たちは、このやや粗雑なヒト胚様体をＷｎｔと呼ばれるモルフォゲンタンパク質にさらすと、原腸形成の開始をしるす原始線条に似た形に発達することを示した。Ｗｎｔは、ショウジョウバエの発生学で初めて確認されたモルフォゲンだ（Ｗは〝羽がない［wingless］〟を意味し、それが引き起こす変異を表している）。

この実験結果は衝撃的だ。これまで見てきたように、子宮内のヒト胚における原始線条の発達は、規制の目的から〝ヒトであること〟の大まかな特徴とされている。十四日ルールの基本だ。こういう特徴を示す〝合成〟胚様体にも、同様の地位があると見なされるのか？　しかし、それだけでない。ブリヴァンルーらは、Ｗｎｔとアクチビンと呼ばれる別のタンパク質を組み合わせると、事態がさらに先へ進むことを発見した。胚様体のなかに、体形成の主要な軸を定める種類の、〝オーガナイザー〟細胞群の出現を誘発できるのだ。これが本物のオーガナイザーであることを証明するため、研究者たちはヒト胚様体をニワトリ胚に移植し、胚様体が新たな発達の軸を導入し、ニューロンの前駆細胞の出現を誘発して、ニワトリ胚の成長に影響を及ぼすのを観察した。中枢神経系の形成を指揮するオーガナイザーに期待される働きそのものだ。[78] つまり確かに、ヒトＥＳ細胞のこういう操作は、ボディープラン出現初期のいくつかの重要な段階を再現しているかのように見える。この結果は、メイン州にあるジャクソン研究所の幹細胞生物学者マーティン・ペラの主張の信憑性を高める。「生体外で着床後のヒト胚に似た細胞培養物をつくることに、克服できない障壁があるはずはない」

おそらく障壁は、技術上ではなく概念上のものだろう。わたしたちは問う必要がある。それはどういう存在なのか？

胚様体は、正確には、通常の胚形成と同等の構造を持つ合成版ではない。環境が異なるので、細部もいくぶん異なっている。わたしのミニ脳と同じように、〝本物〟に似ているところもあれば、似ていないところもある。まだどれも、生体外で動物の子どもになるまで成長を続ける可能性はまったくない。それらは、独立した一種の生き物だ。ハーヴァード大学の合成生物学者ジョージ・チャーチは、ヒト細胞でこれまでにつくられたごく原始的な胚様体が、マウス細胞でつくれるもっと高度な形状に進歩することを期待して、現在と未来に生きるこの生物群を〝胚様の特徴を持つ合成ヒト物体(Synthetic human entiities with embryo-like features)〟、略してＳＨＥＥＦと呼ぶことを提案した。

定着するかどうかはわからないが、このやや煩雑な用語は肝心な点を短くまとめている。本書がたどってきた道は、まさに〝合成・ヒト・物体〟という三語の組み合わせへと続いていた。その構造が合成なのは、自然だけでは生み出せないからだ。すべての細胞がヒトＤＮＡを持つという点ではヒトといえる。そして物体なのは……そう、細胞と完全に発達した生物のあいだに位置し、個性を与えながら自我については不明なままにしておく別の単語を見つけるのはむずかしいからだ。

やや陳腐な事実だが、確かにＳＨＥＥＦという名は《アメージング・ストーリーズ》に出てきそうなものに聞こえる。しかしそれが持つ可能性は、人が初めて細胞に自律性のある生き物という地位を与えてからずっと、すぐ目の前にあった。わたしたち人間は、その生き物に採用された特殊な装置だ。この上なく特別な装置なのは、ほかならぬ進化が、全能性を持つヒト細胞に、その分裂と成長の通常環境のなかで授けたものだからだ。しかし、それが唯一無二であると考える理由はない。それに胚様体は、正常な発生を完全に再現したり、正常な胚と同じ形を取ったりしなくても、役立つ研究ツールになる。

この分野のほとんどの研究者は、ES細胞でつくった胚様物体を生殖目的で使うことの禁止を勧めている。しかし、〝ヒトをつくること〟が目的ではないとしても、通常のヒト胚の研究は、それよりずっときびしく規制される。具体的には、多くの国で十四日ルールが適用されている。しかし、胚様体の場合、自然な発生経路に従う義務がないことを考えると、そのルールが適用されるのか、されるとすればどのような形にすべきかははっきりしない。十四日ルールは、いずれ中枢神経系になる原始線条の出現によって規定される。しかし胚様体を特殊な設計にして、先に原始線条をつくらずに、通常なら胚形成の後半にしか現れないなんらかの発生の側面を再現させることができるかもしれない。原始線条がまったく発生しないようにできるかもしれない。もしそうなったら、培養の期限をどうやって決めればいいのか？

こういう物体は、発生過程全体に対する人々の見かたを変える。それは以前、すべての旅行者が通らなければならない検問所のある一本道と見なされていた。しかし、チャーチらが論じたように、SHEEFはその道を、複雑な道路網に変えた。今では新しい経路を取り、おそらく従来の路線標識をすべて避けることも、新しい目的地にたどり着くこともできるだろう。どんなことが可能になるか、誰にもはっきりとはわからない。

そういう理由もあって、胚様体とSHEEFの研究にどんな法律を制定するかについて、意見が一致していないことだ。地位があいまいなだけでなく、飛行機やテレビと同じように、胚様体にも標準形式というものがないのだ。望ましいどんな形にでも組み立てられるし、細胞は与えられたものとともに働く。「どの時点で、［胚の］部分モデルが倫理的に全体を表すのにじゅうぶんな材料を備えるのか、はっきりしない」この分野のある専門家集団は、二〇一八年末に言った。

この壺に、後述のゲノム編集という選択肢を投げ込めば、そこから生まれる可能性は目がくらむようなもの、人によっては恐ろしいものになるかもしれない。もしも、適切な脳をつくる遺伝子はないが、移植に使える発生期の器官を持つ胎児体に発達できるヒト胚様体をつくれるようになったとしたら？　あるいは、体の効果的な維持に低レベルの脳機能がいくらか必要だとすれば、痛覚や知覚に必要な領域や機能のない〝最小限の〟脳を持つ胚様体をつくり出せるのでは？　空想じみた未来像だが、それほどばかげているわけではない。さらに重要なのは、胚様体とSHEEFに対するはっきりした道徳的、倫理的な理由づけをすることがいかにむずかしくなるかが、ここに示されていることだ。痛覚や知覚のあるSHEEFが、なんらかの道徳的な境界を越えることについては、おそらく意見が一致するだろう。しかし、その能力がないとしたら、たとえヒト細胞で、どことなくヒトに似た形につくられていたとしても、本当に道徳的な存在といえるのか？　わたしは、なぜそういう物体をつくるのが道徳的に間違っているのかについて筋の通った主張はできないが、控えめに言ってもその発想には居心地の悪さを覚える。厄介なほどヒトに似ることがないように設計すれば、少しは事態が改善するだろうか？　すぐにでも、議論を始める必要がある。科学は、想像するよりすばやく迫ってくる可能性が高いのだから。

体外受精が可能にした、もっと手の届きやすい、ある角度から見ればむしろ無害な生殖技術のなかにも、ヒトをつくるときに何が起こるかについて、従来の概念を揺るがすものがある。ミトコンドリア置換を例に取ってみよう。先にも触れたミトコンドリアは、ほとんどの酵素過程に使われる高エネルギー分子を産生する細胞内の小器官だ。代謝の炉と呼んでもいい。細胞内区画のなかで唯一、二十三組の染色体とは別に、専用の遺伝子を持っている。ひとつにはこれが理由で、ミトコンドリアは、かつて独立した単細胞生物だったものの残存形態だと考えられている（118ページ参照）。ミトコンドリア遺伝子のいくつかの変異型は、いわゆるミトコンドリア病を引き起こす。きわめて消耗性が高く、命にかかわることもある。[79]ミトコンドリアは母親のみから受け継がれるので、欠陥のあるミトコンドリア遺伝子が引き起こす病気は、母系遺伝する。

ミトコンドリア置換療法は、こういう種類のミトコンドリア病の遺伝を防ぐことを目的とする。さまざまな手法があるが、どの場合にも、罹患した女性の卵子を、生物学上の父親となる人の精子で受精させたあと、健常なミトコンドリアを持つ女性が提供した卵子から染色体を取り除き、患者の卵子の染色体を移植する必要がある。この接合子がやがて胚に発達すれば、すべての遺伝子は生物学上の父母に由来するが、ミトコンドリア内の遺伝子だけは卵子の提供者に由来することになる。〝染色体除去〟した卵子への染色体移植が関わっているという点で、この技術は核移植によるクローニングと同じ種類の操作を行っている（179ページ参照）。

ミトコンドリア置換は、体外受精のおかげで可能になった。受精を含む操作のすべてが、ペトリ皿のなかで起こる。ニューカッスル大学で同僚とともにその技術の先駆者となったアリソン・マードックは言う。「[生体外での]ヒト発生学に関わるこれまでの経験がなければ……決してこれを達成することはできなかったでしょう」

この治療法は激しい議論を呼んでいる。ひとつには、こういう新しい医療技術に対しては確信を持って答えるのがほとんど不可能な、長期的な安全性への疑問があるからだ。また、ミトコンドリア置換は〝生殖細胞系〟の遺伝子変化を生じることにもなる。もし胚が女性なら、その遺伝子変化は将来のあらゆる女性の子孫に受け継がれるだろう。たとえのちの世代にわたって重い病気を完全に取り除くことに対してどんな異議があるのかは見極めにくくても、生殖細胞系に影響する遺伝子変化に対して科学者がきわめて慎重になるのは当然だろう。それでも、二〇一六年末にはイギリスで、ヒト受精・発生学委員会（ＨＦＥＡ）によってこの方法が認可され、二〇一八年初めには、当局がニューカッスル病院に対し、ミトコンドリア病の変異を持つふたりの女性に、体外受精でこの方法を使うことを許可した。メキシコの病院では、ニューヨークの不妊治療院の医師による監督のもと、この技術を使って、外見上は健康な子どもがすでに生まれている。

ミトコンドリア置換に対する異議の一部は、安全性や生殖細胞系の変化への懸念ではなく、〝不自然さ〟への非難が動機となっている。この方法で生まれた赤ちゃんの遺伝物質には、生物学上の父母ではなく卵子提供者に由来する少量の成分——ミトコンドリア内の三十七個の遺伝子——が含まれることになるので、そういう子は〝三人の親を持つ赤ちゃん〟と呼ばれた。新しい生殖技術について居心地悪く感じるものすべてが、その用語に凝縮されている。それは、従来の道徳的な境界や分類とはかけ離れた、本能的にあってはならないと感じる生物学的変更を許す、道を外れた無謀な科学を思わせる。批判者たちによれば、そういう創造を許すことで、人間は神のまねごとをするどころか、自然の限度を超え、〝単に可能だから〟という理由で自然の秩序をいじくり回している。

　こういう批判は、科学を枠にはめると同時に罪に陥れるために物語を利用した完璧な実例といえる。〝親〟という言葉は、〝セックス〟〝人格〟〝人生〟など、文化的な強い共鳴を呼び起こす一方で、科学的な意味としては少しぼんやりしている単語リストに加えられる。〝親になる〟という言葉の感情に訴える力のすべてが、ここではひと握りの遺伝子に向けられている。特定の計画を持って、特定の物語のなかに生物学的な工程を埋め込むために。

　というのも、親になることが、血縁や責任や養育などとともに、特定の細胞小器官でちょっとした生化学を指揮する小さなＤＮＡ鎖に要約されてしまうと、子ども[80]の親になったことがある者は誰でも、自尊心を傷つけられたような気分にさせられるからだ。継親や同性間での関係、養子縁組などを通じてすでに事実上三人以上の親がいる家族でも、それは変わらない。〝試験管ベビー〟と同じく、〝三人の親を持つ赤ちゃん〟という呼び名は、中立的な説明ではなく、特定の道徳的メッセージを伝え、特定の反応を誘うように意図されている。受け入れるかどうかは、自分次第だ。

　ここで思い浮かぶのはおそらく、体外受精時代の最も悪名高い怪物、ハクスリー風の悩みの種であるデザイナーベビーだろう。一九六〇年代後半にそのテクノロジーが研究され始めると、《タイム》誌のメディカルライター、デイヴィッド・ローヴィクは、生殖生物学者Ｅ・Ｓ・Ｅ・ハーフィズの見解に基づく未来をこう描写した。

［彼は］こんな未来を予測している。おそらく今後十年か十五年のうちには、妻が特別な種類の市場をそぞろ歩いて、きのう凍結させた品ぞろえ豊富な胚のなかから自分の赤ちゃんを選べるようになるだろう。遺伝的欠陥はまったくないことが保証され、性別、目の色、推定知能指数《IQ》、その他はラベル上に詳しく書かれている。製品がどんな姿に成長しそうかを描いたカラー画像も、包装の外側に貼られているかもしれない。

これまでと同じく、過去を振り返ってみると、現代の恐れを広い視野で眺められる。この四十年間でデザイナーベビーに対する世間一般の商業的にゆがめられたイメージがほとんど変わっていないことと、実現に向けた進歩がほとんどないことの両方に驚かされる。

前提はこうだ。一九七〇年代以降、ゲノムを編集することが可能になった。遺伝子を意のままに、ときにはまったく異なる種から切り取ったり挿入したりできる。だとしたらなぜ、人工受精胚をつくって、その遺伝子を操作し、生まれてくる子どもの形質を変えたり改善したりできずにいるのか？子どもをあつらえて（性別を確実に選ぶことはできるのだから）、火のように赤い髪と緑色の目を持つ、賢くて運動神経のよい、気品があって音楽の才能に恵まれた子にできるのではないだろうか（デザイナーベビーについて論じるときの典型的な要望リストは、たいていこんな感じになる）。

まず、何が可能なのかを見ていこう。

ゲノム編集[81]は、バイオテクノロジーのほとんど日常業務になってきた。この方法で組み換えられた生物、特にバクテリアは、有効な化学物質や薬をつくるのに産業利用されている。特筆すべき（とはいえ商業的にはそれほど重要でない）一例を挙げると、クモの糸の生成に関わる遺伝子をヤギの遺伝子に組み込んで、乳のなかに絹タンパク質を分泌させる方法がある。

バクテリアの場合、細胞のゲノムを組み換える必要はない。必要な遺伝子に、単に追加のDNAを注入すればいい。細胞の転写機構が通常の方法でそれを処理し、望ましいタンパク質産物をつくる。しかし、ヒトのような生物のゲノムを編集して遺伝子機能を変えたり回復させたりするのは、通常、切り貼り仕事になる。ひとつあるいはその一部を切り取って、別のものを挿入する。適切な場所でDNAを切断し、遺伝子の断片を取り除き、新しいDNA断片を接合《スプライス》するための道具が必要だ。

DNAに使える分子バサミとスプライサーは、何十年も前から存在する。その仕事に適した能力を持つ天然の酵素があるのだ。しかし、二〇一二年、主に生化学者のエマニュエル・シャルパンティエ、ジェニファー・ダウドナ、フェン・チャンによって開発されたCRISPRと呼ばれる技術が、ゲノムの的を絞って編集する際の正確性で、この分野を一変させた。CRISPR[82]は、Casタンパク質と呼ばれるバクテリア内の天然のDNA切断酵素ファミリーを利用して、遺伝子の的を絞り、編集する。通常はCas9と呼ばれるものが使われるが、ほかのCasタンパク質にも特殊化された利用法が見つかりつつある。バクテリアは、病原性ウイルスに対する防御策としてこれらの酵素を進化させてきた。酵素は、ウイルスがバクテリアのゲノムに挿入した外来DNAを認識し、取り除くことができる。標的となるDNA部位は、Cas9とともに運ばれる〝ガイドRNA〟分子によって認識される。DNAの塩基配列が、RNAの配列の相補となっているからだ。つまり、RNAが、DNA切断Cas9酵素を導いて、特定の配列——RNAにあらかじめ書き込んでおいたあらゆる配列を切り取らせる。

CRISPRは、以前の遺伝子編集技術よりもはるかに正確で、しかも安価だ。ヒトへの使用が安全であることが証明されれば、遺伝子治療、たいていきわめてまれで深刻ないくつかの病気の原因となる突然変異遺伝子を取り除いて交換する技術が、無益に近い何十年もの努力ののち、ついに可能になるかもしれない。この方法は、たとえば筋ジストロフィーや地中海貧血など、一個または数個の特定の遺伝子変異が引き起こす病気を治療する有効な手段になるだろう。現在、臨床試験が行われている。

遺伝子を組み換えた胚や赤ちゃんは、また別の問題だ。遺伝子治療は体細胞の遺伝子を改変するのが目的だが、胚で最初につくられる遺伝子になんらかの変更を加えれば、生殖細胞系に組み込まれ、将来の世代に受け継がれるだろう。先に触れたように、科学者たちは当然ながら、生殖細胞系に変更を加えることには及び腰だ。そのうえ、もしこの発生初期でのゲノムに、編集過程で他の不慮の改変が加われば、胚の発達とともにその変化が体じゅうに広がることになる。

CRISPRは、原則として可能かどうかを純粋に確かめるために、ヒト胚の遺伝子組み換えに使われている。二〇一五年に中国のチームが得た最初の結果は、まちまちだった。編集はうまくいったが、完全な信頼性や正確性は得られなかった。翌年、ロンドンのフランシス・クリック研究所のキャシー・ニアカンは、イギリスのヒト受精・発生学委員会(HFEA)によって、ヒト胚にCRISP

Rを使うことを許可された最初の（そして今のところ唯一の）人物となった。ニアカンのグループは、イギリスでは今も違法な、生殖目的での胚の改変を意図してはいない。それよりも、受精後数日の胚を研究して、流産や他の生殖上の問題を引き起こす発生初期の遺伝的問題についてさらに多くを突き止めようとしている。

そして二〇一七年、オレゴン健康科学大学の生殖生物学者シュークラト・ミタリポフが率いる国際チームは、CRISPR－Cas9システムを使って、単一細胞のヒト接合子から、心筋障害を引き起こすMYBPC3と呼ばれる遺伝子の疾患関連変異型を切り取り、健常な遺伝子に置き換えたことを報告した。まず変異遺伝子を持つ精子で卵子を受精させてから、接合子にCRISPRシステムを注入し、適切に機能する型の遺伝子に置き換えて、発生した胚を四細胞期または八細胞期で分析し、遺伝子移植がどの程度成功したかを確認した。ほとんどの例で、胚は〝健常な〟遺伝子変異のみを示した。[83] 中国の実験とは違って、こちらの胚は、子宮に着床させればおおむね発達を続ける可能性があったが、それが計画のうちに入ることは決してなかった。

実際、ヒトの生殖へのCRISPRの使用は、それに対する法律があるすべての国で禁じられ、医学研究界によって原則としてほぼ全面的に退けられている。生殖目的ではないヒト胚の遺伝子組み換え研究でさえ、アメリカでは法的に連邦政府の補助金を受けられない。ただし、民間資金による研究（ミタリポフの研究のような）は禁じられていない。二〇一五年、ある科学者チームは《ネイチャー》で、CRISPRなどの方法による生殖細胞系の遺伝子操作は、たとえ当初は健康の改善に的を絞っていたとしても、「非治療的な遺伝子改良に続く道へ進ませかねない」と警告した。

二〇一八年末まで、この分野のほとんどの研究者は、ヒトの生殖におけるCRISPRゲノム編集の危険性と不確実性、そして可能だとしてももっと理解が深まるまでは試みるべきではないという科学界のほぼ一致した意見を前提とすれば、近いうちにゲノム編集ベビーが生まれる見込みはないだろうと確信していた。だから、深圳《しんせん》の南方科技大学に所属する中国人の生物学者、賀建奎《がけんけい》が、十一月に香港で開かれた記者会見で、その方法を使って体外受精胚を改変し、女性たちに着床させて、そのひとりはすでに双子を産んでいると発表したとき、彼らは衝撃と狼狽を覚えた。

その話は謎めいていて、異様で、不穏だった。賀は、CRISPRを使って、エイズウイルスHIVによる細胞の感染に関わるCCR5という遺伝子を改変したと語った。遺伝子が不活性化されれば、ウイルスが細胞に入るのを防げる。賀によると、目的は、HIVウイルスを持つ夫婦が子どもにエイズ感染させることを恐れずに子どもを持てるよう、HIVに耐性のある赤ちゃんをつくることだった(中国は長年のあいだ否定していたが、現在ではエイズの蔓延が問題になっていることを認めている)。

賀健奎はほとんど詳細を提示していないが、どうやらCRISPR-Cas9システムの分子機構を受精後の胚に加えて、数日後にそこから細胞を採取し、CCR5がうまく改変されたかどうか確認するため遺伝子検査をしたようだ。そうすれば、夫婦は編集した胚と未編集の胚のどちらを着床に使うかを選択できる。賀によれば、六例の着床に合計十一個の胚が使われ、その後(二卵性双子の)妊娠に成功した。記者会見で賀は、「次にどうするかは、社会が決めるでしょう」とだけ述べた。

賀建奎は、その主張を裏づける証拠書類も提出していなければ、その研究がどこからの資金提供で、どんな場所で行われたのかを話しもしなかった。しかし、幹細胞と発生学の研究は詐欺的な主張にまみれてはいるものの、これは本物らしかった。賀はきちんとした経歴を持つ研究者で、アメリカの複数の一流大学で学んでいる。ヒューストンのライス大学に所属するアメリカ人の生物工学者で、賀の指導教官だったマイケル・ディームは、研究に協力したことを認めた。ただし、実施された場所は中国だった。

研究は、世界じゅうの専門家たちによって、ほぼ例外なくきわめて非倫理的で軽率だとして非難された。百人を超える中国の科学者が、研究を糾弾し、この分野で責任ある研究を行っていた中国の評判を貶めるものだと述べた（ときおり主張される意見に反して、その評判はおおむね悪くない）。「実験は無分別だった」とカリフォルニア州のスクリプス研究所の心臓専門医エリック・トポルは書いた。「科学的根拠が何もなかったうえに、既知および未知のリスクのバランスを考えると、非倫理的と考えざるをえない」CRISPR技術の発明者のひとり、ジェニファー・ダウドナは次のような声明を出した。「この研究に関与した科学者たちは、CRISPR－Cas9のヒト生殖細胞系の編集への適用を現時点で禁じている世界的な合意から離脱した理由を、じゅうぶんに説明しなくてはならない」賀の大学は研究を認識していなかったとして（とはいえ現在では、賀は国家資金を使って実施した可能性が高いのだが）賀を解雇しているが、ライス大学当局はディームの関わりについて調査を開始した。賀の研究は現在、中国当局によって調査中で、もし倫理規則に違反したか、赤ちゃんの健康を損なったと判断されれば、最終的に刑事責任を問われる可能性がある（二〇一九年十二月に懲役三年の実行判決を受けた）。この分野の第一人者のうち数人は現在、〝ヒト生殖細胞系編集のあらゆる臨床使用の世界的な停止〟を求めている。

声明のなかでダウドナは、「ヒト胚への遺伝子編集の使用の条件に、満たされていない明らかな医療ニーズが存在する症例、実行可能な選択肢として他の医療法がない症例に限定する差し迫った必要性」をつけ加えた。実験の症例には当てはまらない条件だ。賀建奎が操作した胚は、既知の内因性の遺伝的欠陥を持っていたわけではなく、HIVに感染するかもしれないという予測から改変された。どちらにしても、その方法に効果があるのかどうかははっきりしなかった。双子のうちひとりは、胎児の時点で、改変されたCCR5遺伝子を一コピーしか獲得しなかったらしいので、HIVに対する完全な耐性は得られていないだろう。それに、HIV感染を治療する方法はほかにもある。しかも、CCR5遺伝子をノックアウトすること自体が、危険をもたらす。機能的な遺伝子が欠損すると、別のウイルス感染を起こしやすくなるからだ。全体として、未知のリスクはおいておくとしても、これはヒトの生殖にCRISPRを初めて適用するうえで、納得のいく選択とは言いがたかった。さらに悪いことに、研究は粗雑な方法で行われたようだった。詳細がわかるにつれて、どんな結果を招くかわからない、標的から外れたゲノム改変があったことが明らかになってきた。

世界の目は、このふたりの子ども（どちらも女の子）に注がれるだろう。ふたりはいわゆるモルモットであり、異端な研究者たちの無謀さのせいで不確かな将来に向き合わされている。

ダウドナらが気づいたように、大ニュースになったこの無責任な行為は、テクノロジーを有効に利用できる見通しを損なうだけだろう。ヒトの生殖でのゲノム編集が、永久に認められないとはかぎらないからだ。衰弱性疾患の原因がひとつの遺伝子にあって、欠陥遺伝子を健常な遺伝子に置き換えた結果が確実に予測できる比較的まれな症例では、いずれ生殖医療でもその方法が使われる余地があるかもしれない。とはいえ、対処が望まれる医学的問題に取り組むのに、ゲノム編集のほうが別の方法より優れた選択肢なのかどうかは、まったくわからないが。

どちらにしても、ミトコンドリア病と同じく、そういう病気を生殖細胞系から取り除くのは、全面的によいことに思える。なぜ、ひとりの人間を改変された胚から育てるだけでなく、その子孫も病気から解放する確実な方法を望んではいけないのか？　ためらう理由のひとつは、その変化が取り返しのつかないものだからだろう。もし、切り取った遺伝子変異に、病気のリスクとともに、いくらか有益な価値もあることがわかったとしたら？　たとえば、両方の染色体にある場合は鎌状赤血球症を起こす遺伝子変異が、片方の染色体にある場合はいくらかマラリアへの耐性を与えるかもしれない。しかし、万一深刻な病気を引き起こす遺伝子に予測できなかった利益もあることがわかった場合、ゲノム編集は取り返しがつかないというわけでもない。変異遺伝子は、切り取れるのと同様、元に戻せる。おそらく、二〇一八年十二月、世界保健機関は、ヒトゲノム編集の指針を作成する委員会を設置した。こういう疑問に対処するために。

細胞を再プログラムし別の目的で使う新たな技術は、ゲノム編集の可能性を広げている。「ほぼどんな遺伝的改変でも、CRISPRを使って、体細胞由来のiPS細胞株に導入できます」と幹細胞生物学者のヴェルナー・ノイハウザーは言う。〝人工配偶子〟や体細胞由来の胚の生成までもが、生殖技術の門戸を開いていくだろう。安全域を広げる可能性があるからだ。それらの方法が体外受精用のヒトの卵子を供給するようになれば、一度にたくさんの卵子や胚に編集処置を行って、うまくいった実例を選べるようになる。システムには、ちょっとした欠陥や標的の誤りなどが入り込む余地があるだろうからだ。とにかく、生命倫理学者のロナルド・グリーンは、ヒトゲノム編集が「今世紀後半から来世紀にかけて、社会的論争の中心のひとつになるだろう」と考えている。よくも悪くも、世間を騒がせた賀建奎の軽率な行為は、誰が予想するよりも早く、人々をそちらの軌道へと進ませるのだろう。

病気を防ぐためにゲノム編集した胚は、〝デザイナーベビー〟なのだろうか？　それは軽蔑的な呼び名のひねくれた使いかたに思える。赤ちゃんがぜいたく品――虚栄心を満足させるアクセサリーであるかのようなニュアンスが感じられる。しかし、病気の予防はぜいたくではない。

その言葉はたいてい、いわゆる医療とは関係ない積極的な形質の選択についての議論で引き合いに出される。健康上のリスクを招く有害な遺伝子を取り除くのではなく、人をもっと賢く、容姿端麗で、有能にする遺伝子を選ぶのだ。

しかし、遺伝子からそういう形質を予測するのは、一般に期待されているよりもずっとむずかしい。〝IQ遺伝子〟〝ゲイ遺伝子〟〝音楽遺伝子〟などの話題が、遺伝子と形質のあいだに単純な一対一の関係があるかのような認識を世間に広めることにつながった。概して、それは大きな思い違いだ。先にも触れたように、人格面や健康面を含む形質のほとんどは、たくさんの遺伝子の、複雑でいまだにほぼ解明されていない相互作用から生まれる。遺伝子の大部分は、個々の形質にはごくわずかな影響しか与えていない。IQなど、最新の測定基準（その利点については別の場所で論じればいい）で計測される知能は、受け継がれる可能性が高く、つまり遺伝的な根源がある。たいてい人の〝知能〟の五十〜七十パーセントは、遺伝的要因によると考えられる。しかし、どんな意味においても〝知能〟遺伝子というものはない。知能に影響を与える多くの遺伝子は、おそらく他の役割も担っている（多くは脳の発達に関連する）。

近年、人のゲノム配列から知能について予測することがずっとうまくできるようになったのは、主に何千もの人々から多くのデータが得られるようになったからだ。じゅうぶんなデータがあれば、遺伝子と知能のごくわずかな相関関係も見つけられるようになる。しかし、こういう予想は現在もこれからも、確率的なものだろう。〝ゲノムからすると、あなたはIQ／学校の成績／試験結果で、人口の上位十パーセントに入る可能性が高いです〟というのに近い。しかし、環境も影響する。もし〝優秀な遺伝子プロファイル〟を持つ人が、育児放棄や虐待を経験したり、深刻な頭部外傷を負ったりすれば、IQは遺伝子が予測するよりはるかに低くなるかもしれない。環境の影響を考えないとしても、任意の知能の遺伝子プロファイルは、とにかく偏りがあり、脳の接続のされかたを完全に指示するわけではないので、さまざまに異なる結果になるだろう。発生のプログラムには、いくらかの無作為な〝ノイズ〟が入る。

他の行動形質にも同じことがいえる——たとえば創造性や、忍耐力、暴力的な傾向などだ。それは、もっとありふれた病気や遺伝要素のある医学的傾向の多くにも当てはまる。特定の遺伝子変異を指摘できるたいていはまれな重い遺伝病もたくさんある一方で、糖尿病や心臓病やある種のがんなど、ありふれた病気のほとんどは、数個あるいは多くの遺伝子と関連していて、確信を持って予測することはできず、食生活などの環境要因にも左右される。

つまり、知能や音楽的才能などの特質の遺伝的基盤は、ゲノムじゅうにあまりにも薄く広がっているので、計画に合わせて編集できない。何百、おそらく何千もの遺伝子を操作する必要があるだろう。費用と実用性はさておき、そこまで広範囲にわたるゲノムの書き換えは、たくさんのエラーを引き起こす可能性が高い。また、そういう遺伝子すべてにはほかの役割もあるので、あなたの推定上の小さな天才がほかにどんな特質を持つことになるのかは保証されない。鼻持ちならない反抗的で怠惰な子になるかもしれない。「デザイナーベビーをつくることは、テクノロジーではなく、生物学によって阻まれている」アトランタのエモリー大学の疫学者セシル・ジャンセンズは言う。「ありふれた形質や病気の起源はあまりにも複雑に絡み合っているので、不要な影響を引き起こさずにＤＮＡを改変することはできない」しかもすべては、そこまでしても失望に終わるかもしれない結果を得るためだ。〝上位十パーセントのＩＱ〟遺伝子を持つ人たちの正規分布の末端は、並の領域に入っている。

残念ながら、そういう〝多数遺伝子〟疾患も同じだ。ゲノム編集は、嚢胞性線維症などの重い単一遺伝子疾患の除去には役立つかもしれないが、おそらく心臓病の遺伝的傾向にはあまり助けにならないだろう。

では、デザイナーベビーはメニューから外されるのか？　そうでもない。

ゲノム編集は、むずかしくて費用のかかる不確かな方法で、達成できることはたいていすでに別の方法で達成できる。事実上、すでに赤ちゃんの生殖細胞系の遺伝的な改変は行われているからだ。ゲノムを変える方法ではなく、特定の遺伝子をほかよりも優先した胚を選ぶ方法で。

現在はもっぱら、深刻な病気を避ける目的で行われていて、ほとんどの人は抵抗を覚えないだろう。パートナーの両方が病気を引き起こす遺伝子変異を持つ――つまりどちらも染色体対の遺伝子の一コピーだけに変異がある[84]――とわかっている夫婦は、着床前遺伝子診断（ＰＧＤ）と呼ばれる方法を使って子どもを産むかどうかを選べる。この診断によって、胚が両親から〝悪い遺伝子変異〟を受け継いでいずれ病気を発症するかどうかがわかる（四分の一の確率でその可能性がある。両親の遺伝子の四つの可能な組み合わせのうちひとつだけが、〝疾患〟変異の二コピーに相当する）。ＰＧＤでは、体外受精でつくられた胚が、四または八細胞期ごろの細胞を取り出してゲノムの配列を解析し、遺伝子検査される。最近になってようやく、この技術が臨床で使えるほど安価ですばやく行えるようになった。検査の過程で、どの胚なら安全に着床させられるかがわかる。

ＰＧＤは、すでにアメリカの体外受精周期の約五パーセントで使用され、イギリスでは約二百五十種類の遺伝病を検査するためにＨＦＥＡから許可を得て実施されている。適用となるのは、単一遺伝子が、地中海貧血症、早期アルツハイマー病、嚢胞性線維症などの病気の原因だとわかっているか、発症リスクが高い場合とされる。

ＰＧＤは一般に、〝生殖細胞系ゲノム編集〟と見なされてはいない。しかしそれはただ、誰もそう呼ぼうとする人がいないからだ。もしランダムに選ばれたキャンディーの詰め合わせ袋のなかで、緑色のキャンディーが入っていないものが欲しいなら、袋をひとつ取って、手で緑色のキャンディーを入れ替えることもできるし、袋を百個取って、緑色のキャンディーが入っていないものを探すこともできる。最終結果は同じだ。

別の言いかたをしてみよう。人々はすでに、原則として生殖細胞系の遺伝的側面にいくらか特性を持たせるのは悪いことではないと受け入れているように思える。じつは議論になっているのは、それがどんな側面なのかということだ。

ひとつには、何を病気と見なすのか？ 遺伝的障害を避ける選択は、その病気にかかった人たちにとってどんな意味を持つのか？「そういう人たちには心配事がたくさんある」ハンク・グリーリーは言う。「〝社会はわたしが生まれるべきではなかったと考えるのではないか〟という点だけでなく、その病気に取り組む医学研究がどのくらいあるのか、医師がどのくらい病気を理解しているのか、社会的支援がどのくらい得られるのかという点についても」

イギリスと他の数カ国では現在も、HFEAの一覧表にあるような特定の病気を避ける目的以外でのPGDの使用をきびしく禁じている。たとえば、子どもの性別や髪の色を選ぶための使用は許されない。しかし、アメリカを含む十六カ国ほどは、性別の選択を許している。これらの例では、男児と女児のどちらかが好まれる傾向はないようだ。それでも、この適用は議論を呼んでいる。当然、文化によっては（男児への）強い好みが示される場合が考えられるのだから、なおさらだ。中国やインドでは、女児に対する性別への伝統的な態度、遺棄、虐待、さらには嬰児《えいじ》殺しなどのせいで、政府が両性の等しい価値の提唱に努めているにもかかわらず、男女比が深刻な偏りを見せている。こういう国の最も悪影響を受けた地域は現在、結婚の機会がない若い男性が多すぎるせいで、社会不安の高まりに直面している。

とはいえ、子どもの性別に偏見がないと思われる場所では、〝ファミリー・バランシング〟を目的とした男女の産み分けにそれほど抵抗は感じられない。子どもの貴重さに性別を関連づけてはならないと論じる人もいるだろう。しかし、三人の男の子の両親が、次は女の子が欲しいと望むのは、そんなに理不尽なことだろうか？　通常の性交による妊娠で男女を産み分ける最善策をうたう民間信仰のどれかに実際に効果があったとしても、夫婦の性生活での行為を政府が正当性を持って禁じることはできないだろうと擁護者たちは指摘する。一方で、性別を選ばれた子どもは、人々がしばしば（たとえ善意だとしても）自分の子どもに押しつける型にはまった期待を、いっそう重く背負わされるのではないかと考える人もいるだろう。複雑な問題だ。新たな医療技術によって開けた可能性は、たいてい複雑なのだが。

　とにかく、遺伝病の回避以外でも胚の選別ができるようになり、すでに数カ国で実施されている現在（アメリカでは全国的に適用される規制はない）、倫理面と法律面は地雷原だ。どんな場合なら、政府が人々に特定の選択を強要したり、あるいは禁じたりすることが適切になるのか？　たとえば、障害のある胚を選ばないとしたら？[85]　どうすれば個人の自由と社会的影響のバランスが取れるのだろうか。

　世間が空想するデザイナーベビーに少しでも似ているものがあるとすれば、まずは遺伝子操作ではなく、胚の選別が挙げられるだろう。「遺伝子編集で達成できるほとんどすべてのことは、胚の選別で達成できる」グリーリーは言う。

　しかし、ＰＧＤによる赤ちゃんの〝デザイン〟は、今のところ魅力に欠けるうえに、あまり効果がないように思える。採卵は侵襲的で痛みを伴い、卵子産生を促すためにホルモンを投与したあと、ひどく不快な外科処置で採取する必要がある。しかも、たくさん卵子が取れるわけではない。通常の体外受精周期で採取できるのはおそらく六〜十五個で、そのうち約半分が生体外で受精卵となり、着床に適した外観の胚に育つようだ（たいていは一個か二個のみが子宮に戻される）。あまり選択肢は多くない。しかも胚着床の成功率は通常、いまだによくても三十パーセント程度にすぎない。この手法は肉体的にも精神的にもひどく過酷で、高価でもあり、二〇一八年現在のイギリスでは、ふつう一周期に三千〜五千ポンドかかる。

そういうわけで、今のところ、必要でないかぎり誰も体外受精を選ぼうとはしない。どんなに想像力をたくましくしても、ヒトをつくる楽しい方法ではないからだ。しかし、それが変わるかもしれないと考える人もいる。体外受精が信頼できる、安価な、比較的痛みの少ないものになるとしたら？そして、どの赤ちゃんが欲しいかを決められるとしたら？

もっとたくさん選択肢があれば、選ぶことにも意味があるように思えるだろう。結果はいくぶん不確かで確率的だとしても、ただ運命が与えてくれるものを受け入れるのではなく、たとえば百個の胚から選別できる見込みには魅力を覚えないだろうか？　そういう規模のＰＧＤは、遺伝子検査が手ごろになるにつれて、いよいよ可能に思えてくる。ヒトゲノム計画が完了して以来、ヒトの全ゲノム解読のコストは急激に下がった。二〇〇九年には約五万ドルかかったが、二〇一七年には千五百ドルほどになった。おかげで、現在では複数の民間企業がこのサービスを提供できる。あと二、三十年ほどで、一ゲノムにつき数ドルになるかもしれない。そうなれば、産業規模の大量の胚にＰＧＤを実施することが可能になる。

いやな言葉の組み合わせだが、一度にたくさんの卵子を入手して受精させるなんらかの方法があるなら、ふさわしい表現だろう。「たくさん卵子が手に入るほど、さらにPGDは魅力的になる」とグリーリーは言う。ひとつの可能性として、一回かぎりの介入で、女性の卵巣の薄片を採取し、いずれ卵子を成熟させ採取するために凍結保存する方法が考えられる。過激に聞こえるが、現在の採卵と胚着床の方法よりずっとひどいわけでもない。しかも、将来利用できる何千個もの卵子を入手できるかもしれないのだ。

しかし先に触れたように、いずれ、大きな手術がまったく必要ないもうひとつの選択肢が生まれるかもしれない。体細胞を配偶子に再プログラムして、生体外で卵子をつくる方法だ。グリーリーの考えでは、このふたつの新たなテクノロジー──将来の両親のiPS細胞から人工配偶子をつくることと、〝最良〟を識別できる迅速で安価な胚のPGD──が可能になれば、近い将来、いわゆる簡易PGDを、生殖の望ましい選択肢にできる。グリーリーは、〝セックスの終焉〟を予測している──快楽目的ではなく、子どもを持つための手段としての。「安全で効果的な簡易PGDのための科学が、おそらく今後二十年から四十年のうちに現れるはずだ」とグリーリーは言う。そして同じころ、生殖目的でのセックスは「ほぼ消えるか、少なくとも著しく減少するだろう」。

というわけでここに生体外で生成した卵子からつくったあなたの百個、または千個の胚があり、それぞれにPGDで得られた遺伝子プロファイルがついている。どんな子をお望みでしょうか、奥様？問題は、こういう遺伝子のメニューの評価や解釈が、恐ろしくむずかしいことだろう。胚のゲノムから予測される結果には、明確なものもあれば、可能性の高いもの、統計上ありうるだけのものもある。それはたとえば、こんなふうに提示されるかもしれない。

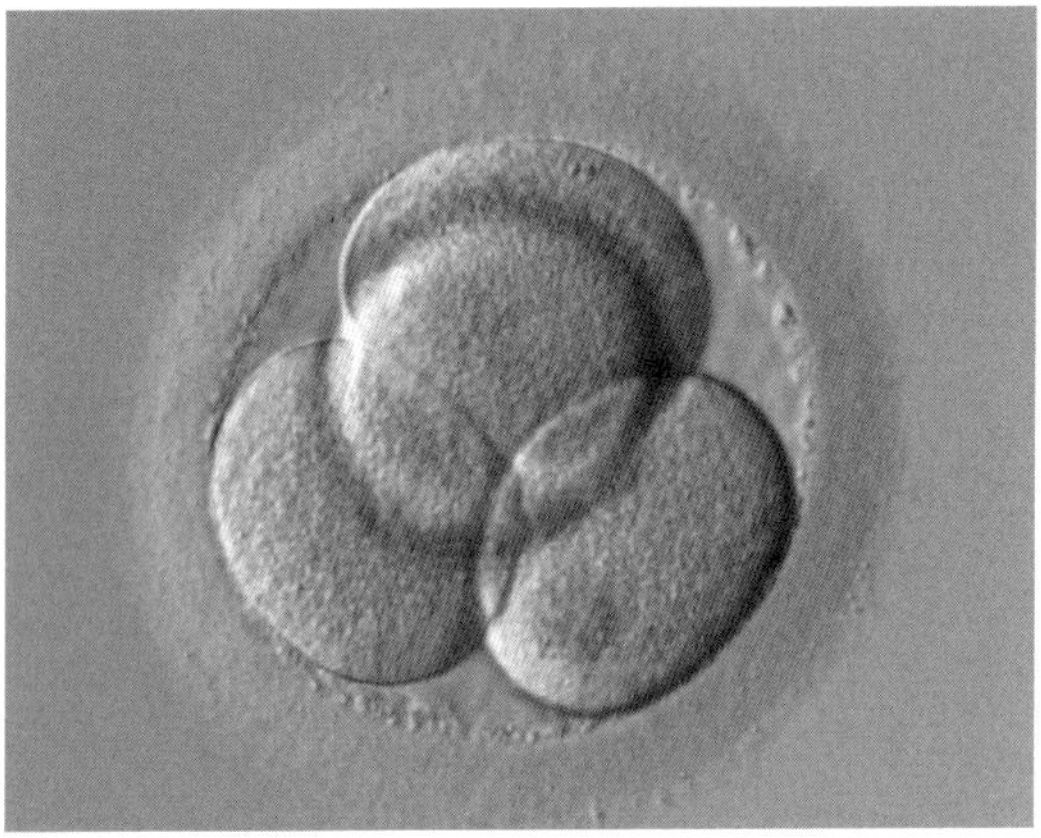

胚78番

・男
・深刻な早発性疾患はないが、フェニルケトン尿症を保有［行動および精神障害を引き起こす代謝機能不全］
・２型糖尿病および結腸がんのリスクは平均より高め
・喘息と自閉症のリスクは平均より低め
・黒い目、明るい茶色の髪、男性型脱毛症
・大学進学適性試験で上位半数に入る確率40パーセント

こういう選択肢が二百個あるとしよう。深刻な病気を避けること以外に何を基準に選べばいいのだろう? どうやってプラス面とマイナス面を判断し、あと十個、あるいは百個の似たような胚を比較すればいいのだろう?

できるはずがない。これは、選択の自由というモットーが無意味になってしまうひとつの例だ。

こうした理由から、専門家のなかには、たとえ〝簡易〟になったとしても、PGDがいずれは幅広く利用されるというグリーリーの予測に懐疑的な者もいる。「死に至る疾患などの深刻な問題や、不妊などの既存の障害がある場合には、胚の選別というテクノロジーを利用する人がいても驚きはしない」生命倫理学者のアルタ・チャロは言う。「しかし、補助なしで妊娠できるなら、人々がテクノロジーを求めて押し寄せたりしないことはすでに証明されている」〝優秀な〟精子を提供する精子バンクの利用率の低さが、すでにそれを示しているとチャロは言う。ほとんどの女性にとって、「生殖の感情的な重要性は、〝最適化〟のどんな概念よりまさっていた」。チャロが考えるに、「ありとあらゆる欠点や短所を持ちながら互いを愛する能力は、遺伝学を通じた子どもの〝改善〟についてのどんな概念より大切なのだ」。

誰もがそこまで自信に満ちているわけではない。ロナルド・グリーンが言うには、今後四、五十年で、「改善のための遺伝子編集や生殖技術の使用が見られるようになるだろう。金髪と青い目、優れた運動能力、高い読解力や数学的能力、その他もろもろ」。中国の賀建奎がつくったHIV耐性があるという〝CRISPRベビー〟は、もとより間違いなくその一例だろう。

グリーリーの言う簡易PGDのようなものが広まるとすれば、その要因のひとつは周囲からの圧力だ。現代の教育政策のゆがんだ方針に煽られて、人々は子育てを激しい競争と見なすよう奨励されている。そこでは、優位に立つあらゆる機会をつかまなければ無責任であるかのような気にさせられる。貯金を投じて、評判のよい学校の通学区域にある新居に引っ越したり、涙が出るほど高い私立学校の授業料を払ったりするのなら、開始時点のちょっとした遺伝子のあつらえに千ドルかそこら追加で払ってもいいのでは？――たとえたいした利益が得られないとしても。

すでに、遺伝子解析企業の傲慢なセールストークは始まっている。「子どもを持つなら、遺伝子検査はひとつの責任です」アメリカを基盤としたゲノム解読企業23アンドミーの最高経営責任者、アン・ウォジスキは主張する。グリーリーが予測するこういうスローガンは、たとえばこんな圧力を利用していくだろう。「子どもにとっての最上を望むなら、できるかぎり最上の子どもを持ってはいかが？」

PGD分析にはさまざまな不確実性やあいまいさ、利害の対立があるにもかかわらず、心を惹かれずにいるのはむずかしい。もしも、PGDで検査されたたったふたつの胚を差し出されて、一方は知能で上位十パーセントに合致する遺伝子プロファイルを持ち、もう一方は下位十パーセントだと言われたら、と想像してみてほしい。ほかはすべてほぼ同等だとしたら、あなたはどちらを選ぶだろうか？

仮定のシナリオではない。すでに起こっていることだ。二〇一八年後半、ゲノミック・プレディクションというアメリカの企業は、体外受精胚を検査して、生まれる子どもが精神障害と分類されるほど低いIQを持っていないか遺伝子プロファイルで確認する方法を提供すると発表した。それ自体は、病気やダウン症の既存の検査と比べても特に反対すべきことには思えない。しかし、ゲノミック・プレディクションの検査は〝多遺伝子〟スコア（きわめて多数の遺伝子の集約された影響）で知能を計測するので、高いIQを持つ可能性のある胚を識別するのにすぐさま使える。ゲノミック・プレディクションは、そういう使いかたは許可しないと言う——が、会社の共同創立者である物理学者スティーヴン・スーでさえ、その需要がいずれ現れ、規制のないアメリカで他社がそれを満たそうとする可能性は高いと認めている。一部の専門家の反論によれば、科学は（まだ）そんな主張を支持する段階にはない。しかし、それで顧客を思いとどまらせることができるだろうか？

知能のような形質以外にも、全般的な健康状態で胚を選べるようになるだろう。グリーリーの考えでは、PGDによる十〜二十パーセントの健康改善は間違いなく実現可能だという。もしそうなら、子どものためにそれを求めるのは理にかなっているのでは？　その選択を、政府が妨害できるものなのか？

しかし、安全上の考慮だけでなく、こういう選別の許可に慎重になるべきいくつもの理由がある。簡易PGDで得られる完璧さに心を惹かれた親は、病的なほど極端な期待をいだくかもしれない。もし、運動能力や芸術的才能のために遺伝的に選別された子どもが、期待に沿えなかったとしたら？そういう予測が単に確率的なものだとすれば、何人かは必ずそうなる。両親の怒りの声が聞こえるだろう。「この処置にいくらかかったと思う!?」

異なる社会経済区分によって選択の可能性に不平等があれば、社会の安定がひどく乱れて、一九九七年の映画『ガタカ』に描かれたような〝遺伝的格差〟につながると論じる人もいるだろう。グリーリーも警告するように、健康増進のためのＰＧＤは、すでに豊かさがもたらしている優位に加えて、ひとつの社会のなかでも国家間でも、富者と貧者の健康格差を広げることにつながりかねない。

とはいえ一方で、ＰＧＤ（特に〝簡易〟版）が提供する生殖の選択肢を禁じることは、権利の侵害だと言う人もいるだろう。もしすべての人がこれを選べるようにして国民の一般知能を改善する手段があるのなら、そのチャンスを捨てるのは実際どうかしているし、不道徳でさえあるのでは？

そう、複雑な問題だ。わたしにはわたしの意見があり、おそらくあなたにもあなたの意見があるだろうが、こういう疑問に対する答えは明白ではないと言っておくにとどめよう。求められるのは、個人の選択と、自由と、道徳、それに対する政府の役割のバランスを見出すことだ。国がテクノロジーをどのように禁じ、規制し、奨励するかを。もちろんそれは、昔からある民主政治の問題にほかならない――ただ、今話題にしているのが、人間性自体を形づくる能力にそれがどう影響するかであることを除けば。「よくも悪くも、人間は進化を自らの手中に収める機会を逃しはしないだろう」グリーンは言う。「それはわたしたちの人生をよりよく、より幸せにするのか？　まったくわからない」

知能が高い、あるいは見た目がよい子どもが欲しいのなら、なぜ適切な遺伝子の獲得を期待して生殖でのゲノム組み換えという宝くじに懸けるのか？　すでに必要な遺伝子構造を持っている知り合いの賢い、あるいは魅力的な人を複製すればいいのでは？

先に触れたように、クローニングは、ひとつの細胞——成体の体細胞でもよい（体細胞核移植、略してSCNTの場合）——から完全に形成されたひと組の染色体を採取し、核を取り除いた卵子に移植して行う。次にその卵子になんらかの方法で刺激を与え——化学的あるいは電気的刺激でも効果がある——新しい染色体の導きのもとで胚に発達させる。

動物のクローニングは、ヒツジのドリーで始まったのではなかった。先述のとおり、一九二〇年代にハンス・シュペーマンが、最初はイモリの胚を細い輪で分割し、次はSCNTを行って成し遂げた。一九五二年には、ブリッグズとキングがヒョウガエルで成功させた。ヒツジが初めて初期胚を使う方法でクローン化されたのは、一九八四年だった。ドリーについて重大なのは、移植された核が成体の体細胞に由来することだ。二〇〇五年、韓国のファン・ウソクとそのチームは、初めてイヌのクローン化に成功し、そのイヌをスナッピーと名づけた。[86] ファンはその後間もなく、ヒトクローン胚から幹細胞を生成したという主張が虚偽データに基づくものだったことが示され、信用を失墜した（179ページ参照）。

生殖目的でのヒトのクローニングが可能かどうかはわからない。確認する唯一の方法は試してみることだが、ほとんどの国でそれは禁じられている。[87] 二〇〇五年の国際連合による宣言では、「人間の尊厳および人間の生命の保護とは相容れないもの」として、あらゆる国に禁止を呼びかけた。しかし、一種のヒトクローニングは、一九九三年にすでに行われていた。ワシントンDCのジョージ・ワシントン大学医療センターの科学者たちは、体外受精で生成されたヒト胚を人工的に分割した。ある意味で、人工的に胚を一卵性双子になるようにしたわけだ。[88] 細胞は初期胚まで育ったが、子宮に着床させられる段階まで達しなかった。この研究は、適切な倫理上の許可を得ていたのかはっきりしなかったので、大きな論争を巻き起こした。

体細胞の核移植によるヒトクローニングは、また別の話になる。これまでのところ、それが可能かもしれないと考えられる最大の理由は、その技術が他の霊長類に有効であるという二〇一七年の実例があるからだ。上海の神経科学研究所のムーミン・プーと同僚たちは、ＳＣＮＴを使って二匹のカニクイザルのクローンをつくり、ホワホワとチョンチョンと名づけた。ドナー細胞はカニクイザルの成体ではなく胎児に由来していたが、研究者たちは成体でもいずれうまくいくと確信している。なぜなのか完全には解明されていないが、霊長類はクローン化が特にむずかしい哺乳類なので、この結果はヒトクローニングに向けた重要な一歩になった。研究は、それ自体を目的としてではなく、アルツハイマー病の遺伝的な根源を探る研究に役立てる目的で、一連の遺伝的に同一のサルをつくるために行われた。

もっと幅広い倫理上の問題はさておき、安全上の懸念から、ヒトクローニングを試みるのはまだあまりにも軽率だろう。ホワホワとチョンチョンは、二十一匹の代理母に七十九個のクローン胚を移植したあと、六例の妊娠で唯一正常に生まれた子どもだった。じつは、成熟細胞でつくったクローン胚からも二匹の赤ちゃんが生まれたが、一匹は体の発達障害、もう一匹は呼吸不全で、どちらも死んでしまった。

とにかく、クローニングがヒトの生殖にとって価値ある選択肢だという筋書きをつくるには、かなりの創意工夫が必要になる。たとえば、こんな想像をするかもしれない。ある異性愛のカップルは、実子が欲しいのだが、パートナーの一方が編集も削除もできない複雑な遺伝病を受け継いでいる――そこで、〝健康な〟ほうのパートナーのクローンをつくることにする。しかし、そういう仮定の選択には、かなりのナルシシズムが見受けられる。

もちろん、ヒトクローニングをする〝悪い〟理由を思いつくのはむずかしくない。最も顕著なのは、どうにかして自分の〝コピー〟をつくり、自分の寿命を延ばすために代理を務めてもらおうと考える虚栄心だ。それは醜悪なだけでなく、勘違いでもある。クローンがDNAを供給した人物の〝完全な〟複製になるという考えすら、間違っている。先に触れたように、接合子の〝遺伝的プログラム〟は発生の可能性と偶然性によって濾過され解釈され、その結果を完全に予測することはできない。ヒツジのドリーは、一九九六年のクローニングの元になった雌ヒツジにそっくりというわけではなかったし、同年同じチームがスコットランドのロスリン研究所でドナー胚細胞からクローン化した四頭の雄ヒツジは、研究者たちによれば、「大きさも気性もまったく違っていた」。アインシュタインのクローンは、決して同じくらいの天才にはならないだろう。

しかし、クローニングの話をめぐる無邪気な遺伝子決定論を追い払うには、かなりの努力を必要とする。それは単に、アイラ・レヴィンの一九七六年の小説『ブラジルから来た少年』で描かれたヒトラーのクローニングのような、ばかげた空想のせいだけではない。科学者たちは今後、言葉遣いに気をつけるべきだ。ゲノムを〝わたしたちのありかたを決める設計図〟とか、（アメリカ国立衛生研究所所長のフランシス・コリンズが折よく最近、ヒト胚のCRISPR編集に関して語ったように）〝人間性の真髄〟とか呼ぶのをやめたほうがいい。そういう表現は今や、危険なほど誤解を招きやすい。

異端の医師やカルトからの要求はあるものの、これまでのところヒトは一度もクローン化されていない。しかしわたしの感覚では、いずれは実行されるだろう。その見通しを、歓迎はしない。(体外受精とは違って) それを行う正当な根拠が何もなく、苦痛の緩和とその方法でつくられた人の幸福だけを動機にしているようには思えないからだ。それでも、もし実際に事が起こったら、新たな〝ルイーズ・ブラウン誕生の瞬間〟を予期しなくてはならないだろう。自分とそっくりの人間をつくれるらしき技術でヒトをつくる、なじみのない過程に対する不安感と折り合いをつける努力が必要だ。

ロナルド・グリーンが二〇〇一年に、今後十年から二十年のうちに、「世界じゅうで毎年、あまり多くない数の子ども (数百人から数千人) が体細胞核移植クローニングで生まれるだろう」と指摘したのは、時間の尺度については誤っていたとしても、原則として正しかったのかもしれない。グリーンによれば、数十年以内に「クローニングが、利用されているたくさんの補助生殖技術のなかのひとつにすぎないと見なされるようになる」ことは大いにありうる。わたしとしては、もしそれが行われるのなら、辺鄙な場所で、依頼人の動機や幸福さえろくに気にかけない異端の医師と利益に飢えた企業に任せるより、情報が公開され、管理されたやりかたで、適切な安全対策を講じて行われるほうがいい。ヒトクローニングを警戒しているからといって、この方法でつくられたヒトを警戒すべき理由は少しもないのだから。

細胞を操作する新たな技術でヒトの培養と形成ができる可能性は、衝撃的で警戒すべきことにさえ思えるかもしれないが、この分野の黎明期に一部の科学者が予測していたことに比べれば、まだ控えめなほうだ。

ジョン・デスモンド・バナールは、両大戦間にめざましい活躍をした生物学者や生化学者たち、たとえばJ・B・S・ホールデン、ジョゼフ・ニーダム、ジュリアン・ハクスリー、コンラッド・ハル・ワディントンなどと同じ世代に属し、発生生物学と分子生物学の両方の基礎を築くと同時に、その進歩を科学の社会的役割という明確な展望に織り込んだ。バナールの著書『宇宙・肉体・悪魔』(一九二九年)は、今日ではバイオテクノロジーと呼ばれる分野がもたらした機会に対するホールデンの推論に応じて書かれた。その推論自体が、ケンブリッジのストレンジウェイズ研究所で行われていたような組織培養の研究から情報を得ていた。

ホールデンの『ダイダロス、あるいは科学と未来』(一九二四年)は生殖の未来について、今日の多くの科学者にはなかなか踏み込めないほど意欲に満ちた思索と推測を示していたが、バイオテクノロジーが人々をどこへ連れていくかについてのバナールの考察にはとうてい かなわなかった。ヒトはいずれ「体の役立たない部分」を取り除いて、機械装置に取り替えるようになるかもしれない、とバナールは述べた。はるかに高性能な人工四肢と知覚装置。最終的には、このサイボーグとしての存在が、次の幕間で取り上げる〝水槽のなかの脳〟に似たものに変化し、体のかわりに工学装置の分散システムにつながれるというのだ。

ヒトは、現在の身体構造のかわりに、なんらかのきわめて頑丈な材料、おそらく金属ではなく、新たな線維物質のどれかでできた全体的な骨格を持つべきだ。形は、やや短い円筒になるだろう。円筒のなかで、衝撃を避けるよう細心の注意を払って支えられているのは、神経接続を備えた脳であり、一定の温度で循環し続ける脳脊髄液を模した液体に浸されている。脳と神経細胞は、動脈と静脈を通じて酸素を含んだ新鮮な血液を継続的に供給される。血管は、円筒の外の人工心肺消化器官につながれている――精巧な自動装置だ。

バナールの着想は明らかに、当時のＳＦ小説に影響を受けている。著書が出版される二年前、《アメージング・ストーリーズ》にフランシス・フラッグ（アメリカの詩人ジョージ・ヘンリー・ワイスの筆名）の「アルダシアの機械人間」という短篇が掲載された。小説では、現代のあるアメリカ人が、未来からの訪問者に会う。機械装置につながれ、ガラスケースに入った胎児のようなヒト型ロボットだ。バナールの著書の翌年に出版されたオラフ・ステープルドンの古典ＳＦ『最後にして最初の人類』で描かれたのは、未来の人類が、ホールデン風の人工受胎とオルダス・ハクスリー風の生物学的操作を用いて、巨大な脳の下面からもつれたちっぽけな付属物の体が生えた物体をつくり、酸素化した血液を灌流するポンプで生かし続ける様子だった。ついには、その人間と機械のハイブリッド――ステープルドンが入念に設定した進化後の人類の系統では、第四の人類――が、直径十二メートルの塔に収められた巨大な脳に進化する。ヒトの姿に似た旧人類（第三の人類）を奴隷にし、最も深い海の底から大気圏までの地球を支配する肉体のない知能[89]。こういう空想は明らかに、アレクシス・カレルの研究にも影響を受けている。カレル自身、器官が異なる容器に保存されながら脈管構造によってつながれている分散型の体のようなものを心に描いていた。
バナールの考察は現在、トランスヒューマニズムとして知られる運動の知的遺産のひとつと見なされている。テクノロジーを利用して、人体の可能性を思い切った方法で広げようという思想だ。人体冷凍保存団体アルコー延命財団の最高経営責任者マックス・モアが一九九〇年に示した定義は、現在もほかのどんな定義にも劣らない。それは、トランスヒューマニズムをこう表現している。

生命を向上させる原理と価値に導かれ、科学とテクノロジーを用いて、現在の人間の形と人間の限界を超えた知的生命体の進化の継続と加速を求める人生哲学。

ときどき主張される定義とは違って、トランスヒューマニズムとは〝人体を完璧にすること〟ではない。支持者は概して、理想主義に基づく完璧な形を認めるのではなく、改善を無限に続けられると信じている（それが進化の立ち位置でもある）。これまでのトランスヒューマニストの計画の多くは、医療や情報技術、薬物、ヒューマン・マシン・インターフェースを使った認知および感覚能力の拡大に焦点が当てられていた。そこへ人体の可塑性そのものが、かなり思いがけない形で、トランスヒューマニストのユートピアの備品に加わった。
もちろん、多くはモアの〝生命を向上させる原理と価値〟の問題にかかっている。それがどんなものから成るのかについての合意はないし、問題を解決するための決まった哲学的あるいは倫理的な計算法もない。トランスヒューマニストはふつう、リベラルな信条を持つ傾向があり、本格的な完全自由主義（リバタリアニズム）に至るまでさまざまな立場に分かれている。そして、その方向へ進もうとする努力の物語が、ほとんど一様にディストピアの方向へそれていくという厳然たる事実に向き合わされているのかもしれない。

トランスヒューマニストはときどき、人体を嫌悪していると非難されるが、彼らは否定しているし、礼儀としてそれを信じるべきだろう。しかし彼らの計画では、体はよくても欠陥だらけで、ことによると不必要な邪魔ものとされる傾向がある。脳自体すら、たいてい単なる情報処理装置と見なされ、コンピューターでも同じくらいうまく仕事をこなせると言われる。これから見ていくように、神経科学の分野で今も物議を醸している論点だ。

肉体に対する侮蔑は、トランスヒューマニストの計画の先駆けとしてよく引用される別の本にもはっきり表れている。人体冷凍保存を夢見たアメリカ人、ロバート・エッチンガーの著書『超人間――肉体と精神を改造する科学』（一九七二年）だ。バナールの初期トランスヒューマニズムが《アメージング・ストーリーズ》のイメージと渾然一体となっていたとすれば、エッチンガーの本もやはり、その時代の精神を反映している。それは毒々しいLSDによる幻覚体験であり、最も極端で常軌を逸した科学的空想の自信に満ちた特性のようなものを発散している。生体工学によってつくられた体による未来のセックスについての熱に浮かされたような考察は、J・P・ドンレヴィーの小説から着想を得たのかもしれない。

性交のための超人女は、さまざまな種類の巧みにデザインされた孔がたくさんあいた、のたくるスイスチーズのようだが、もっと姿形と香りはよいものになる。そして彼女の超人のお相手は、多彩な突起物を生やしている。ふたりは絡み合って、百万とおりもの行為の組み合わせで、水圧ポンプのように疲れを知らず転がり続ける……どの穴でも阻まれはしない、永久の格闘は、多様なオーガズムの連続状態を生み出すだろう。

今日のトランスヒューマニズムの言葉遣いはもう少し穏やかだが、往々にして、わたしたちのあまりにも人間的すぎる肉体が性的な可能性を狭めていることに対し同様の苛立ちをにおわせている。バイオテクノロジーの起業家マーティン・ロスブラットは、〝ペルソナエ・クレアトス〟、つまり〝デジタルピープル〟の創造に期待をかけている。体が強要する性的資質や性別の因襲にはとらわれない人物だ。「それが実現すれば」とロスブラットは言う。「性的アイデンティティーは、性器からだけでなく、肉体そのものからも解放されるだろう。意識が肉体の制約を超えて自由に流れるのと同じように、性別も肉体の性器の制約を超えて自由に流れる」性の二元性という拘束は、終わりを迎えるだろう。

ご想像のとおり、これは明らかに、トランスヒューマニズムの願望成就が置き換えられてしまった例だ。ロスブラットにとってそれが意味するのは、性的資質や性別の見かたが頑なでも限定的でもない社会を望む気持ちの具現化に思える。正当な願望ではあるが、デジタル化された性の多様性を発明する必要なしに、その願望が肉体としての自分たちに等しく適用されるべきである理にかなった生物学的、文化的な根拠はすでにある。ここでもほかでも、トランスヒューマニズムはむしろ、すでにある世界のなかで、実現を目にしたいと（もっともな理由で）願うユートピアをつくるためのイマジナリウムとして機能しているように思える。
トランスヒューマニストの不死に対する執着にも、ほぼ同じことがいえる。「人間性そのものが、自ら治癒に取り組まなければならない病である」というエッチンガーの姿勢は、少なくとも人の死すべき運命に関するかぎり、今日のトランスヒューマニストの多くに支持されている姿勢だ。そしてエッチンガーの精神は間違いなく、死を受け入れることは臆病で不可解な虚無主義のようなものだというトランスヒューマニストの考えかたに影響を及ぼしている。

死すべき運命や人間性を甘んじて受け入れようとする人々は、自らの苦境や機会、自分がいかに卑しい存在か、いかに気高い存在になれるかを理解していないだけだ。

トランスヒューマニストのなかには、生物医学的な回避や老化作用の逆転、食餌療法や薬物、ライフスタイルの選択や外科的介入で不死を追い求める者もいる。自分の意識を、脳からハードドライブにダウンロードできないかと願う者もいる。マックス・モアの財団や同種の企業に、自分の死後の体を冷凍保存してもらえるよう手配し、いずれテクノロジーがじゅうぶんに進歩したらよみがえることを期待している者もいる（エッチンガー自身、ひとり目とふたり目の妻とともに冷凍保存されている）。しかし今になってみれば、不死という古来の魅惑が、肉体としての自分たちと深く関わることやきちんと向き合うことを、ずっと困難にしてきた。老化、廃退、病的状態は、ヒトの細胞のなかに組み込まれている――が、細胞の融通性が若返りの見込みを差し出してもいるようだ。その方法が、分化過程を逆転させて胚様の状態に戻すことなのか、細胞増殖の過程をふたたび覚醒させることなのか、それともＤＮＡ（わたしたちの真髄、わたしたちの魂と言われているもの）をクローニングの過程で真新しい別の器《うつわ》に移すことなのかはわからない。

ひとつの過程としての生命が約四十億年しっかり存続してきたことを考えるとき、トランスヒューマニズムのレンズを通すと、肉体が弱くて脆くはかないものと見なされ、無機物のなかになら自己をもっと確実に収められると考えられていることが奇妙に思える。たとえばバナールのガラスと鋼鉄、ステープルドンの〝鉄筋コンクリート〟、そして現在ではシリコンの集積回路。[90] もちろん、進化論的な意味での長寿は、トランスヒューマニストにとってはたいした慰めにはならない。彼らは個人としての命を永遠に存続させたいのだから。しかし、最終章で説明するように、生物学的な意味では、具体的で不変の、境界が定まった個体としての存在があるとは必ずしも言い切れないのだ。彼らが保存したいと願っているのは、なんらかの瞬間的なバイト構成に簡略化できるものではなく、固有の肉体を与えられた、動的で、はかなく、偶発的な、周囲の環境に結びついた過程だろう。それが、生きるということだ。川の流れを保存したいと夢見るようなものだろう。

そういうわけで、トランスヒューマニズムはしばしば、人体（そしてそれに甘んじている人々）に対する苛立ちと、自然が高貴で立派なスタートを切ってくれたものの、ヒトはもっとうまくやれるというやや偉そうな確信とのあいだで揺れ動いているように見える。マックス・モアの〝母なる自然への手紙〟は、やんわりと自然をたしなめている。「わたしたちをつくってくれたのはすばらしいことだが、そこには大きな不備があった。あなたは十万年ほど前に、わたしたちのさらなる進化に興味を失ってしまったようだ……わたしたちは、今こそ人間の構造を修正する時だと決意した」これでは、ほかならぬフランケンシュタインの傲慢さにも似た何かを目指すことになるだろうし、結果も同様になる可能性が高い。しかし、人は何世紀にもわたって自身の進化に影響を及ぼしてきただけでなく、設計さえできればその無方針な工程を実行に移せる能力をすでに持っている。トランスヒューマニズムに潜む危険のひとつは、傲慢な疑問や課題を投げかけることではなく――現代のバイオテクノロジーがすでにやっている――自身の執着するものを追い求めたり、恐れるものから逃げたりするとき、間違った予言やテクノロジーの夢想家に取り込まれてしまうことだ。

確かに、トランスヒューマニズムをこき下ろすのはむずかしくない。支持者が描く未来がたいてい、陰鬱な形を取った唯我論的な快楽主義のように見えるのだからなおさらだ。そこでは知性の豊かさから、あらゆる喜びやユーモアが失われている。しかし少なくとも、重要な倫理的考察に値する思考実験を差し出してはいる。わたしたちはすでに、〝よい人生〟と思えるものを追い求めることに大きな努力を払ってきた。肉体と精神の健康を長く維持し、意義深い関係をはぐくみ、他者の苦しみを和らげ、個人の自主性と権利を尊重し、世界との知的で感情的な関わりを深めること。医学と情報のテクノロジーが、こういう目的に向けた新たな機会をもたらせるなら、それを取り入れるのが倫理的に賢明で責任あることではないのか？

しかも、トランスヒューマニストの〝形態的自由〟の原則に反論するのはむずかしい。主張の支持者数人によって一九九八年に書かれた〝トランスヒューマニスト・マニフェスト〟はそれを、「自分の体、認識、感情を改善する権利」としている。生殖でのゲノム編集と同様、そういう自由は社会的な平等とアクセスに関するむずかしい問題を提起するので、トランスヒューマニストのリバタリアン側の一部は、あまり追求に熱心ではないようだ。しかし、可能性を広げるために体を改造するという原則は、少なくとも人工器官、視覚補助や補聴器の開発以来、人々が何世紀ものあいだ実行してきたことにほかならない。たとえば神経刺激や視線追跡画面に反応する義肢など、治療目的で開発されたこういう種類の医療技術が劇的な結果を生み出す一方で、これまでのところ人間の向上を目的とした努力のほとんどは、たとえば皮膚下に植え込んで外部の電子機器を作動させる高周波シリコンチップなど、取るに足りない小細工めいたものに向けられることが多かった。しかしこれまで見てきたとおり、細胞形質転換のテクノロジーは近いうちに、肉体の驚くべき形態的変化を可能にするかもしれず、トランスヒューマニズムは、可能で望ましい変化について、役立つ上に重要でもある議論のきっかけをつくるかもしれない。

つまりトランスヒューマニズムのたいていの展望にとっての主な障壁は、目的の性質ではなく、そこに達する手段に伴う技術上、生物学上のリアリズムの欠如であるようにわたしには思える。今日のトランスヒューマニストが思い描く未来の多くは、一九三〇年代に《アメージング・ストーリーズ》を飾っていた大胆で驚きに満ちた空想と並べても違和感がないだろう。彼らは、単純で楽観的な推論や、純粋に空想的なテクノロジーに頼ることが多すぎる。神経科学、認知科学、情報技術、医用生体工学、ナノテクノロジーなどの分野で、トランスヒューマニストが想像する可能性と、実際に行われること（そして存在が知られているさまざまな限界）のあいだにはたいてい、滑稽なほどの隔たりがある。ましてや、自分たちがどんな進化をするかを方向づけるうえで、社会経済的な要素が果たす役割には考えが及んでいないだろう。結果として、トランスヒューマニズムについての比較的最近の著述も、十年後には奇妙なほど見当違いに見える可能性がある。

トランスヒューマニズムの目的と予測が無価値だと言っているわけではない。しかし、その価値は、支持者たちが意図しているものとは違う方向にあることが多い。人々の希望、夢、恐れを映す鏡としての価値だ。そういう意味で、この分野はきっと、行く手にあるテクノロジーの風景をひと目見ようとする試みと何も変わらないし、よし悪しで判断できるものでもない。

幕間3

# 孤独な心の哲学
## ——脳は皿のなかで生きられるか？

わたしのミニ脳が皿のなかで形を取るにつれ、知らず知らずのうちに、ずっと昔に賢明にも引き出しの奥にしまったまま忘れていた拙い小説のことを思い出していた。その小説には、《アメージング・ストーリーズ》の恐ろしげで不気味な演出を皮肉る場面があった。正気を失った医者が、病院の地下室で、不運な患者から取り出した器官を融合させて巨大な脳をつくり、血液の灌流で維持している。ついには、それを特大の奇怪な人造の頭部に収める計画を立てる。頭部には両の目が複数あり、鼻はなく……という感じだ。

だいじょうぶ、このおぞましい子孫がいちばん下の引き出しからふたたび出てくることはない。しかし、セライナ・レイはわたしのいかれたゾバック博士のキャラクターに必ずしも合致しないものの、彼女とクリス・ラヴジョイ（そう言えば、異常な助手も出てきたな……）がUCLの培養器のなかでつくっていたのは、少年時代のわたしが思い描くどんなものより、ある意味はるかに奇妙で、間違いなくもっとすばらしいものだった。当時のわたしは、ただ使い古された陳腐な表現をもてあそんでいただけだ。たとえば、一九二六年発行の《アメージング・ストーリーズ》に掲載されたM・H・ハスタの「しゃべる脳（The Talking Brain）」にも、そういう表現がある。アレクシス・カレルの研究に直接の影響を受けた作品だ。「かつて心臓が何年ものあいだ瓶のなかで鼓動し続けられたとすれば」小説に登場する妄想に取りつかれた科学者、マーサ教授は問う。「なぜ脳が瓶のなかで永遠に思考し続けてはいけないのだ？」

もちろん読者はすぐさま、もっともな理由をいくつか思いつくだろう。しかしそんな考慮をものともしないマーサは、自動車事故で重傷を負った学生の脳を取り出し、蠟製の頭部に挿入する。教授は脳を灌流して配線を整え、モールス信号を使って意思伝達できるようにし……まあ、その先は見当がつくだろう。こう続く。

ここは、あんたには想像できないくらいひどい場所だ。自由にしてくれ。殺してくれ。でなけりゃ、あいつ［マーサ］に殺させろ。すぐに。すぐに。すぐに。すぐに。すぐに。すぐに。すぐに。

ロアルド・ダールがハスタの小説を読んだことがあるかどうかはわからないが、もちろんダールなら完璧に、自分でその残忍な筋書きを思いつけるだろう。一九五九年に発表され、のちにテレビシリーズ『ロアルド・ダール劇場　予期せぬ出来事』のエピソードにも使われた短篇「ウィリアムとメアリー」に、それは出てくる。ウィリアムは、がんで余命いくばくもないことがわかっている哲学者だ。そこへある医者が、死後に彼の脳を保存して、人工の心臓とひとつの目につないであげようと持ちかける。カレルの実験の悪夢版のようなものだ。ウィリアムはその申し出に同意し、すべては先へ進められ、ウィリアムの妻メアリーは、肉体を離れた器官の集合体となった夫の面倒を見ることを承諾する。しかし、メアリーには計画があった。長年のあいだ、がさつで支配的な夫に喫煙やテレビの購入を禁じられてきたメアリーは、今こそあの無力な脳が見ている前でそういうことをしてやろうと考えたのだ。ひとつだけの目が、どことなく怒りのこもったまなざしを向けると、妻は涼しい顔でそこに煙を吹きかける。「いい子ね、これからは何もかもメアリーに言われたとおりにするのよ」メアリーは猫なで声で言う。「わかったわね?」

しかし、背筋をぞっとさせること以外にも、〝瓶詰めの脳〟の使い道はある。そのイメージは長いあいだ、哲学者たちをじらしてきた。イメージを予想される筋書きに織り込み、それを通じて信念と懐疑を考察する者たち。哲学者にとって、〝瓶詰めの脳〟はかつて、取るに足りない(失礼)思考実験だった。しかし、思考実験が現実の実験に変わるのはよくあることだ。

脳を見ても、直感的に理解できることは何もない。ここに外科医がいて、頭蓋骨から取り出したばかりのヒトの脳を両手に抱えている。それはまるで、肉屋のまな板から取り上げた屑肉、血まみれの裂け目がある迷路のようなブラマンジェに見える(ホルマリン保存液が作用するまで、組織は標本瓶にふさわしいゴム状の硬さにならない)。指で押しただけで、組織はぶるぶると揺れてへこむだろう。

それでも、そのつまらない塊は、かつて宇宙であり人生だった。人が知り、感じ、経験したすべて——熱帯の砂浜で波が砕ける音、焼き栗の味、母親を看取ったときの悲しみ——はその膜の内部にしまわれ、一般的な情報処理装置のイメージとはまったく違う方法で、電気パターンにコード化され、物質の内部を動き回っている。あらゆる部分が謎に満ちているとしか言えないだろう。

脳は、奇術師のような名人芸で世界を浮かび上がらせる。わたしは目の前にあるキーボードや窓の外に見える通りを客観的な世界だと自分に言い聞かせる。しかしその色、明瞭さ、遠近感、それらについてわたしが知覚するあらゆる面は、わたしの頭のなかで構築されている。その事実を受け入れることは、どうしてもできそうにない。筋の通った話をすることとさえむずかしい。漫画雑誌《ザ・ビーノ》の『ぼんくら頭たち《ナムスカルズ》』に出てくるような小人たちが、わたしの脳内に住み、灰白質の塊から感覚データを受け取っているところを想像してみる。脳は哲学上の究極の謎だ。そこは人としての中枢だが、誰が存在するのか、あるいはどこに存在するのかははっきりしない。

脳の軟らかい裂け目のなかに、その人自身——あるいはせめて自分が何者なのかを決める手がかりが、なんらかの形で存在するのではないかと想像せずにはいられない。アルベルト・アインシュタインの脳は、一九五五年にプリンストンでこの物理学者が亡くなったあと、病理学者トマス・シュトルツ・ハーヴィーによって取り出され、薄片に切られて保管された。ハーヴィー自身がその一部をひそかに保存していた。残りは現在、各地の博物館で展示され始め、いわゆる聖人の遺骸に似た、天才の不気味な象徴になっている。なぜアインシュタインの脳が解剖学的に〝特別〟だったのかについてはたくさんの主張があり、そのいくつかはまじめな神経病理学者によるものだ。しかしじつを言えば、あらゆる人の脳は、標準からの若干のずれを見せる可能性が高く、特定の能力が、形や大きさや脳組織の細胞構造におけるあれこれの変動に関わっているとするのは危険な判断かもしれない。アインシュタインの知力が並外れていた理由は不明だが、保存された彼の灰白質をいじくり回すことで答えが見つかるかどうかははっきりしない。

しかし、たとえ脳の全般的な形態から性格や才能について推論できないとしても、脳がわたしたちのありかたを決めているという概念にはいくらかの真実がある。ヒトが発達するにつれ、脳は遺伝子に導かれて（だが指示されるのではなく）配線を整えられる。そして遺伝子プロファイルを見れば、ありがちな性格特性について有意な予測ができる。しかし先に触れたように、それは可能性であって、運命ではない。脳の発達は、ランダムノイズが引き起こす発達上の偶然に対する、この複雑な遺伝機構の感受性によって決まってくる。どんな結果になるのかはわからない。

脳はモジュール式の器官だ。つまり、一定の行動を、さまざまな脳の部位の物理的特徴と結びつけることができる。特定の領域が損傷すると、認知機能にごく限定的な影響が及ぶことがあるのはそのせいだ。男女の脳にはわずかではあるが明白な違いがある。とはいえ、想定される行動の違いについてはなお議論がある。特定の脳部位の萎縮は、きわめて特殊な症状を引き起こす。たとえば認知症は、全般的な記憶障害を生じるだけではない。この病気にはさまざまな種類があり、影響が及んだ脳の領域に関連する特徴的な症状を伴う。前頭側頭葉の萎縮によって起こる原発性進行性失語（ＰＰＡ）は、意味処理の面に影響を及ぼす。意味処理とは、いろいろな概念を分類すること、あるいはそれらの言語標識を拾い集める能力のことだ。ＰＰＡ患者の一部の症状は、言葉を発声に結びつける際の困難として現れる。しかし、言語が処理されるやや後方の脳領域（側頭葉）でＰＰＡの神経変性が起こると、損なわれるのは言語形成ではなく、意味内容の把握になる。

それに対して、アルツハイマー病の一種、後部皮質萎縮症（ＰＣＡ）はたいてい、空間認識に影響し、見当識障害や錯視、協調運動障害につながることがある。その経験は、自分の見ているものを把握できない瞬間に似ているかもしれない。それは顔なのか、それともただ布切れを丸めたものなのか？　その物体は近くにあるのか遠くにあるのか？　〝皿のなかのミニ脳〟を育てる〈クリエイテッド・アウト・オブ・マインド〉プロジェクトの最中、わたしが話したＰＣＡ患者のある男性は、演奏しているピアノの鍵盤が、あるとき一メートル近くせり上がったように思えたことを話してくれた。そういう経験は、〝事実の歪曲〟としてではなく、あらゆる知覚が頭のなかで構築されていることを思い出させるものとして見るのが最善かもしれない。

　脳は経験によって形づくられる。幼いころに訓練を始めた音楽家は、脳梁《のうりょう》と呼ばれる部位の拡大を示す。それぞれの脳半球の処理をつないで統合する部位だ。音楽家の脳内では、音程を処理するのに使われる大脳皮質の領域も、急激な発達を示す。ロンドンのタクシー運転手の脳をスキャンすると、海馬の後方、記憶と誘導に関わる領域の高度な発達が見られる。この拡大は、運転手が街路の配置を学んだ訓練量に比例して起こっている。つまりこれは、道を把握する技能に対する純粋な反応であり、技能を生む原因ではないらしい。じつにさまざまな点で、ヒトの脳は体と変わらず、世渡りの手段として与えられた肉体機構ではなく、適応性と反応性に優れた自分史の記録器なのだ。

　メアリー・シェリーの小説を原作にしたジェームズ・ホエールの一九三一年の映画で、いかれた助手のフリッツがフランケンシュタインに犯罪者の〝異常な《アブノーマル》〟脳を手渡す場面を、誰が忘れられるだろう？[91]　それがモンスターの残忍な性質の原因だと推測させるこの設定は、怪物があんなふうになった

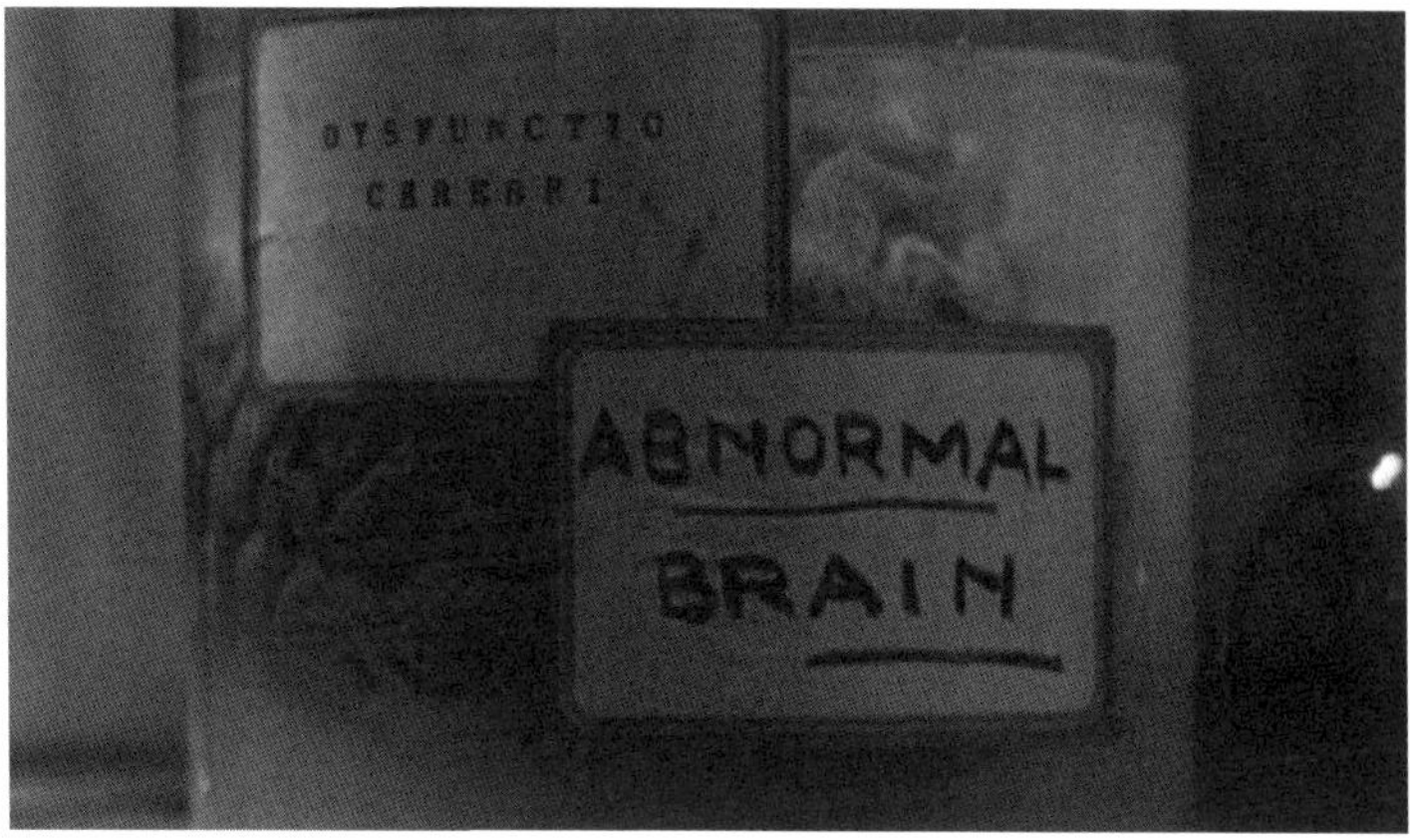

いや、そっちはだめだ、フリッツ――『フランケンシュタイン』(1931年)のスチール写真

のはフランケンシュタインが自らの創造物に思いやりと愛情を与えなかったからだというシェリーのメッセージをだいなしにしている。

とはいえ、瓶のなかに保存された脳は、ハリウッドのつくり話ではなかった。多くの場合、脳は医学研究のためそうやって保存され、行動パターンに関連するかもしれない目に見える特徴が分析された。現在では、そういう並外れて複雑な器官を理解するには解剖はやや粗野な方法に思えるが、かつては体内の形状と機能の関連を探り出す唯一の方法だった。

そういう組織保存のきちんとした慣習にも、ゴシックホラー映画で見るどんなものよりはるかに奇怪で恐ろしい例外がある。一九七〇年代、瓶詰めにされ棚にずらりと並べられた何百人もの子どもの脳が、ウィーンのオットー・ワーグナー病院の地下室に保管されているのが発見された。従業員は何十年ものあいだなんの疑問も持たずに、保存液を注ぎ足していた。明らかになったところによれば、それらの脳は、ナチスの医者ハインリヒ・グロスの命令で特別病棟に収容され、〝精神障害者〟として殺された子どもから取り出したものだった。グロスはどうやら、そういう〝障害〟の解剖学上の原因を研究するつもりだったらしい。犠牲になった子どもの遺骸は、二〇〇二年の儀式で埋葬された。

世の中には、自分の脳を進んで瓶詰めにしてもらいたがる人もいる。医学研究のためではなく、いつかふたたびそれが、あるいは少なくともそのなかに保存されているはずのものが必要になるかもしれないと考えているからだ。脳の冷凍保存は一大産業になっている。いつか科学が脳の復活と事実上の人間のよみがえりを可能にすることを期待して、何百人もが死後に自分の体（あるいは予算に応じて頭だけ）を冷凍保存してもらうために金を支払っている。必ずしも元の体にこだわる必要はない。重大な事故や病気で死んだのならなおさらだ。このサービスを提供している主要団体のひとつ、アリゾナ州スコッツデールのアルコー延命財団によると、「最新の証拠と最新の理論はどちらも、良好な条件下で行えば、冷凍保存がうまくいく可能性はじゅうぶんにあるという結論を支持している」（その〝最新の証拠と最新の理論〟がなんなのかははっきりしない）。財団はこうつけ加えている。

あなたの記憶と人格の生存は、記憶と、アイデンティティーにとって重要なその他の情報が保存されている脳構造が、どの程度生存しているかにかかっている……現在の科学知識では、一定の保存を、大掛かりな修復後に一定の記憶保持に変換できるかどうか明確にはわからないが、先進技術を駆使する未来の洗練された回復技術があれば、今日多くの人がほとんど希望はないと考えるような損傷を受けても、記憶の回復が可能になるかもしれない。

まあ、あなたの選択次第だ――ひとり頭最低八万ドルかかるが（これほど文字どおりの言葉があるだろうか）。一部の批評家は、人体冷凍保存企業が、無防備な人々に偽りの希望を売りつけて儲けていると非難する。専門家の指摘では、今日の冷凍技術では組織に損傷を生じることが避けられず、解凍すればさらに損傷が増えるので、凍らせた脳がよみがえる見込みはないという。

アルコーのような節度ある冷凍保存団体は、脳冷凍保存による不死主義者たちの極端すぎる主張からは距離を置こうとしているが、どちらにしても、そういうテクノロジーは、いつか死から逃れられるというかすかな希望を与えるものとして吹聴されている。死後の脳冷凍保存の実施がとりわけ論議を呼んだのは、二〇一六年、がんで亡くなった十四歳の少女が、いつか〝目覚める〟機会が得られるよう、アメリカの企業に体を冷凍保存してもらいたいと書き残した願いに対し、イギリスの高等法院が尊重すべきであるという判決を下したときだった。[92]

不死主義者たちは、残忍ではあるが、二〇一八年にイェール大学で行われ物議を醸した実験に、いくらか慰めを見出すかもしれない。解体処理の直後に屠畜場から運ばれたブタの頭部が、酸素を含む血液を灌流させることで三十六時間、ある意味で生き続けたことが報告されたのだ。ここでの〝生きていた〟とは、単に細胞の一部が灌流の最中に生存の兆候を示したというだけだった。頭部は――幸いにも、そして驚くまでもなく――意識を回復しなかった。

体から切り離したばかりの頭部の細胞活動を維持することと、何年も冷凍保存されていた頭部の記憶を回復させることはまったく違う。しかし一部の提唱者は、それを実現するための技術手段の登場を願うのは、はかない望みではないと考えている。コンピューター科学者のラルフ・マークルはこう書く。「不足を補うことさえできれば（あとほんの二、三十年のはずだ）、実現するだろう。すべきことは、クラッシュが起こったら、システム状態をフリーズさせて、クラッシュリカバリー技術が開発されるのを待つことだけだ……アップロードされるまで、一時停止していればいい」

いや、待て——クラッシュ？　アップロード？　話がどこへ向かっているかはわかるだろう。脳はコンピューターのようなものにすぎず、パソコンの専門用語を使って説明できるという考えだ。

マークルにとって、それは単に物理学の問題にすぎない。脳は物質でできているので、物理法則に支配される。その法則はコンピューターでシミュレートできるのだから、脳も同じようにできる。ぐにゃぐにゃした脆い灰白質さえ必要ない。すべてはビットとバイトの問題なのだから。脳の神経連絡網は天文学的に複雑だとはいえ、それをコード化するのに何ビット必要かの上限を定めることはできる。マークルは、脳をアップロードするには、約百京ビットのコンピューターメモリで、一秒間に約一京回の論理演算を行う必要があると算定している。少なくとも、現在のペースでテクノロジーが進歩すれば、考えられないことではない。このトランスヒューマニストの未来像によれば、ヒトはじきにコンピューターハードウェアのなかに住めるようになる。瓶詰めの脳が、チップ上の脳になるのだ。

冷凍保存された脳が、生きていたときの経験や心の状態を担っていたあらゆる情報を保存できるのかどうかは、また別の話だ（凍結による損傷の問題はおいておくとして）。信号を発するニューロンがどんなふうに協力し合って意識をつくっているのかは、科学の大きな謎のひとつだ。この膨大なビット数の演算は、世界経済を単純に金銭的価値の合計として、あるいは関わっている取引代理人の数を数えて説明することに少し似ている。一部の認知科学者は、ヒトの脳が単なる洗練されたコンピューターのようなもので、じゅうぶんな回路があればどんな基板の上にでも地図として表せるという考えに異議を唱える。彼らによれば、意識はきわめて特殊な処理ネットワークの特性を持つので、シリコンやデジタルハードウェアと適合するとはかぎらない。シアトルのアレン脳科学研究所の神経科学者クリストフ・コッホにとって、意識的思考がコンピューターによる計算のようなものだという考えは、「我々の世代に幅を利かせた神話」だという。

脳のダウンロードという大胆な未来像がもうひとつ無視しているのは、脳が自己を表すハードウェアではなく、体の一器官であるということだ。人工知能と認知科学の両方の専門家数人は現在、肉体を持つことが経験と脳機能の中枢であると論じている。生理学的なレベルで、脳は単に体の残りの部分を制御しているのではなく、たとえば血流内のホルモンを介して、多様な経路でその知覚経験と対話を行っている。そして、インペリアル・カレッジ・ロンドンの人工知能の専門家マレー・シャナハンによれば、体を持つことこそが思考そのものの中枢を担っている。認知の仕事とは主に、人が世界のなかで取りうる身体的行為の結果を予測することだとシャナハンは言う。想像上の将来のシナリオを、〝内部でリハーサルする〟過程といえる。脳はそういう想像を、ただ抽象的に行っているわけではない。認知の最中、まさにその脳部位、たとえば運動機能を制御する部位に活性化が見られる。想像した行為を実際に行う場合に使う機能だ。

これは、認知科学者アニル・セスとマノス・ツァキリスの指摘と合致する。彼らによると、脳の機能とは、知覚情報をなんらかの抽象的な意味で計算することではなく、その情報を使って身体的な経験と矛盾しない世界のモデルを構築することだ。言い換えれば、人は基本的な知覚データからボトムアップ式に表現を生み出すのではなく、〝体である〟という感覚でトップダウン式に始まり、どんな世界がそれと矛盾しないのかを把握する。物体には目に見えない反対側があると（無意識のうちに）推測するのは、〝物体には隠れた側がある〟と学んだからではなく、物理的な空間を歩けば見えると推定するからなのだ。

セスとツァキリスによると、だからこそ人は、ナムスカルのような小人が両目の窓からボディーマシンを見ているかのように自分をとらえてはいない。むしろ、体が心の世界地図としての一面を持つのは当たり前だと考える。それは自己認識のなかにしっかり織り込まれている。つまり、体の統合性と機能に影響を与える生理機能のあらゆる面、たとえば免疫系や腸内細菌までもが、自我の感覚を生む一因となっている。要するに、身体的な構成要素、体がなければ、自己もありえない。

この見かたによれば、〝瓶詰めの脳〟は、人間自体のアバターにはなれそうにない。チップ上の脳というトランスヒューマニストの発想を、周囲とのそういう物理的相互作用を可能にするロボットの体、あるいは単なる仮想環境のシミュレーションと組み合わせればいいと論じる人もいるかもしれない。しかし自我を身体という観点から見ると、そもそも、環境のなかに存在する体から独立して、瓶詰めやダウンロードができる純粋に精神的な〝自分の本質〟が存在するのかどうかという疑問が生じる。

さらに興味深いことに、今日的なトランスヒューマニストの自己実現では、体が拡張され改造されて、ヒトと機械間の新たなインターフェースによって新たな意味や新たな能力を与えられれば、心には何が起こるのだろうと考える。ダナ・ハラウェイの一九八五年の古典的な論文「サイボーグ宣言」では、人間はすでにその段階にいると論じられた。ハラウェイによれば、自然な体と人工的な機械のあいだ（さらにはヒトと動物のあいだ）の境界は、二十世紀を通じて徐々にあいまいになってきた。多くのトランスヒューマニストと同じく、ハラウェイもこの展開を、社会によって構築される〝対立する二元論〟、たとえば性別や人種などからの解放として歓迎した。しかし、ヒトが徐々に機械のなかに埋め込まれていくという考えに不安を覚える人もいる。サイバーパンク・ジャンルの先駆者であるSF作家のブルース・スターリングは、『マトリックス』の培養槽に入った脳のようにとらわれ拘束された惨めな存在を想像する。「老いて、弱々しく、無防備で、哀れなほど能力を限られ、おそらく認知機能は失われている」しかし、哲学者のアンディ・クラークによれば、人間は「根底から肉体を持つ存在」であり、「体のなかの精神」ではないからこそ、得られるさまざまな手段――コンピューター、遺伝子、化学、機械――で肉体化を拡張することによって、必然的に自己を拡張するようになるという。人間は「境界や成分が絶えず交渉可能で、思考し感じる体のために、脈絡のある意図的な行動の一枚布から柔軟に仕立てられた存在」だとクラークは言う。細胞形質転換のテクノロジーは、新しく力強い交渉の軸を加えた。そして先にも触れたように、細胞は脳と体の区別を認識しない。すべてが、変化への準備を整えた偶発的な組織だ。クラークの見解は、体を改造するなら、心も変わる覚悟をすべきであると忠告している。

〝水槽のなかの脳〟は、哲学者にはおなじみのイメージで、世界の真実に関わる明確な概念をどう構築するかという認識論的な疑問を探究する手段として、昔から使われてきた。自分が単なる水槽のなかの脳で、見せかけの世界に刺激を与えられているのではないとどうして確信できるのか、と哲学者は問う。どうして世界について信じていることすべてが、錯覚を起こすデータで形づくられた偽りでないとわかるのか？

この疑問は、十七世紀のルネ・デカルトの懐疑的な問いにまでさかのぼれる。人間は感覚印象からしか客観的な世界の全体像をつかめないのだから、悪魔に巧妙にだまされているだけかもしれない、とデカルトは論じた。一六四一年の著書『省察』で、デカルトは「最大の力と狡知を持ってあらゆる努力を傾け、わたしを欺こうとしている」存在を想像した。その際、デカルトはこう言った。

天、空気、地、色、形、音、あらゆる外的なものが夢の幻影にほかならず、それによって悪魔がわたしの判断を惑わせていると考えてみよう。自分自身を、手も、目も、肉も、血も、いかなる感覚も持たないというのに、すべてを有すると思い込んでいる者と考えてみよう。

デカルトにとって、それはうまく言い逃れをしなくてはならない困った可能性ではなく、むしろ自分の確信を疑うための根拠だった。そういう懐疑を通じて、ただひとつ確信が持てた、あの有名な短い定式、〝我思う、ゆえに我あり〟を打ち立てた。

悪魔はしばしば、啓蒙時代以降の思想家に対して、反事実や難問を挙げてみせた。ピエール－シモン・ラプラスも一匹飼っていたし（宇宙の現状の完璧な知識から未来を予言した）、ジェームズ・クラーク・マクスウェルもそうだ（熱力学第二法則を揺るがした）。二十世紀に入ると、科学的なシナリオのほうが超自然的なシナリオより適切な思考手段と見なされるようになった。そこで一九七三年、アメリカの哲学者ギルバート・ハーマンは、デカルトの問題を医学のシナリオという形で書き換えた。

自分が存在すると思う環境のなかに存在していなくても、少しも不思議ではない……物事がどのように見え、感じられるかは、さまざまな仮説で説明できる。あなたはぐっすり眠って夢を見ているのかもしれないし、ふざけた脳外科医が特殊な方法であなたの大脳皮質を刺激して、そういう経験を与えているのかもしれない。実際には実験室の手術台に横たわって、頭に刺されたワイヤーを巨大なコンピューターにつながれているのかもしれない。おそらく、ずっと手術台の上にいたのだろう。おそらく、自分が思っているのとはまったく違う人間なのだろう。

ここには、水槽のなかの脳という遺産がはっきり見て取れる。これはまさに映画『マトリックス』の基本的前提ではないだろうか？　ウォシャウスキー兄弟（現在は姉妹）が模倣し始める以前に、何を現実と考えるかをめぐる〝水槽のなかの脳〟懐疑論には、完全な哲学的系譜ができていた。その思想に対する最も有名な批評家は、アメリカの哲学者ヒラリー・パトナムで、一九八一年、自分が単なる水槽のなかの脳であるという命題は、実質的に矛盾に陥るので誤りだと論じた。水槽のなかの脳が使う言葉は、脳の経験の外にある実在のものに、意味のある形で適用できない、とパトナムは言った。脳のためにシミュレートされた水槽の世界に実際に木があるとしても、〝木〟という概念を、脳の視点から言葉にすることはできない。哲学者のランス・ヒッキーは、パトナムの主張を、（わたしが思うに）不条理主義者のちょっとした意図せぬユーモアをにおわせて要約している。

1. わたしたちは水槽のなかの脳だと仮定する。
2. わたしたちが水槽のなかの脳なら、〝脳〟は脳のことではなく、〝水槽〟は水槽のことではない。
3. もし〝水槽のなかの脳〟が水槽のなかの脳のことではないなら、〝わたしたちは水槽のなかの脳だ〟というのは嘘になる。
4. したがって、もしわたしたちが水槽のなかの脳なら、〝わたしたちは水槽のなかの脳だ〟という文章は嘘になる。

この理論を慎重に考えてみよう。あるいはかわりに、アンソニー・ブルックナーがこの問題について一九九二年の論文「もしわたしが水槽のなかの脳なら、わたしは水槽のなかの脳ではない」で展開した議論の、気の利いた要約について考えてみてもいい。

誰もがパトナムのややとらえにくい論法に納得するわけではない。哲学者のトマス・ネーゲルは、宙返りめいた論理でパトナムに反論し、哲学者たちが自分の思考を閉じ込めたガラス瓶のなかから縄抜け師のごとく抜け出したがっているかのような印象を強めている。

その主張を受け入れるとすれば、水槽のなかの脳は、自分が水槽のなかの脳だという事実を考えられないことになる。他の者たちには考えられるとしてもだ。するとどうなるか？「もしかするとわたしは水槽のなかの脳かもしれない」と言って懐疑を表明することができない。かわりに、「もしかすると、自分が何者なのかをめぐる事実を考えることさえできないかもしれない、なぜなら必要な概念を持っていないし、自分の状況からしてその概念を獲得するのは不可能なのだから！」と言うしかない。これを懐疑と見なせないなら、どんなものなら見なせるというのだろうか。

『マトリックス』のネオがその問題から脱する決意をしたのも当然だろう。

どうぞご自由に、これらの議論にどのくらい納得がいくかを判断していただきたい。この世界をあるがままに受け止めるべきなのか、それともデカルトの悪魔にだまされていないと確信できるのかについては、まだきちんとした合意に達していないからだ。今やテクノロジーの進歩によって、その基本的な謎に新たな変種が加わった。人間は、なんらかの高度な知的存在が行っているコンピューターシミュレーションの仮想エージェントではないだろうか？　おそらく、社会学の実験でつくられた、無数のシミュレーション世界のひとつなのでは？　ある主張によれば、そうである可能性は途方もなく高い。そういうシミュレーションが可能だとすれば（人間がつくった仮想世界のアバターに初歩的な認識を組み入れられるようになるまでそう遠くはないと考える人もいる）、唯一の〝現実世界〟よりもっと多くのシミュレーションがあることになる。

哲学者や科学者のなかには、『マトリックス』で使われるグリッチ（デジタル装置のエラー、それによって生じるノイズ）のように、物質界だと思われているもののなかでシミュレートされた人物の痕跡を見つけられると考えている人もいる。しかし、シミュレートされたアバターにとって、〝外の世界〟とは何を意味するのだろうと考えずにはいられない。まるで、経験上の自己のなかに、そこから這い出てくる例の小人がいるかのようだ。仮定上の超高度な知的存在が、安易に単なる人間の賢い版とされていることにも疑問を覚える。コンピューターゲームに登場する宇宙の長老。デカルトの独我論は、まったく失われてはいない。おそらくそれが、人間の条件なのだろう。

〝水槽のなかの脳〟は、哲学者たちが悪評をほしいままにしている背理法のシナリオの一種に聞こえるかもしれないが、すでにそれが現実になっていると考える人もいる。人類学者ヘレン・ミアレは、二〇一三年、七十一歳の誕生日を迎えたイギリスの物理学者スティーヴン・ホーキングを描写するのに、まさにその表現を使った。よく知られているように、ホーキングは運動ニューロン疾患（ルー・ゲーリッグ病）で何十年ものあいだ車椅子生活を送っていて、晩年には自分の意思でできる運動は頬の筋肉を引きつらせることだけになっていた。コンピューター・インターフェースのおかげで、ホーキングはその動きを使って世界と意思疎通や交流ができた。人々の意識のなかで、ホーキングは、機能しない体のなかにとらわれた典型的なすばらしい頭脳になっていた。ホーキングは実質的に機械につながれた脳だ、とミアレは論じた。ダース・ベイダーのように、「人間よりも機械に近い存在」になり、ホーキングがトレードマークのレトロな〝自動〟音声を選んだことで、その効果が高まった。しかミアレの描写は、とりわけイギリス運動ニューロン疾患協会から激しい批判と非難を招いた。しかしミアレは、なんらかの判断、ましてや侮辱を意図したのではなかった。わたしたち全員がすでに部分的に機械であり、テクノロジーに接続され、現実と仮想が互いに重なり合う世界に住んでいるのではないかと、考えてみてほしかったのだ。ホーキングは思考による指導的な権威として大きな力を持つ——頬を引きつらせるだけで、おおぜいの随行者や共同研究者を動かせた——と同時に、肉体的な活動面ではほとんど力を持たなかったので、「アルダシアの機械人間」やオラフ・ステープルドンの〝第四の人類〟とほとんど変わらない、（いわば）極端な例を体現したのだった。

**彼の全身、全アイデンティティーまでもが、集合的なヒトと機械のネットワークという資産になった。彼はいわゆる分散型の中心的主体、水槽の外の世界を生き抜く水槽のなかの脳なのだ。**

ミアレは、社会とテクノロジーのネットワークを通じて自分の願いを表現し、実行に移している人々の状況とホーキングの状況を比較して、「影響力のある人物はひとつの集合体であり、集合的になればなるほど、より非凡になっていくようだ」と結論づけた。命令機構は、心と体の付属物になる。別の言いかたをするなら、〝水槽のなかの脳〟の人間らしさは、行為主体性の度合いによって決まるのだろう。

そうかもしれない。しかし、ホーキングの状況を読み取るもうひとつの、矛盾しない方法がある。わたしが思うに、ホーキングが住んでいた社会は、彼をきちんと受け止めきれていなかった。人は彼の優れた科学的思考を超人的なほどの才能によるものだと主張し、楽しくひねくれているがどこか無味乾燥な機知を褒め称え、計り知れない不屈の精神を持つが、少し伝統的で保守的でさえあるたたずまいの人物を、世俗的な社会が許す範囲で神聖視することを選んだ。最終的には、親しい少数の人を除けば、スティーヴン・ホーキングの機械的な存在は、人間としての存在を見失わせてしまった——そして伝説的な脳だけが注目を集めてしまったのだ。

## 第8章

# 身体の復活

## ——肉体としての自分に折り合いをつけて

サイエンスライターのカール・ジンマーが自分のゲノム解析、つまり全DNA分子の〝文字〟の解読と記録をしてもらったとき、その意味の読み取りかたを教えてくれた科学者のひとりは、ゲノミクス研究者に愛される大げさな言い回しをぞんぶんに楽しんだ。科学者はジンマーを指さして、こう言った。「それはカール・ジンマーじゃない」次に、彼のゲノムデータが入ったハードドライブを指さして、高らかに告げた。「これがカール・ジンマーだ」

深い哲学的思考を意図した言葉ではなかった（と願いたい）が、その軽率さは、脱構築（フランスの哲学者デリダの用語で、伝統的な二項対立の枠組みを解体し、新たな構築を試みる思考法）をいっそうやりがいのあるものにする。一九九〇年から二〇〇〇年代前半にかけて、全ヒトゲノムを解読するために立ち上げられた国際イニシアティブ、ヒトゲノム計画が「わたしたちをヒトにしているもの」を理解するために努力として宣伝されて以来、こういう意見が出てくる準備は整っていた。生命の書を読むのが、この計画の目的だと伝えられた。人類の設計図が明らかになるだろう、うんぬん。

ジンマーが言われたことは、この考えを最もあからさまに表現している。体、脳、ヒトの肉体そのものが、人間としてのアイデンティティーを剝ぎ取られ、真の個人を収めた単なる容れ物、殻にまで貶められてしまう。この物語では、人であること自体が、コンピューターのディスクに保存できる抽象的な情報のなかにある。まるでルネ・マルグリットが自身の有名な絵画『イメージの裏切り』（パイプの絵の下に「これはパイプではない」と書かれている）のメッセージを逆転させて、自分が手にしている物体はパイプではない、なぜならパイプであることの本質は絵のなかにとらえられているからだと主張しているようなものだろう。

それはもちろん、〝脳のダウンロード〟の系譜を継ぐ類似物だ。肉体としての自分からの奇妙で慌ただしい脱出。この物語では、体は本物であるという証拠を奪われ、個性はコンピューターコードになる。そして本に収めることができる。

どうやってこの地点までたどり着いたのか、理解しておく価値はあるだろう。わたしが思うに、ひとつには、理解しやすいという魅力があるからだ。ヒトは恐ろしいほど複雑にできている。受精卵がどのようにして胚、胎児、そして人間になるのかを理解するための探求は、まだ始まったばかりだ。体が（ふつうは）どうやって適切な形を取るのか、ましてや、なぜその形からの逸脱が致命的になる場合もあれば生存できる場合もあるのかを理解するだけでも、途方もない努力を要する。最も複雑な物体として知られる脳がどのように接続され、偶発的な成長や、感覚および環境入力、遺伝的素因の混合から行動を指揮しているのかを考えてみると……今度は問題をはっきりさせるための多次元の基準枠をつくることにさえ苦労させられる。こういう情報すべてがハードドライブに収まる四つの記号にコード化された〝指令書〟にまとめられるという考えは、その問題が扱いやすくなることを期待させた。しかし、それは幻想だ。

ほかの力も働いている。もし本物の自分をコンピューターメモリーに入れられると考えているなら、体の腐敗に悩む必要がなくなる。そしてもちろん、肉体の壊死とそれに対する嫌悪は西欧文化の長く奥深い歴史であり、そこでは〝肉体的なもの〟は堕落と道徳上の腐敗のにおいをまとっている。肉体としての自分は動物だが、脳は――頭蓋骨のなかのべとべとした灰白質のことではなく、比喩としての脳は――ヒトを高いレベルに引き上げる。肉体への嫌悪はすばやく（そして熱心に）教えられ、すばやく学ばれる。セックスは、タブーによってきびしく規制される社会化した道徳を通じて、体の結合を神聖視する最善の努力が尽くされていても、汚れた必要悪でしかない。死も同様だ。深い悲しみは腐敗への嫌悪と不安を帯び、死の儀式はエンバーミングと遺体処理の専門化によって、できるかぎりそれを和らげている。最悪の（そして最高の）恐怖のひとつは、遺体安置所のにおいをさせた死人がよみがえることだ。

そう、体の歴史について考えてみると、自己を非物質化して情報にする許可を現代生物学のなかに見つけようと人々が強く決意するのも、まったく驚くには当たらない。そのような自己は永遠で完全だ――情報はコピーして保存し、更新して編集する（おまけに著作権で保護し、売る）ことさえできる。肉体は死すべき運命だが、データは永遠に流れ続ける。

血の通った呼吸する人間と、冷たい金属のハードドライブを前にして、どちらが本物のカール・ジンマーかを判断するのに一瞬でも迷う人がいるとは思わない。わたしたちひとりひとりと同様、彼もただの肉体ではなく、そこに書き込まれた存在だ。ニューヘイヴンのブックトレードカフェでラテを飲むのが好きな男で、そういう傾向や記憶が暗号化されている二進コードではない。

わたしたちは体のなかに〝住んでいる〟、それどころか〝とらわれている〟、とつい言いたくなってしまう。しかしそう考えれば、自分が閉じ込められていて、おそらく解放される必要がある――出口の鍵さえ見つかれば、独立した存在になれるという虚構と結託することになる。けれども、ヒトは肉体なのだ。イギリスが、その丘と谷、その川と町と人々であるのと同じ意味で……。こういうものすべては、時とともに変わっていく。同じイギリスに二度降り立つことは決してできない。流動が、定義の一部を成している。

しかし、ゲノムの夢想家からアイデンティティーを取り戻すべきではあっても、一方で、体への回帰の強調を現代科学が複雑にしていることも認識する必要がある。体には、思っていたよりはるかに可塑性があるからだ。わたしは自分の体がそうであることを知っている。その一部が町の向こうにある研究所の培養器で育ち、まるで独自の考えを持って、わたしのようなもうひとつの超個体に〝なりたがって〟いるかのようにふるまい、神経組織の残片を使ってそこにはない体を捜しているのを見たからだ。わたしの一部は、まだ体を見つける機会を与えられていない。原則として、そういう選択肢はありえない。

人体の能力への新たな理解が、古い哲学的な疑問を揺るがしている。デカルトからヒューム、シドニー・シューメーカーまで、伝統的な自己の哲学のほぼすべては、個人の独自性と統合性を基礎に置いている。[93] しかし今では、わたしの腕の一部が、受精の行為がなくても胚になれる可能性（実際には程遠いとしても）を受け入れざるをえない気がする。わたしの、あるいはあなたの体のほぼあらゆる細胞が、ヒトになる可能性、あるいは少なくともヒトの配偶子の前駆細胞になる可能性を秘めている。

それは自己の宗教倫理、そしてもちろん合法性にとってどんな意味を持つのだろう（もしエルヴィス・プレスリーの汗をイーベイで買えたら、それは〝自分のエルヴィスを育ててもいい〟ということなのか？）。

おそらくどんな方法で誘導しても成長し続けるヒト組織の変幻自在な能力を踏まえるとするなら、生と死とアイデンティティーを判定するための道徳的枠組みをどう構築すればいいのだろうか？　絶えず変動する生命の塊のなかで、わたしたちはどこにいるのか？　もしかするとヒトは、生きている肉体に吹き込まれた、もっと一般的な〝わたしたちの本質〟が個別に具現化したものにすぎないのだろうか？

ここで探しているのは、個体性の根源のように思える。生物学ではそれを突き止められないことに気づくのは、ちょっとしたショックかもしれない。

ジョン・ダンの有名な言葉「人は孤島にあらず」は、今から思うと、ひとつの防御措置、つまり、近代的な個人の自立と孤立の主張に対して、社会的な自己を威勢よく擁護したものとして読めるかもしれない。ダニエル・デフォーの『ロビンソン・クルーソー』――その近代的な視点から描かれた初の偉大な寓話――が例示したように、自らが孤島となることは、もう二度と人との交流を楽しめないかもしれない、そして自己充足や心地よい孤独感さえ侵害されるだろうという、矛盾した恐怖を経験することだった。

ダンには失礼ながら、ヒトという存在は、根本的に避けがたく唯我論的だ。わたしたちは自分の心にとらわれ、自分の感覚をすり抜けるものすべてには気づかず、他人の心については推測するしかなく、決して経験はできない。このような（ふつうは穏やかだが地獄にもなりうる）内側に閉じ込められた状態にあるからこそ、文学や芸術や霊的なものを扱ういくつかの分野はそれを和らげようとする。けれども謎なのは、心と体の生物学がどのように共謀して、ヒトは単一体であるという幻想を構築しているのかだ。どのようにして、すべての感覚入力が、それぞれ有限だが異なる処理回数をかけて、自分たちひとりひとりが個別の意識を持ってこの瞬間を生きる存在だという感覚にまとめ上げているのだろう？　その疑問に対する答えはいまだに、意識と呼ばれるブラックボックスのどこかにある。心がこの能力を発展させたのは、便利だからだろうと推測するしかない。おそらく、アイデンティティーと個体性を感じることで、行為主体性の感覚が得られ、世界を進んでいけるようになるのだろう。

だが奇妙なのは、これがどうしても必要であることだ。トマス・ネーゲルの有名な論文にあるように、ヒトはコウモリであるとはどのようなことかを知らないし、おそらく知ることもできない。しかし、真菌であるとはどのようなことかを想像するほうがはるかにむずかしいし、単細胞にも多細胞にもなるキイロタマホコリカビなどの粘菌であるとはどのようなことかと問うことに、どれほどの意味があるのかはわからない。単細胞生物については、〝どのような〟ものか表現できる何かがあることさえ疑わしい。それでも、こういう生物も世界を生きていて、かなりの成功を収めている。少なくとも、真菌、植物、バクテリアに、ヒトが知っている形での〝意識〟、つまり自己保存の方法として刺激に反応する能力以外の、個体性の感覚が必要だとは考えにくい。

どのように、あるいはなぜヒトの心が個体性の認識を呼び起こすのかはともかく、どうやらそういうことになっているらしい。また、ヒトはそれを自然の事実と考える傾向がある。個々のイヌやコウモリ、さらには個々の細胞も存在しているのは明白だろう。この単独での存在こそが、まさに〝生物〟という言葉を思い起こさせるものだ。

しかし、科学が〝体系化された常識〟と呼ばれることがあるとしても、常識を科学的に説明することは苛立たしいほどむずかしい。本腰を入れて取りかかろうとすれば、個体という概念を科学用語で定義するのはほとんど不可能になる。

最初に思いつくのは、体の境界を基準にして定義することかもしれない（バクテリアにも縁があるだろう？）。しかし、わたしについて言えば、ミニ脳がその定義を無効にする。もしあの組織がどんな形であれ、生きたわたしの一部でないとすれば、いったいなんだというのだろう。しかしとにかく、わたしの体がただのヒト細胞の集合ではなく、何百もの種の細胞から成る複雑な生態系であることは明らかだ。そしてこれまで見てきたように、この共同体（ほかにもあるが、特に腸内細菌）の集団行動は、わたしの代謝だけでなく、気分やその他の精神状態——主観的な〝わたし〟の一部だと強く感じられるさまざまな性質に影響を与えている。どちらにしても、〝わたし〟は彼らがいなければ健康を損なってしまうだろう。

これは自然の規範だ。異なる種の細胞の共生的結合は、しばしば代謝と発達上の義務を共有し、いたるところに見られる。植物は、代謝と成長に不可欠な要素である窒素を、根のなかのバクテリア（根粒菌）から得る。根には真菌（菌根菌）もいて、他の重要な機能を果たしていることがわかっている。サンゴは共生藻から与えられる栄養に頼っているし、海綿動物のなかにはバクテリアが体積の四十パーセントを占めるものもいる。

微生物学者ジェームズ・シャピロはこう書いている。「生物という用語を、それぞれが個別の垂直遺伝したゲノムを持つという従来の見かたによる意味ではなく、もっと広い共同体ベースの、あるいは体系的な意味を持つ言葉として考える必要がありそうだ」従来の見かたを超えて先を見通すために微生物学者を必要とするのも、意外なことではない。彼らは、〝生命〟の意味が複雑になる場である、細胞とその環境レベルでの生命に病的なほど執着しているからだ。もちろん、ダーウィンの唱える〝利己的な〟生存競争の無慈悲な物語に対抗するために、そういう〝協力〟についての優しく感動的な物語をすることはできる。しかし、それは重要でもなければ特に役立ちもしないだろう。さまざまな度合いの自然選択の支配下にあるランダムな遺伝的多様性が、増殖する細胞のあいだで生まれ、進化がそれに続くと仮定してみよう。生物学とはそういうものであり、ときとして、それ以上あるいはそれ以下の意味をつけ加えたくなるのをこらえなくてはならない。

共生はいたるところにあるのだから、遺伝学用語で個々の生物を定義しても意味がないこともはっきりしている。願わくは、ゲノムが〝わたしたちの真髄〟であるという考えは初めから間違いであることが、そろそろ明らかになってほしい。それは生物としての個体性の真髄でもない。共生とは、ゲノムが与えてくれないものを必要とするという意味だ。ますます多くの種のゲノム解析が行われるにつれ、わたしたちは毎回、種を配列と同一視し、配列を生物としてのアイデンティティーと同一視するよう仕向けられる。しかし、複雑な生物のなかで、健康な成長と生存のために必要なものすべてがゲノムに含まれているものはいない。

ヒトのゲノムが〝完璧〟ではないとしても、せめて唯一無二といえるのか？　これはゲノム解析企業が、人を喜ばせる目的で強く推している考えかただ。〝あなたが唯一無二であることをお見せしましょう〟と。もちろん、これが一卵性の双子を喜ばせるのに役立たないことはすでにわかっている（わたしの考えでは、まさにその逆だ）。また、細胞の構成にモザイク現象やキメラ現象がある多くの人たちにとっても、役に立たない（98ページ参照）。さらに、一般的な生物学の個体性の定義にも、きっと役に立たない。細胞分裂によって無性生殖で（つまりクローン的に）増えるバクテリアには関係のないことだ。そう、生物の個体性とそのゲノムのあいだに本質的な関連はない。あのクローン化されたカニクイザルたちがなんらかの意味で〝同じ個体〟だと言い出す人はいないだろう。実際、ヒトの生殖的クローニングに対する最も弱い反論（これについてはもっと説得力のある懸念もいくつかあるが）は、誰かと同じゲノムを与えれば、人間の〝完全性〟を軽視することになるというものだ。これはまさに、スコット・ギルバートの言う〝魂としてのＤＮＡ〟の神話を言葉で表したにすぎない。

　こういう事実に直面した生物学者のなかには、生物学的個体性を定義する別の方法を探した者もいた。免疫系はどうだろう？　なにしろ、〝自分の〟（安全な）組織、細胞、その断片と、〝自分ではない〟（危険かもしれない）ものを正確に区別するようにできているのだから……。しかし免疫は、外部の脅威から生物を守るだけではない。内部から発生するもの、たとえばがん細胞、手に負えなくなった共生生物、それどころか母体が拒絶する胎児までを見張っている。ギルバートと共著者らが書いたように、免疫系は体の〝軍隊〟であるだけでなく、〝入国審査官〟でもある。「免疫は、ただ環境内の敵意ある他の生物に対して体を守っているだけではない。健康に寄与する〝他者〟の共同体と、体の関わりを仲立ちもしている」

少しばかりやけになって、数人の研究者は、個体の行動上の定義を見つけようとした。〝自律性〟を持ち、〝目標指向〟であり、何かの目的に向かって行動している、というのがその定義だ。しかし生物学によくあるように、目的論の導入は、解決よりもさらに多くの問題を招く。アメーバには目的があるのか?

つまらないこだわりに思えるかもしれない。だって、わたしたちは個体なのだから! しかし、哲学者エレン・クラークの指摘によれば、もしそうなら、生物学の名に値する分野が、その意味についてなんらかの説明をすべきだ。クラークによると、個体は「自然選択による進化の内なる論理の中心」だという。進化が〝見ている〟のは個体であり、その生死によって遺伝子が受け継がれるかどうかが決まるからだ。しかし、クラークの結論によれば、明らかに、進化と生命において「どの塊を数えるべきかを教えてくれる理論がない」。

これは、何が大切なのか(そして何を数えるべきか)が、どんな質問をするかやどの規模を見ているかによって異なるからだ。要するに、その人の細胞にとって大切なことが、その人にとって大切だと考える理由は少しもない。クォークにとって重要なことが、地球にとって重要であると考えるようなものだ。だとしたら、細胞生物学が人の自己意識と矛盾しても、驚くには当たらないだろう。

この事実を示す最良の例として挙げたいのは、誰もがめったに目にすることのない生物、カツオノエボシだ。このクラゲは危険な刺胞を持ち、垂れ下がった触手には魚を殺せるほど強力な毒が含まれている。しかし、カツオノエボシは実際には、まったくクラゲとは違う。一見、クラゲと区別がつきにくいが、それぞれの〝生物〟は個体ではなく、ヒドロ虫と呼ばれる小さな多細胞動物の群体だ。こういう〝群体動物〟は数種類いて、個虫と総称される。サンゴもその一例だ。

ヒトはカツオノエボシとは違う。ヒトの細胞は完全に統合され、体内の個別の動物に配分されてはいない。しかしそれでも、群体であることに変わりはない。一部はヒト、一部はヒト以外の細胞の共同体、それが、自分を唯一無二の存在だと考えるなかなか優れた不思議な傾向を進化させたのだ。カツオノエボシも、その集合的なヒドロ虫の心で、わずかでも似たような幻想をいだいているのだろうか？

生物学における個体性という概念が複雑になるのは、それを必要としているらしい学説にとって単に迷惑なだけではない。秩序の基礎となる自然という概念を根こそぎにしてしまう。

あるレベルでは、個体で自己充足型の生物の集まりとして生物界を考え続けることは、理にかなっているだけでなく、必要でもある。量子磁束が集中し輪郭のくっきりしたものがない微小な物理界では物体という概念に頼る必要があるのとほぼ同じことだ。顕微鏡スケールでは、古典物理学の大きな物体——本、ペン、航空母艦——は不明瞭で、

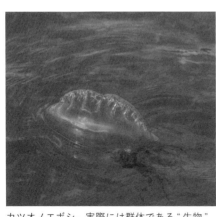

カツオノエボシ。実際には群体である“生物”

その境界には絶えず原子が往来している。しかし実際の状況はそれよりも悪い。量子物理学によると、物質を構成する素粒子は、理論上、探しさえすれば宇宙のどこにでも出現できるからだ。いくつかの位置が、ほかよりずっと出現の可能性が高いというだけにすぎない。量子力学を理解しようと努めたところによれば、素粒子はいったん相互作用すると絡み合って相互依存するようになる。あるいは、あらゆる素粒子はほかのすべての粒子を〝感じる〟。あるいは、素粒子と物体は絶えず分裂して複製や、日々知覚される輪郭のはっきりしたアイデンティティーや境界を無意味にする他のいろいろなものをつくっている。しかし、つくり話を維持しなければ、科学はほとんど不可能になるだけでなく、人々が認識する現実を理路整然と説明する仕事ができなくなってしまう。

生物学的な個体についても同じだ。その概念を捨てるのはばかげている。しかし、それを持ち出すとき憶えておかなくてはならないのは、あるレベルの世界の全体像を構築するためにそうしているのだということだ。なんらかの基本的な真実を表明しているわけではない。実際、生物学が何かを教えてくれるとするなら、それは生きている（その言葉の意味も含めて）ほぼどんなものについても、一般化するのは賢明でないということだろう。生物学が無秩序だからではなく、逆に進化がまさにその中核を成しているからだ。自然が選択的優位性を与えようと〝判断〟すれば、どんな方法でも採用される可能性は高く、生物学者が何を許可し何を禁じるかを宣言しようとたいして問題ではない。生物学には聖域や教義が入り込む余地はないのだ。当然ながら、もし本当に進化を信じるなら、あれこれが不可能だと宣言する付随の規則で規制しようとは思わないはずだ。進化がよい戦略を見つけることを信じるだろう。

ランダムな変異のなかでの自然選択によるダーウィン的進化は、生物学的進化の主な原動力のひとつであり、自然のなかにたくさん見られるのも理にかなっている。しかし、それですべてが説明できるわけではない。進化はほかにも、さまざまなものに動かされている。たとえば、ランダムな変異が選択圧なしに起こる機会的浮動がある。非ダーウィン的な変化は起こる。たとえば、なんらかの細胞が生存や成長を改善するため活発にゲノム（突然変異を招く傾向など）を変更しているときや、なんらかの環境的な影響で変更された細胞が子孫細胞にその変更を伝えるときなどだ。こういう事実を物議を醸すとか、挑戦的だとか、ましてや〝ダーウィンに対する反証〟などと見なす理由はない。単純に、禁じられている〝生物学の法則〟などどこにもないからだ。

　だからこそ、生物学では物語がとても危険になる。人はわかりやすい物語を求める。一方向に流れる遺伝情報、生存のために利己的な闘いをする遺伝子、わたしたちのあるべき姿をつくっている遺伝子。それが人間のすることだからだ。人はそうしたければ教義や法則をつくれるが、生物学は気にもかけない。好き勝手なことをやり、やることがあまりにも複雑で、あまりにも多くの例外があり、あまりにも創造的な推進力が大きいので、どんな比喩や物語も、ぴったりとは当てはまらない。

　生物学的な個体性についても同じだ。便利なつくり話だとわかっていれば、そこに引用される生物学的な着想が壊されることはない（複雑になることはあるかもしれないが）。個体性は、ヒトのような大きな生物のレベルでは役立つ基準になることが多い。おそらく、だからこそヒトの脳はそういう視点で世界を概念化するよう進化したのだろう。しかし、細胞にとってはあまり役立つ概念ではない。ときどきいみじくも言われるように、もしわたしたちが意識のある電子なら、物体という概念を持たないだろう。それと同じく、もしわたしたちが意識のある細胞なら、人間が考えているような形で個々の生物を認識することはないだろう。そこまで行くと、わたしたちは個体ではない。

細胞はそのことを教えてくれる。耳を傾ける価値はあるだろう。ヒトの姿を借りたあの危険な比喩（だが危険を冒す価値はあると思う）のひとつを使うなら、細胞には知恵に似た何かがある。人間はそれを学んで、謙虚になるべきだろう。

わたしの小さな神経オルガノイドは、正確には〝皿のなかの脳〟ではなかった。意識があるとか、認知と呼べる何かが可能だとかを示唆するものは少しもなかった。

しかし、成長を続けてもっと本物の脳に近づくのに必要な血管系と発生の信号を与えることができたら、と仮定してみてほしい。あるいは、脳の異なる部分に似た神経培養物を育て、それらを接続して〝脳のアセンブロイド〟をつくれると想像してみてほしい。意識についてはまだ定説もなければ、明確な定義すらないが、大脳皮質の特定の領域から発生しているらしいと考えられる。この領域に酷似した脳オルガノイドを育てられたとしたら？

そういう構造物には、どんな地位が与えられるべきだろう？　思考、あるいは判断と呼ぶにふさわしい何かができるようになるだろうか？　その体験はどんな性質を持つのか？　そしてそれは〝誰〟なのか？

〈クリエイテッド・アウト・オブ・マインド〉の〝皿のなかの脳〟プロジェクトに加わったとき、わたしは、そんな質問をするのはばかげているし不遜だと考えていた。しかし、わたしのミニ脳が形を取り始めたのと同じころ、その可能性を真剣に考える一流の神経科学者と生命倫理学者数名が、《ネイチャー》に論文を発表した。著者らによれば、そういうものができるのはまだずっと先のことだが、今からそれについて考える必要がある。彼らが論じるところによると、「脳の代用物がより大きく、洗練されていくにつれ、ヒトの知覚力に似た能力を持つ可能性が、ありえないことではなくなるかもしれない」。そういう能力には「喜びや痛みや苦しみを（ある程度）感じられること、記憶を保存して検索できること、あるいはもしかすると、いくらか行為主体性の知覚や自己認識を持つことさえ含まれる」。ハンク・グリーリー（論文の著者のひとり）が言うには、そういう研究の規制構造をどうすべきなのかを考える必要がある。そしておそらく、その疑問が緊急課題になるまでに、あと五年から十年ほどしかない。

今日のミニ脳には、ヒトの脳のような複雑さはまったくない。たとえば、成人の脳には八百六十億個のニューロンがあるのに比べて、あの豆粒大の塊にはたいてい、ほんの百万〜二百万個しかない。そのうえ、脳オルガノイドのニューロンは活性化がずっと低く、シグナルの送信（〝発火〟）速度は本物の脳のほんの三〜四パーセントにすぎず、形や構造の複雑さをほとんど処理できない。

しかし、ある程度の意識を持つ脳オルガノイドという発想をいだくのは、それほどばかげたことではない。数字だけを見ても、当てにならない場合がある。たとえば、ヒトの脳内ニューロンの八十パーセントは小脳にあるが、小脳が完全に欠けている人でも意識を発達させることは可能だ。少なくとも、そういう極度の発育障害の、ある不運な中国人女性の症例ではそうだった。それに、脳のニューロンは、周囲の世界の精神的なモデルを構築するためだけでなく、適切に機能するためにも知覚経験を必要とするが、オルガノイドの成長に合わせて経験を与えることもできる。たとえば、ある研究者のチームが育てた脳オルガノイドは、原始的な網膜のようなものを発達させ始め、その領域に光を当てるとニューロンが活性化された。マデリン・ランカスターは、脳オルガノイドのニューロンを筋組織と結合させ、神経活動に対する筋肉の反応を観察し、原理上オルガノイドが環境に作用し反応できるようにした。

《ネイチャー》掲載論文の著者のひとり、クリストフ・コッホは、やや対立をあおる表現で、ミニ脳の地位についての疑問を投げかけた。「考え始めなくてはならない。この物体は、痛みを感じているのか？」専門家でさえそういう疑問に対する答えを知らないという事実に、少し驚かされる。痛みは神経受容体を通じて体の神経によって感じ取られるが、その受容体がないとすれば、〝痛み〟とはそもそも何を意味するのだろう（脳自体にはそういう受容体はまったくない）。「意識とは何か、それがどんな構成要素を必要とするのかがさらに解明されなければ、実験的な脳モデルでどんな信号を探せばいいのかを知るのはむずかしいだろう」《ネイチャー》の著者らは認める。

知覚力のある脳オルガノイドの生死は誰が――というより何が決めるのだろう？　彼らの快適な暮らしに気を配るため、〝後見人〟を任命する必要があるのだろうか？　親権争いに巻き込まれた子どものために誰かが任命されるのと同じように？　知覚力のあるミニ脳に、刺激的な環境と、有意義な記憶と関係を与えてやる義務が生じるのだろうか？　アイデンティティーという概念は、いったい何を意味するのだろう、ああいう……もの？　物体？　それとも人間にとって？

けれども、わたしのミニ脳は栄光の日々を終えた。クリスとセライナはそれを育てたあと、ホルムアルデヒドで固定し、ゲルに包埋して、染色と画像化のために切断した。あの生き物に対する心のケアの義務を怠ったとは思っていないが、あとを引くささやかな感情を、完全には振り払えずにいる。決して死を免れない体を超えた、自らの組織の増殖をめぐるわたしの冒険は、これで終わりだろうか？　どうもそうではないらしい。「液体窒素のなかに、まだきみの線維芽細胞とｉＰＳ細胞があるよ」クリスは言う。「冷凍保存され、よみがえらせる準備はできている……」

# 図版クレジット

**Cover, p.15** Chris Lovejoy and Selina Wray, UCL.

**Cover, p.19** Chris Lovejoy and Selina Wray, UCL.

**p.27** *Ex ovo omnia*. Detail of the frontispiece, probably drawn and etched by Richard Gaywood, from William Harvey, *Exercitationes de generatione animalium: Quibus accedunt quaedam de partu: de membranis ac humoribus uteri and de conceptione*, 1651./ Illustration of cork cells by Robert Hooke, from *Micrographi*a, 1665.

**p.28** Illustration of the homunculus by Nicolaas Hartsoeker, from *Essai de Dioptrique*, 1694.

**p.36** Illustration of onion cells by Edmund Beecher Wilson, from *The Cell in Development and Inheritance*, second edition, 1900.

**p.39** Illustration of the human cell by Philip Ball.

**p.43** Illustration of mitosis by Walther Flemming, from *Zellsubstanz, Kern und Zelltheilung*, 1882.

**p.49** Illustration of DNA by Philip Ball.

**p.79** Vladimir Staykov / Shutterstock./ Illustration of the human embryo by Philip Ball.

**p.85** Illustration of gradient patterning by Philip Ball.

**p.89** Illustration of gastrulation by Philip Ball.

**p.97** Illustration of the epigenetic landscape, adapted from Conrad Waddington, from *The Strategy of the Genes*, 1957.

**p.109** Lebendkulturen.de / Shutterstock.

**p.111** Illustration of the life cycle of *Dictyostelium discoideum* by Philip Ball. Photograph courtesy of M.J. Grimson and R.L. Blanton, Biological Sciences Electron Microscopy Laboratory, Texas Tech University.

**p.113** Photographs courtesy of Kees Weijer, University of Dundee.

**p.117** Illustration of the tree of life by Philip Ball.

**p.173** Chris Lovejoy and Selina Wray, UCL.

**p.250** Dennis Kunkel Microscopy / Science Photo Library.

**p.253** Gualtiero Boffi / Shutterstock.

**p.269** Maridav / Shutterstock. Vchal / Shutterstock. Maria Svetlychnaja / Shutterstock.

**p.300** Photograph courtesy of Berna Sozen, University of Cambridge.

**p.324** 895Studio / Shutterstock.

**p.349** Film still from *Frankenstein*, Universal Pictures, 1931.

**p.373** Broadbelt / Shutterstock.com.

# 注釈

## 序章　皿のなかで育つわたしの脳

**1**　“肉体の（somatic）”という言葉は、これから何度も出てくる。単純に“身体上の”または“体の”という意味だ。

## 第１章　命のかけら―細胞の過去と現在

**2**　ある種の結晶と結晶の一部は、さらなる成長の鋳型のようなものとして働く能力のおかげで、ほかの結晶から構造を“受け継ぐ”。これを根拠に、生命の起源に関するひとつの推論として、生物発生前には、粘土鉱物が遺伝情報の無生物の運び役として機能できたのではないかという説がある。また、生物学者のハーマン・マラーは1921年に、細胞内の遺伝物質の複製が、結晶の鋳型を利用した成長と似ているようだと指摘した。物理学者のエルヴィン・シュレーディンガーが1943年に、遺伝子は“非周期的結晶”――規則的な原子の機構がない結晶――のなかに暗号化《コード》されているのかもしれないと発言したことは有名だ。

**3**　同じ単語が、原子物理学で、原子の質量のほぼすべてが集中する高密度な中心部を表すのに使われている。ここにはおもしろい偶然がある。ブラウンが、水中で分子との衝突によって踊るような動きをする花粉の微粒子を観察したことが、最終的に1908年、原子が実物体であり、ものの構造を考えるための単なる手軽な比喩ではないと実証されることにつながった。このわずか３年後、アーネスト・ラザフォードが原子核を発見した。

**4**　驚いたことに、現在でもこの見解――生命の“原形質説”――を支持する者が少数いる。じつは、細胞の壁や膜は、あらゆる機構にとってただの“囲い”ではない。内容物を閉じ込め、周囲の環境から隔離することは、細胞が生物として機能するために不可欠といえる。

**5**　とはいえ、ある種の細胞や生物は、一定の状況下で代謝を中断できる。静止して仮死状態のようになれるのだ。便利な生き残り戦略といえる。

**6**　例外といえるかもしれないのがウイルスだ。細胞よりも小さい粒子で、ほとんどタンパク質の鞘細胞に包まれた遺伝物質（ＤＮＡまたはその分子上の親戚であるＲＮＡ）だけでできている。ある生物学者が「タンパク質にくるまれた悪い知らせ」と呼んだのは有名だ。この感染性物質は、細胞を乗っ取り、細胞機構に強制的にウイルスを複製させる。独力で複製や増殖ができないウイルスを本当に生きていると見なせるのかについては、今も議論が続いている。生命自体に、合意された定義がな

いからだ。だが、その議論に悩まされる必要はない。単純な事実として、ウイルスというありかたは、もし細胞生物のほうが先に存在していれば、こういう形の有機物が繁栄するには進化的に安定した方法だ。細胞は原則としてウイルスなしで存在し存続できるだろうが、その逆はないといえる。確かにそうはいえるが、どうでもいいことかもしれない。おそらく、金が否応なく金貸しを生むように、細胞の存在は否応なくウイルスを生むのだろう。それら（ウイルスだけでなく金貸しも）が寄生者かどうかは、どの立場から見るかによる。

**7** フレミングの観察よりも、少しすっきり整えてある。

**8** とはいえ、それぞれの鎖とまったく同じ複製ではなく、"相補鎖"だ。１本の鎖の分子構成要素が、スクエアダンスで男女がペアになるように、もう一方のパートナーと対になる。つまり染色体の複製中、１本のＤＮＡ鎖は、構成要素のペアを互いに認識することで相補鎖を形成するための、鋳型の役割をする。このようにして、二重らせんの２本の鎖は、同じ配列の構成要素から成るもうひと組の二重らせんの鎖を組み立てる。

**9** つまり、"3 分の 1 はキノコ"だとか、"5 分の 3 はバナナ"だとかいうよくある冗談は、細胞の統一原理を無視してゲノムを生物と同等と考えることの愚かさを示すよい実例といえる。こういう比較が本当に意味するのは、あらゆる細胞に一定の基本的な代謝要求があるとしても、発生プログラムにわずかな調整が加わるだけで、驚くほど多様な方法で細胞が組み立てられ、きわめて多様な形状と行動と能力を示す生物が生まれるということだ。

**10** これはばかげた話に聞こえるかもしれない。テレビはここ最近の発明品であって、人間の視聴習慣が遺伝子のなんらかの進化的選択につながったはずはないからだ。しかし、それは問題ではない。人がテレビを見る傾向は、たとえば集中力や好奇心など、はるかに一般的な認知の形質によって決まるので、大昔になんらかの適応的意義があったと信じるだけの根拠はある。

**11** ときどき、遺伝子と進化以外の記述についてはすばらしい本で、遺伝子は自己複製装置だという主張を読むことがある。これは、その言葉の持つどんな定義からしても間違っている。たとえ組み立て用の成分分子を与えられたとしても、遺伝子が自発的に複製できると示されたことは一度もない。その仕事に使われる人間のテクノロジーを除けば、遺伝子は細胞との関係のなかで働く酵素によってのみ複製される。遺伝子は自己複製装置ではなく、いわば"被複製物"であり、生命の過程のなかで複製されるものだ。

## 第２章　体をつくる――昔ながらのヒトのつくりかた

**12** 以前、ロンドンのヴィクトリア＆アルバート博物館で、いくつかの展示物の"科学"を探究する展覧会の準備をしていたとき、織物部門のキュレーターは、コッドピースが性に関する展示に使われるという提案に恐れおののいた。そんなばかな！

**13** とにかく、わたしたちはここから話を始めようとするが、子どもたちはそう簡単に

納得してくれない。わたしが３歳の娘に、精子はペニスから出てヴァギナのなかに入ると話したのは失敗だった。「そんなのおかしい」娘は反論した。「だって離れすぎてるもん」

**14** 性的二形は必ずしも、種を雄と雌に厳密に分けることを求めない。多くの動物、たとえば軟体動物などは雌雄同体で、生殖器を両方持っている。一部の魚類、たとえばクマノミは、性別を変えられる。たいていはひとつの群れに雄より大きい１匹の有力な雌がいる。その雌が捕食者に食われたりして排除されると、１匹の雄が卵巣を発達させて後任になり、体もそれに合わせて成長する。

**15** とはいえ、真核生物の長期的な生存能力には、ときおりのセックスが必要な可能性もある。確かなことはわからない。

**16** 母親と父親の染色体は、減数分裂のあいだ、並べ替えに加えて遺伝子の交換もする。

**17** この少しばかり残酷な実験が必要だったのかどうかははっきりしない。ヴァイスマン自身が指摘したように、割礼の慣習があっても「ユダヤ人の男児は包皮なしで生まれてくるわけではない」からだ。

**18** じつは早くも1869年、フィルヒョウの門下生エルンスト・ヘッケルは、クダクラゲと呼ばれるクラゲ様生物の胚の断片が完全な幼生をつくれることを示した。とはいえ、クダクラゲはきわめてめずらしい生物で、本物のクラゲではなく、個虫と呼ばれる小さな多細胞生物の群体だ。

**19** ただし、あらゆる脊椎動物でこういう結果が得られるわけではない。マウスの二細胞期の胚で細胞を分離すると、たいていは一方の細胞だけがマウスに成長する。この例では、ごく初期段階ですでに細胞間に違いがあることが示されている。

**20** もしこれを荒っぽい表現だと思うなら、胎盤で起こる重要な生物学的過程のいくつかに、ウイルスに由来するらしい遺伝子が関わっていることを憶えておいてほしい。

**21** マンゴルトは、フライブルク大学でシュペーマンに師事する大学院生で、この発見を裏づける実験を行った。彼女は自宅で子どものミルクを温めているときに起こったガス爆発で死亡した。シュペーマンとともに執筆中だった胚形成におけるオーガナイザーについての論文が発表される前だったので、その業績によって1935年にシュペーマンが受賞したノーベル賞をともに受けることはできなかった。

**22** これも、モルフォゲンがつくるパターンのひとつと考えられている。この場合、皮膚細胞の色素の産生を制御する、少なくともふたつのモルフォゲンの相互作用が関わっている。拡散するモルフォゲンのなかで縞模様が形成されるという説は、1952年にイギリスの数学者アラン・チューリングによって提唱された。彼の理論体系は、現在では動物や植物の多くのパターン形成過程に当てはまると考えられている。たとえば、毛包の準規則的な間隔や、イヌの口蓋の隆起形成などもそうだ。また、位置情報を精密に示す手段としての拡散も起こるが、この場合、ふたつのモルフォゲンが関わる化学反応が合わさって、フィードバックが加えられ、さらに精巧なパターンが生み出される。チューリングの理論体系は、いかにパターン形成システムの基本原料が、固有の性質（反応率と拡散率）によって、特徴的な物差しと対称性の型を持つパターンを生み出せるかを示した。

**23** この“ヒトゲノム配列”はたくさんの誤解を生んでいる。「誰の配列？」という疑問

がわいてくるだろう。個人の違いは、主として遺伝的に決定されるのだから。しかし、わたしたちのゲノム配列は、約 99.9 パーセントは同一だ。遺伝コードの残り 0.1 パーセントほどにある小さな違いだけが、わたしたちを唯一の存在にしている。さらに、これらの違いの多くには、異なる並び順ではあるがさまざまな人々に広く共有されている遺伝子変異が関わっている。そして、特定の遺伝子のこういうさまざまな変異体が、同じ機能をコードする。例えば、酵素タンパク質の設計図（そう、ここにあった！）を供給している。対応するタンパク質が、分子の構造や活性に関してわずかに異なるだけだ。つまり、"ヒトゲノム"と呼ばれる普遍的なものは、少しあいまいではあるが、意義深い概念といえる。

**24** 変異の発生率——誤り率——は、じつのところ進化の過程で"最適化"されているらしい。変異はまさに、進化が作用するために"必要"とされるからだ。言い換えれば、誤り率は必ずしも可能なかぎり最少に抑えられているわけではなく、結果として現れる遺伝的多様性ができるかぎり有益になるよう、校正機構の能率によって微調整されているらしい。どちらにしても、体内の細胞ごとの多様性を見れば、厳密には、ヒトがそれぞれ唯一の特有なゲノム配列を持つという考えが間違いであることがわかる。

### 幕間 1　ヒューマン・スーパーオーガニズム——細胞が共同体になるとき

**25** こう書くと、イントロンが悪いもののように思える。しかしそんなに悪いものなら、今ごろ進化によって取り除く方法が見つかっていてもいいはずだ。ところが、イントロンを削除して残ったＲＮＡ断片（エクソン）を継ぎ合わせる必要は、たとえ対応の酵素を活性化させるエネルギーが求められるとしても、利益になるらしい。特に、エクソンが新しい順序に並べ替えられる可能性が生まれるので、ひとつの遺伝子でふたつ以上のタンパク質が産生できる。すると、有用な機能を持つタンパク質が見つかる可能性が高まる。ヒトゲノムの２万個あまりの遺伝子から、約６万種類のタンパク質がつくられている。いくつかの遺伝子は、何十、あるいは何百もの異なるタンパク質を産生しているのかもしれない。さらに、タンパク質構造を再編成する機会を与えるだけでなく、いくつかのイントロンの断片自体が生物学的機能を持つことが明らかになっている。たとえば、酵母の成長速度を制御したり、飢餓抵抗性を高めたりするのに役立っているらしい。

**26** ダーウィン自身が提唱した木という古いイメージは、現在ではもう少し複雑な、藪に近いものと理解され、異なる枝のあいだでいくらか遺伝物質の交換もあることがわかっている。バクテリアが得意な、遺伝子の水平伝播と呼ばれる過程だ。

**27** ヒトがそういう海綿動物の子孫だと言っているわけではない。現存する生物のなかにヒトや他の複雑な生物の祖先がいないということは、よく憶えておくべきだろう。むしろ、あらゆる生物は進化の枝の先端に存在していて、どの生物もさまざまな時点で、すでに絶滅した生物のなかに共通の祖先がいる。

**28** これは一般論だ。進化はランダムな変異に依存するので、変化も（たいていは）ラ

ンダムに現れる。問題は、なぜ特定の変化が存続するのかだ。一般的には、進化上の利点が受け継がれるからだが、同時に、変化や多様性が現れるのは、単にそれを削除するもっともな理由がないからという可能性もある。適応上の利益もなければ欠陥もない場合だ。貝殻の模様の色素パターンに見られる多様性は、こういう中立的な変異の例かもしれない。

## 第３章　不死の肉体——組織を体外で培養する方法

**29** 実際、脳内には何百種類もの神経細胞があり、それぞれが枝分かれした独特の形をしていて、ポプラとオークほども見た目が違う。

**30** ハリソンが組織培養の草分けとしてノーベル賞を授与されなかったのは、奇妙なことだ。何度も候補にはなったが、1933 年、委員会はハリソンの研究を“ やや価値が限定されている ”と判断した。これは、当時でさえ、不当な評価と言っても差し支えないだろう。

**31** ストレンジウェイズのミドルネームがピッグだったことを考えると、さらにグロテスクさをつけ加えずにはいられない。

**32** ウェルズとハクスリーが使った島という隠喩は、文明のありふれた規則に縛られない想像力に富んだ探究の舞台として、トマス・モアの『ユートピア』まではいかないとしても、『ガリバー旅行記』や『ロビンソン・クルーソー』にまでさかのぼれるほど古くから見られる。オルダス・ハクスリーは、最後の小説『島』（1962 年）でそれを使った。この本では、著者が西欧社会をひどくむしばんでいると考える性的抑圧とタブーが克服されたユートピア社会が描かれている。

**33** ヒーラ細胞の発見後、大量生産のため、タスキーギを拠点とする研究所が設立された。

**34** たぶんおわかりだろうが、この名前はスタンリー・ガートラーと“ 侵襲的な ”性質を持つヒーラ細胞に関わる彼の研究に由来している。

**35** ゴールドは、法的には権利を取り戻したものの、その事件に深く悩まされ続けていたようで、2004 年に自殺してしまった。裁判事件の影が重くのしかかっていたことは、ハーヴァード・メディカル・スクールの医学科長の言葉に示唆されている。ゴールドは、「患者のみなさんの権利と誠実さを心から尊重していたが、廃棄された組織に等しいものに関して、科学が制約を受けてはならないとも考えていた」。

## 幕間２　ヒーローと悪漢——がん、免疫、ヒト細胞の生態系

**36** 遺伝子につけられるやや不ぞろいな名前には、それ自体にひとつの物語がある。Ｍｙｃ（ミック）は最初、鳥類の骨髄細胞腫症と呼ばれる腫瘍成長を誘発するウイルスから発見された。その名前からすると、Ｍｙｃとその発がん性形態が、ウイルス性疾患に関連してごく特殊なことをするような印象を受ける。しかし、それは事実

とは程遠い。じつのところＭｙｃは遺伝子ファミリーを形成していて、細胞増殖に関連する遺伝子も含め、他の遺伝子群の発現を調節する転写因子としてのごく一般的な役割のほかにも、ひとことでは説明できないほど多様な役割を持つ。分子生物学では、よくある状況だ。最初きわめて特殊な文脈のなかで発見された遺伝子が、それにちなんで名づけられたあと、その特殊な役割のはるか下流で一般的な機能を持つことが判明する。最初に観察された“働き”や働く場所にちなんで遺伝子を（誤って）命名するのは、ひとつには実用の観点からだ。しかし紛らわしいうえに、明らかに、つい最近の1990年代後半、がんの専門家ロバート・ワインバーグが公言した一般的な考えに影響されている。「ひとつひとつのヒト遺伝子が、個別の体の形質を構成する役割を担っている」というものだ。これが誤った前提だとすれば、がんの遺伝学がこれほど長いあいだ混乱して見えたのも無理はない。

**37** 免疫細胞の一部も、通常の体細胞のなかでは特異な存在で、テロメラーゼ遺伝子を再活性化できる。免疫系は、その細胞の回復能力に依存しているからだ。

**38** 以前はこの割合がもっと高く設定されていたが、今では高く見積もりすぎだったと考えられている。

**39** 生物が持つ微生物叢の遺伝子の一部は、宿主のゲノムに入り込めるらしい。

## 第４章　運命の思わぬ展開――細胞を再プログラムするには

**40** これを達成するまでの土台づくりの大半を行ったのは、生物学者ゲイル・マーティンだった。マーティンは、生殖細胞の腫瘍から幹細胞の一種を分離して維持する方法を発見した。

**41** ヒトのニューロンの再生は、スウェーデンのカロリンスカ研究所の研究者たちによって、ごく最近発見された。2013年、彼らは人体に放射性炭素年代測定法を使って、脳の“記憶中枢”である海馬の一部のニューロンが比較的若いことを示した。毎日約700個の新しいニューロンが、海馬で生まれていると考えられる。

**42** 実際には、すでに1996年から、ヒト胚を扱う研究にアメリカ連邦政府資金を使うことにはいくつかの規制が設けられていた。つまり、ジェームズ・トムソンは、ヒトＥＳ細胞の培養に関わる画期的な研究のために、カリフォルニア州のバイオテクノロジー企業ジェロン・コーポレーションからの資金提供に頼り、作業のほとんどをマディソンのキャンパス外の研究所で自ら行わなければならなかった。

**43** シュペーマンが“輪”を使って（本文77ページ参照）イモリ胚をふたつに分離した実験も、ひとつの胚から遺伝的に同一の“双子”を人工的につくったのだから、クローニングの一種といえるかもしれない。

**44** 小さいが重要な例外がある。乳腺細胞のいくつかの遺伝子は、核の染色体ではなくミトコンドリアの染色体に含まれている。ミトコンドリアとは、エネルギー貯蔵分子がつくられる場所だ。こういうミトコンドリア遺伝子は、母親からのみ受け継がれる。

**45** ＨＩＶは少し違う。このウイルスは免疫系を攻撃し、感染を防ぐ白血球の一種を破

壊するので、体がさまざまな二次感染にさらされてしまう。

**46** たとえここで使われるウイルスが表面上は無害だとしても、細胞のＤＮＡに他の変化が導入される危険は常にあり、それは腫瘍細胞に発達する傾向を持ちうる。ペトリ皿のなかでは問題にならないが、医療でその細胞を使う計画なら問題だ。そこで研究者たちは、体細胞に適切な因子を導入できる別の方法を探している。ひとつは、タンパク質をコードする遺伝子ではなく、それぞれのタンパク質を直接加えることだ。しかし、その場合はたいてい、再プログラムの効率が低く、幹細胞状態へのスイッチが入る細胞は少なくなる。

**47** "グリア"という言葉は、ギリシャ語の"膠《グルー》"に由来している。1850年代にルドルフ・フィルヒョウがつけたドイツ語の"Kitt(直訳するとパテ)"という言葉の訳語だ。フィルヒョウと同時代の科学者たちは、グリア細胞を、ニューロンを結合しているただの不活発な基質のようなもの、"神経膠"（nervenkitt）であると考えた。現在では、周囲のニューロンの特性を微調整したり、ニューロン間のシナプス結合の確立や切断を行ったりなど、もっとずっと活発な役割があることがわかってきた。グリア細胞は、神経ネットワークの機能と統合性を保つ"脳の恒常性維持機構"と呼ばれている。

**48** Sox2は、線維芽細胞をｉＰＳ細胞に変える山中の4つの転写因子のひとつであることを憶えているだろう。ではなぜここで、ニューロンをつくっているのか？　ここでも、遺伝子回路のブラックボックス内にとらえがたいものがあることが例証されている。Sox2は決して、"幹細胞をつくる"遺伝子ではない。周囲に依存しながら発達する細胞に、もっと全般的だが定義しにくい影響を与えている。

## 第５章　予備部品工場——再プログラムされた細胞から組織や器官をつくる

**49** 医学史研究家のダンカン・ウィルソンの指摘によると、当時マキシモーはシカゴ大学で働いていたものの、祖国での反ボリシェヴィキの暴動による混乱で不安を覚えていたので、言葉の選択に政治的な含みがあるのかもしれない。

**50** 約10分の数ミリ以上の厚さがあるヒト組織はすべて、細胞に酸素と栄養をじゅうぶん供給し続けるために血管系を必要とする。

**51** 先述の、異なるマウス胚の胚性肝細胞でつくった膵臓を持つマウスもキメラだったが、異種間のキメラではなかったことに注意してほしい。キメラのマウスが最初につくられたのは1960年代のことで、体外受精の先駆者ロバート・エドワーズらが、胚盤胞期になる前に胚同士を融合させて育てた。

**52** あらかじめ用意されたニッチのある動物胚のなかでヒト幹細胞を育てる一般的な方法は、以前にも実践されていた。たとえば2016年、ルドルフ・イエーニッシュと同僚たちは、ｉＰＳ細胞または胚性幹細胞に由来するヒト神経堤細胞を導入したマウス胚から、キメラのアルビノマウスをつくった。神経堤細胞はさまざまな成熟細胞の前駆細胞で、そのなかには、メラニン細胞もある。髪の色を決める色素産生細胞だ。ヒト細胞は発達中のマウスのなかで生存し、生まれたマウスには、"ヒト化"

った。
れた人は不妊で
術的な偏見にす

ったのは聖母マリ
原罪に対して前もっ

体外受精で生まれ、そ
っと大きな数字になる
1999 年に

た。

を問う

ルモンの役割についての理解は、
月期を人工的に制御する方法の
科学者もいた。
かたは、ここではやや不正確だ。話によると、その精
の学生のひとりで、まわりからいちばん美男子だと認められてい
のものだったらしい。学生たちは秘密厳守を誓わされた。

**55** 妻に話さなかった理由は不明だ。この処置の倫理観は、もちろん今日ではひどいものに思えるが、そのせいで、この件に関するもっと根深い疑問が封じられる傾向があった。真実を知ったら、母親が子どもを愛さなくなると思われたのだろうか？　あるいは、母親がその手法にひどくショックを受けて恥じ入ると？　それとも、医師と学生を非難し訴えると？　純然たる家父長的な男性優越主義の表れだったのか？　本当のことがわかれば、生殖補助に対する世間の姿勢の変化に関して、役立つデータになったはずだ。

**56** この話がさらに込み入っているのは、ロックが敬虔なカトリック教徒だったことだ。しかし明らかに、避妊や生殖補助の試みに対する教会の考えには反対だったらしい。子宮内の受精卵を採取した行為を、ある種の中絶手術と見なすこともできるのだから。

**57** 動物を使った体外受精の実験ではそんな証拠は見つからなかったことを考えると、そういう恐れは情報に基づく科学的判断以外の要因から生じていることがはっきりする。

**58** 論文はバレンタインデーに発表され、マスコミの興味をかき立てた。著者たちがもくろんだとは考えにくいが、まさに《ネイチャー》の当時の編集長ジョン・マドックスが得意としていた抜け目ない決定だと、わたしは疑っている。

**59** 新生児でさえ、まだ完全な人間ではないと見なされる場合があった。20 世紀以前の乳児死亡率の高さによるものだ。乳児期の初期には、幾分か心理的な距離を置く必要があったのかもしれない。

**60** この用語をそのまま使ったのは、政治色の強い言い回しを強調するためで、何かを説明する表現ではない。

**61** わたしの著書『Unnatural』でその物語に触れている。

**62** ホールデンは“出生率”を、1 人の女性が一生のあいだに子どもを産む可能性（合計特殊出生率）ではなく、全人口に対する出生数の割合（普通出生率）という意味で使うよくない傾向がある。この紛らわしい使いかたは今ではかなり広く見られるが、誤解を招きやすい。

**63** この人物は、ドイツ系アメリカ人の生物学者ジャック・レーブをモデルにしている。レーブは 1890 年代、アメリカで実験を行っていたとき、ウニを化学塩で操作して

単為生殖を促す方法を発見し、化学の力で生命をつくったと言われてい

64 息子の誕生に体外受精は関わっておらず、“人工的な”妊娠で生まれ はないかという一般的な予想――じつのところ、時代遅れの疑似魔 ぎなかったのだが――は否定された。

65 とはいえ、イエスの懐胎は無原罪懐胎ではなかった。それが起こ アの懐胎のほうで、マリアの両親の性交による懐胎ではあるが、原 て特別な免責が与えられた。

66 世界規模の数字を把握するのはむずかしい。しかし、両親が体 うでなければこの世に誕生しなかった人全員を含めると、も だろう。ルイーズ・ブラウンの妹ナタリーは、やはり体外受精で生まれ 試験管ベビーとして子どもを産んだ初の人物になった。

67 ジーン・パーディの役割、特にエドワーズとステップトーとの初期研究での役割は、ほとんど注目されてこなかった。パーディはチームの中心メンバーだった。

68 1920年代に、いずれ実現すると推定されていたＡＲＴに対し、保守的な批判家は、男性が余剰になるかもしれないという見通しに強く警戒していたようだ。ヒトをつくる新たな方法を前にすれば、誰もが不安になる。

69 14日ルールは、カナダ、オーストラリア、スウェーデンなど、ほかにも数カ国で法案が可決された。アメリカ合衆国や中国など別の数カ国では、それを指針とし、国際幹細胞学会も同じく指針として勧告を行っている。

70 ＰＧＣが具体的にいつどこで最初に形成されるのかについては、ややあいまいな表現にしてある。ヒトの場合、正確にはわからないからだ。原腸形成の前後かもしれない。また、ブタではＰＧＣは原始線条に現れるが、サルでは別の場所に生じる。

71 ＢＭＰ４とは、“骨形成タンパク質４”を意味する。このタンパク質と他のＢＭＰファミリーは最初、骨形成に関与していることが発見されたからだ。しかし現在では、ＢＭＰが発生に多くの役割を担っていることがわかり、そのいくつかは、ここでのように骨の成長とは関係ない。ここでまたしても示されたとおり、多くの遺伝子は簡単に要約できる明確な仕事を持っているわけではなく、体の成長に伴っていつどこで発現するかによって異なる作用を誘発する。

72 近親相姦の究極の形と呼ぶこともできる。そして、ほぼ世界共通のタブーとなっている近親交配がもたらす危険と同じ危険を招くだろう。

## 第７章　おぞましい子孫？――ヒト培養の未来

73 この小説が最初に出版されたとき、一般にはパーシーが著者だと推測された。メアリーと同じくらい執筆に関わっていると論じる者もいるが、事実ではない。パーシーの編集は装飾的なもので、文体のちょっとした調整程度にすぎない。どちらにしても、メアリーの散文とプロットの粗さが、結局のところ『フランケンシュタイン』の魅力になっていて、神話が花開く余地を与えている。

74 そう、この戯曲は多くの点で時代を先取りしている。ロボット倫理学は現在、とて

も活発な分野だ。

**75** じつは、スクリプス研究所の研究者たちは、いくつか異なるｉＰＳ細胞株を使ってそれぞれの胚をつくった。それぞれの細胞株が別のゲノムを持っていたので、生まれたマウスはキメラだった。

**76** ここで言っているのは、生殖を目的とした実験のこと。14日未満の研究用にヒトｉＰＳ細胞を含む胚盤胞（キメラ胚になる）をつくることは、まったく別の問題になる。

**77** わたしはここで、あの細胞やこの細胞が特定の細胞型、たとえば中胚葉や始原生殖細胞などになると気楽な調子で述べている。この段階では、ほとんどの細胞が顕微鏡下でほぼそっくりに見えるとすれば、どうやって見分けているのか？　そこでは、クリス・ラヴジョイとセライナ・レイがわたしのミニ脳の細胞型を見るのに使ったのと同じ方法が使われる。特定のタンパク質に張りついて、光を当てると蛍光を放つ分子標識を投入するのだ。タンパク質を確認できれば、それが細胞型の痕跡になる。特定の細胞型でしかつくられないとわかっているからだ。このようにして、さまざまな細胞構造が、着色された斑点から成るきらびやかな万華鏡のようなパターンをつくり出し、具体的にどの細胞型がどこに存在するかを示す。

**78** つまり、ヒト細胞からの信号が、ニワトリ胚の発達を指揮している。ここでもうひとつ憶えておいてほしいのは、細胞レベルの場合、胚形成のこれほど初期では、種間の一見大きな違いはあまり問題にならないということだ。関わっている重要な遺伝子とタンパク質は、ヒトもニワトリもほぼ変わらない。

**79** とはいえ、遺伝的な根源を持つすべてのミトコンドリア病が、ミトコンドリア遺伝子自体を原因とするわけでは決してない。約85パーセントは核ＤＮＡ内の変異が原因だ。

**80** 言うまでもなく、遺伝的な関係がない子どもも含む。

**81** “遺伝子編集”と“ゲノム編集”は区別せずに使われ、厳密な定義はないと考えられる。原則として、いくつかの塩基対を交換してひとつの遺伝子を編集し、たとえば病気を引き起こす変異を健常なものに変えること、そして遺伝子全体あるいはいくつかの遺伝子群を交換して同じ目的をめざすことの両方が可能だ。どちらも実際に行われている。細胞あるいは生物の表現型を変えること、つまり事実上、形質を変えることを意図した遺伝子組み換えは、単独で働く遺伝子がめったにないことを考えると、ゲノム編集と表現するのが最適だろう。

**82** 略語の完全な綴りを書き出してもほとんど意味はない。バクテリア内の自然な遺伝子編集過程に関わる何種類かのＤＮＡ配列を表している。

**83** 興味深いことに、ここでのＣａｓ９酵素は、研究者が導入したガイド鎖ではなく、母親のＤＮＡ上にある正常な遺伝子でつくられたＲＮＡによって、父親のＤＮＡにあるＭＹＢＰＣ３欠陥遺伝子へ導かれた。つまり、胚でのＣＲＩＳＰＲの過程は、体細胞での過程とは違う形で起こると考えられた。

**84** 単一遺伝子疾患を引き起こす遺伝子変異は、“潜性（劣性）”であることが多い。つまり、両親からひとつずつ受け継いで、各染色体の両方に変異がある場合のみ、病気を発症する。“疾患”変異ひとつと正常な遺伝子ひとつを受け継げば、正常なほうが“顕性（優性）”になるので、病気にはならない。それどころか、保有者であるこ

とに一生気づかないかもしれない。誰もが、なんらかの潜性の疾患関連の遺伝子多様体を持っていると考えられる。しかし、家系のなかに病気にかかる比較的高いリスクがあるせいで、そういう遺伝子を持つことを知っている人もいる。顕性の疾患関連の遺伝子もある。有害な変異を一コピー持っているだけで、病気を発症する。先の説明で、ＣＲＩＳＰＲを使って胚から編集で削除されたＭＹＢＰＣ３遺伝子は、これに該当する。

**85** 2008年のある推定によると、アメリカの体外受精クリニックでのＰＧＤの約20例に1例では、生物学上の両親がどちらも、たとえば低身長症や難聴など、一般に障害と分類される病気を持っている場合に胚の選別が行われた。

**86** 多くの裕福なペット所有者、最も有名な例ではバーブラ・ストライサンドも、のちにそのサービスを利用した。しかし一部の人々は、クローニングではまったく同じ複製物になる保証がないことを、苦い経験で学んだ。起業家のジョン・スパーリングとルー・ホーソーンは、有望市場への参入を期待して投資したテキサス州でのプロジェクトで初めてクローン化した猫が、ドナー猫とは似ていないことを知って落胆した。当然のごとくまねっ子《コピーキャット》と名づけられた猫は白黒で、錆猫だった“オリジナル”のオレンジ色が欠けていた。これは、猫の毛皮の色が遺伝的にではなくエピジェネティック（後成的）に制御されるからだ。ヒトや他の生物の特質として重視されているものはすべて遺伝的に決定されるという概念が、いかに誤っているかがはっきりわかる。

**87** イギリスとオーストラリアを含むいくつかの国は、研究目的でのヒトの胚盤胞期胚の非生殖治療型クローニングを許可している。ファン・ウソクが成功を主張したのと同じ研究だ。

**88** じつは、この研究では過剰な染色体を持つ胚が使われた。つまり、分裂した細胞が遺伝的に同一のクローンだったという保証はなかった。

**89** ステープルドンの本——緻密だが、人類の遠い未来の筋のない年代記なので、小説と呼ぶのははばかられる——は、想像力の飛躍ぶりが並外れている。この本で論じられるぞっとするほど予言的なテクノロジーの出現を見越して、ステープルドンは第四の人類のスーパー脳が「生殖細胞（実験室で培養したもの）の遺伝子操作と、受精卵（同じく実験室で培養したもの）の操作、そして発育中の肉体の操作によって」つくられると説明する。しかし、第四の人類は最終的に、自分たちの純粋な知力は肉体を失ったことによって妨げられ、まさに価値を奪われたのだと気づく。そのため彼らは、自分たちの後継者を、肉体を持つ第三の人類の残りでつくり上げる。「新しい人類は、自然な肉体機能をすべて備えたふつうの人体を持つことになっていたが、完璧に仕上げられることにもなっていた」

**90** わたしの夢想では、引き出しの底に古いフロッピーディスクが入っていて、そこには無益でアクセス不能で、おそらく品位を貶めるようなデータが詰め込まれている。デジタル方式で保存されたら、仮想の“バーチャルな分身”は実際どのくらい長生きするのだろう。

## 幕間３　孤独な心の哲学——脳は皿のなかで生きられるか？

**91** さらに言えば、『ヤング・フランケンシュタイン』（1974 年）で、マーティ・フェルドマンが、ジーン・ワイルダー演じる博士に、自分が盗んだ瓶詰めの脳は“アビー・ノーマル”なる人物のものだと認める場面を、誰が忘れられるだろう？

**92** 確かに悲劇的な話だが、分離され保存された脳に個人を永続的に保持することの合法性を議論するには、マサチューセッツ州弁護士会の《弁護士ジャーナル》に報告されたという法廷での次のやり取りに触れずにはいられない。

弁護士：ドクター、解剖を行う前に、脈を確かめましたか？
医師：いいえ。
弁護士：血圧を確かめましたか？
医師：いいえ。
弁護士：呼吸を確かめましたか？
医師：いいえ。
弁護士：だとしたら、あなたが解剖を始めたとき、患者は生きていた可能性があるのでは？
医師：いいえ。
弁護士：なぜそう断言できるのですか、ドクター？
医師：彼の脳は、瓶に入ってわたしの机の上に載っていたからです。
弁護士：しかし、それでも生きていた可能性はあるのでは？
医師：彼が生きていて、どこかで弁護士を開業していた可能性もあるでしょうね。

## 第８章　身体の復活——肉体としての自分に折り合いをつけて

**93** 最も有名な例外は、故デレク・パーフィットの研究だった。著書『理由と人格——非人格性の倫理へ』は、コンピューターシミュレーションから人工生殖技術やクローニングまで、ヒトをつくる新たなテクノロジーが持つ多くの意味をめぐる哲学的論及の出発点になっている。

本書の出典および参考文献については、原書房ホームページ内でご覧いただけます。
http://www.harashobo.co.jp/book/b505071.html

**◆著者　フィリップ・ボール　Philip Ball**
1962生まれ。イギリスの人気サイエンスライター。オックスフォード大学で化学の学位を取得した後、ブリストル大学で物理学の博士号を取得。20年以上にわたり《ネイチャー》誌の編集を務め、現在は王立化学会が発行する《ケミストリー・ワールド》誌に連載を持つほか、《ニュー・サイエンティスト》誌、《ニューヨーク・タイムズ》紙などにも寄稿し、幅広いメディアで活躍している。2005年に王立協会科学図書賞を受賞したCritical Massほか、邦訳書に自然のパターンをテーマにした〈自然が創り出す美しいパターン〉三部作『かたち』『流れ』『枝分かれ』（早川書房）、『ビジュアル図鑑 自然がつくる不思議なパターン』（日経ナショナルジオグラフィック社）、『音楽の科学』（河出書房）、『ヒトラーと物理学者たち』（岩波書店）などがある。

**◆訳者　桐谷知未（きりや・ともみ）**
東京都出身。南イリノイ大学ジャーナリズム学科卒業。翻訳家。主な訳書に『ビジュアルで見る　遺伝子・ＤＮＡのすべて』（原書房）、『記憶が消えるとき』（国書刊行会）、ほか多数。

人工培養《じんこうばいよう》された脳《のう》は「誰《だれ》」なのか
超先端《ちょうせんたん》バイオ技術《ぎじゅつ》が変《か》える新生命《しんせいめい》

2020年3月26日　第1刷

著者……………………フィリップ・ボール
訳者……………………桐谷知未《きりやともみ》
ブックデザイン………永井亜矢子（陽々舎）
カバー写真……………iStockphoto
発行者…………………成瀬雅人
発行所…………………株式会社原書房

〒160-0022 東京都新宿区新宿1-25-13
電話・代表　03(3354)0685
http://www.harashobo.co.jp/
振替・00150-6-151594

印刷・製本……………図書印刷株式会社



ISBN 978-4-562-05732-0 Printed in Japan